骨关节损伤照护与康复指导手册

主 编 缪荣明 施克勤

人民卫生出版社
·北京·

图书在版编目（CIP）数据

骨关节损伤照护与康复指导手册 / 缪荣明，施克勤
主编 . -- 北京：人民卫生出版社，2024. 12. -- ISBN
978-7-117-37628-0

Ⅰ. R473. 6-62；R684. 09-62

中国国家版本馆 CIP 数据核字第 2025P3X518 号

| 人卫智网 | www.ipmph.com | 医学教育、学术、考试、健康，购书智慧智能综合服务平台 |
| 人卫官网 | www.pmph.com | 人卫官方资讯发布平台 |

骨关节损伤照护与康复指导手册

Guguanjie Sunshang Zhaohu yu Kangfu Zhidao Shouce

主　　编： 缪荣明　施克勤
出版发行： 人民卫生出版社（中继线 010-59780011）
地　　址： 北京市朝阳区潘家园南里 19 号
邮　　编： 100021
E - mail： pmph @ pmph.com
购书热线： 010-59787592　010-59787584　010-65264830
印　　刷： 河北环京美印刷有限公司
经　　销： 新华书店
开　　本： 710×1000　1/16　　**印张：** 25
字　　数： 422 千字
版　　次： 2024 年 12 月第 1 版
印　　次： 2025 年 3 月第 1 次印刷
标准书号： ISBN 978-7-117-37628-0
定　　价： 80.00 元

打击盗版举报电话： **010-59787491**　**E-mail：WQ @ pmph.com**
质量问题联系电话： **010-59787234**　**E-mail：zhiliang @ pmph.com**
数字融合服务电话： **4001118166**　**E-mail：zengzhi @ pmph.com**

《骨关节损伤照护与康复指导手册》
编写委员会

主　审
　　　　许光旭　王金武　相艳萍
主　编
　　　　缪荣明　施克勤
副主编
　　　　吴治才　费春霞　范春江　范春建
　　　　吴铭柯

编　委（以姓氏笔画为序）
　　　　王　洁　王星亮　李秀凤　吴治才
　　　　吴铭柯　邱小峰　沈　琴　张欣冉
　　　　陆　佩　陈　铭　范春江　范春建
　　　　金可卓　於海炜　於静华　单盼盼
　　　　房中华　施克勤　费春霞　夏　倩
　　　　钱桂亮　殷曼曼　蒋丽丽　谢玉宝
　　　　缪荣明

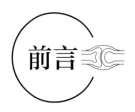

前言

习近平总书记在党的二十大报告中指出，要推进健康中国建设，实施积极应对人口老龄化国家战略，发展养老事业和养老产业，优化孤寡老人服务，推动实现全体老年人享有基本养老服务。另外报告强调，坚持预防为主，加强重大慢性病健康管理，提高基层防病治病和健康管理能力。

我国已逐步进入老龄化社会，跌倒成为我国 65 岁及以上老年人最主要死因之一，而在所有与跌倒有关的伤害中，髋部骨折的后果是最为严重的，约 35% 的老年人髋部骨折后无法恢复独立行走，25% 的患者需长期家庭护理。80 岁及以上老年人一旦因跌倒而骨折，生活质量会严重下降，同时会给个人、家庭和社会带来沉重的经济负担。除跌倒所引起的骨折外，还有骨关节炎、骨质疏松症等其他一系列常见的骨与关节损伤疾病需要引起我们的重视。

康复医学的主要服务对象是外伤或疾病后遗留功能障碍、生活自理能力减弱或就业能力减弱的各种患者。它致力于改善身体功能，帮助患者在疾病之后重新适应社会，回归工作岗位。随着康复医学在恢复身体功能方面的重要性日益凸显，越来越多的骨与关节损伤患者受益于此。只有采取积极、有效的康复措施，才能使他们恢复功能，重获生活自理能力以及重返工作岗位。这样不仅减轻了家庭和社会的负担，还能增强患者对生活的信心。

在本书的撰写中，我们紧密结合临床照护与康复工作实际，以患者为中心，以病程相对较长的骨与关节疾病患者照护与康复方法为纲领，要点式地重点介绍照护与康复措施，特别注意描述照护与康复的关键环节、细节、难点及其对策。在结构体系上根据医护人员的临床思维，综合以往骨与关节疾病临床护理与生活照料方法、康复理论与实践，发展符合现代临床需要的科学模式。本书的一人亮点在于遵循"科学、实用、通俗、易懂"的基本原则，兼顾不同地区、不同层级临床医护康人员、家庭照护者对骨与关节损伤照护与康复的认识，同时结合案例、图片等多种编撰和展现形式，进一步提高本手册的可读性与临床实用性。

全书共 5 章，分别从骨与关节损伤照护、康复基础，骨损伤照护与康复，关节损伤照护与康复，常见骨病照护与康复，脊柱疾病照护与康复等方面，较为系统地阐述了骨与关节照护和康复的基本理论和方法，重点介绍了每种骨与关节损伤的照护和康复治疗流程和方法，是一本对临床医师、康复医师、护理相关人员及医学生非常实用的参考书。本书作为骨与关节损伤临床专科护理、康复指南，对从事骨科、康复工作的同仁具有较大的参考价值和指导意义，同时还可作为骨科、康复医护人员专业岗前培训、规范化培训、继续教育及临床实习指导用书，促进骨科治疗护理、康复质量的进一步提高。

本书充分体现了理论和实践并重的特点，尤其是参与编写本书的作者都是长期从事骨科、康复医学与护理临床一线的专业人员，具有丰富的骨与关节照护、康复相关经验。当然本书编写时间有限，加上各位编者在水平和风格上可能不尽一致，缺点和错误在所难免，敬请广大读者阅读后提出批评和指正。

缪荣明　施克勤
2024 年 5 月

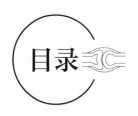

目录

第一章

骨与关节照护、
康复概论

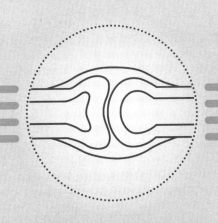

第一节　照护的概念和内容

照护（care）是人类社会在关怀的基础上进行的基本的日常活动和生存方式，是临床护理与生活照料的结合，包括身体上的照护和情感上的关怀。

照护的对象是由于各种原因持续性地丧失活动能力者，长期照护是指专门针对失能这一特定的人群，主要是为疾病导致的心理、生理和社会功能障碍引起的生活自理能力不全所提出的心理呵护、康复、生活照料和社会服务，以满足失能或部分失能患者对健康保健和日常生活的需求。一个人出生后的未成年期和退休后的老年期，还有在成年期罹患疾病和遭遇伤残时，通常会扮演"被照护者"的角色；而当一个人处于不需要"被照护"的成年期，往往又要去扮演"照护者"的角色。总而言之，一个人终其一生，必然与"照护"二字相伴相随——不是扮演"被照护者"，就是扮演"照护者"。照护包括生活照料、医疗护理和心理支持等多个方面。

照护服务内容具有如下特点：按计划提供定期看护服务，涵盖医疗和生活照护两个方面；在提供疗养时，进行必要的营养指导，以确定照护服务的开始和结束时间，并明确服务管理的内容。照护服务通常由医疗机构与家庭联合提供，当家庭成员中有人因骨与关节损伤需要照护时，照护服务主要由护理人员和家人共同完成。照护服务主要侧重于日常生活起居的照顾。护理对象通常需要长期照护服务，因此这类服务具有长期性和劳动密集型的特征。长期照护服务的本质是团队整合性的服务体系，需跨专业的医疗团队参与合作，包括专业与非专业人员的共同参与。医疗保健专业人员如医师、护理人员、药师、物理治疗师和营养师等的介入至关重要，同时也需要社会整体环境的配合，如无障碍空间的建设和社会价值观的支持。目前接受长期照护的人群中，髋关节、膝关节和脊柱疾病患者占据了很大的比例，这类患者病情皆处于相对稳定状态，因而照护服务具有以生活照顾为主、医疗照护为辅的特性。

（缪荣明　夏　倩）

第二节　骨与关节康复概论

康复医学是临床医学的一个重要分支，以研究病、伤、残者功能障碍的预防、评定和治疗为主要任务，以改善躯体功能为目标。康复医学的服务对象不仅包括残疾人、老年人、慢性病患者，还包括处于疾病和损伤急性期以及恢复早期的患者、亚健康人群。

骨与关节康复是指对骨和关节的特定部位进行康复，以最大化局部功能并恢复整体功能为目的的一种康复治疗，是康复医学的重要内容之一。导致骨关节功能障碍的因素不仅包括类风湿关节炎、化脓性关节炎、损伤等疾病因素，还包括家族遗传史、营养失调等全身性因素，以及寒冷、潮湿等环境因素。骨与关节康复不仅需要了解相关的疾病与损伤，还需要熟悉用药和手术等治疗过程。不仅要进行有效的康复治疗，还要高度重视残疾的预防，进行有效全面的康复。

一、骨与关节常见损伤及疾病

（一）按照病因分类

1. **损伤**　由暴力或其他致伤因子引起的人体组织的破坏，如骨折、韧带损伤等，多需要手术或其他方式进行内、外固定后才能进行康复治疗。

2. **感染**　致病微生物入侵人体，导致骨、关节结构破坏或损伤，形成局限性感染病灶或脓肿，需要在手术、药物治疗的同时配合康复治疗，尽快恢复肢体功能。

3. **肿瘤**　肿瘤侵蚀骨头可导致骨质受损，骨骼强度下降，且周围的神经、韧带等可能受累，引起疼痛，骨关节受到肿瘤的压迫，导致局部关节出现畸形，且易出现骨折。无论是良性还是恶性肿瘤，术后都需要进行功能重塑，康复治疗能够有效加速此过程。

4. **畸形**　女性怀孕期间若出现病毒感染或接触放射线等，可造成患儿出现先天性关节畸形。此外，关节骨折后如果没有进行正规治疗，可导致关节畸形愈合。畸形程度较轻可用康复方法进行矫正，如果必须手术治疗，术后的康复治疗必不可少。

5．内分泌代谢疾病　　骨质疏松症是临床常见的骨关节疾病，不仅容易导致骨折，而且还是腰背痛的常见原因，而康复治疗可以阻止骨质疏松症状的恶化，同时通过增加患者的肌力及步态训练，可以改善其步行功能。

6．其他　　骨坏死、骨关节退行性病变、软骨病变等既是临床常见的骨关节疾病，也是骨关节康复的重要内容。

（二）按照部位分类

骨与关节疾病和损伤常分为脊柱损伤与疾病、四肢关节损伤与疾病。其中，脊柱又可分为颈椎、胸椎、腰椎及骨盆；四肢关节可分为上肢的肩关节、肘关节、腕关节、手关节等，下肢的髋关节、膝关节、踝关节、足关节等。

二、骨与关节康复的原则

（一）制动与活动结合

在骨与关节损伤和疾病的治疗过程中常常会采取保护性治疗措施——制动。制动有助于减轻局部损伤的疼痛和肿胀，保护损伤组织的自然修复过程，减少在病情不稳定的情况下发生进一步损伤的危险，并且降低组织和器官的能量消耗，以保护受损组织和器官功能。但是过分制动却不利于组织愈合与修复，易导致多种并发症的发生，如损伤处软组织黏连、关节挛缩、肌肉萎缩、骨质疏松等。这些并发症会严重影响患者后期功能的康复。例如骨折术后，根据"伤筋动骨100天"的谚语，一些患者会选择用"静养"来促进骨折愈合，但忽略了长期制动带来的患肢功能丧失的风险。待骨折愈合后，患者才会发现功能障碍带来的严重影响，由此导致的医疗纠纷屡见不鲜。而活动是指人体骨骼肌肉产生的任何身体动作，活动的开始需要建立在原发损伤已进行了一定有效修复、具有避免再次遭受或者继续损伤的能力，以及疼痛已经缓解的基础上。积极的康复治疗必须平衡制动与活动的关系，既能预防制动所致的并发症，又可以促进损伤组织的愈合。

（二）兼顾结构与功能

人类身体由多个系统组成，每个系统都有其特定的结构和功能。从某种意义上来讲，结构在一定程度上决定着功能，但却又不是绝对的。例如，颈椎病患者常因颈项部疼痛不适或伴上肢疼痛麻木等症状，严重影响生活而就诊。影像学检查示颈椎生理曲度变直、颈椎间盘突出等。通过一系列治疗后，患者自觉症状和功能明显改善，但复查影像学结果显示较前并无明显改变。又如因为力学原因导致腰背部肌群功能紊乱而产生的疼痛，严重者如急性腰扭伤，往往疼痛剧烈且持续时间较长，严重影响日常生活活动。虽然可能存在结构上的改变，但影像学检查却无明显阳性结果。因此，在康复治疗症状及功能障碍时，应当兼顾结构改变，力争从根本上解决功能障碍问题。

（三）重视整体与局部

康复医学是一个十分重视整体的临床医学分支，在整体评定的基础上进行整体治疗。它评定患者的整体功能，包括运动、感觉、认知等大脑基本功能，以及日常生活、人际交往等社会功能。通过综合康复手段解决患者在特定环境下的功能障碍，涵盖上述评定项目中的各种功能。例如，骨折患者不仅需要评定患者骨折局部情况，还要在询问受伤史、手术史等基础上，综合评定患者心肺功能、胃肠功能、肢体功能。同时，还需要评定患者的日常生活活动能力、生活质量，以及由此导致的心理健康状况。然后根据评定结果，制订综合的康复治疗方案。

（四）坚持全程康复

康复医学是医疗救治中不可或缺的一部分，贯穿于治疗的全过程。康复治疗应从早期开始。开始得越早，功能恢复的效果越好，患者承受的经济负担和精神压力也相应越少。比如，对于需要进行膝关节置换术的患者而言，术前进行肌肉力量训练，如股四头肌、股二头肌、半腱肌、半膜肌的等长收缩训练等，不仅能消肿、增强肌肉力量以及增强神经对肌肉的控制能力，还能在神经对肌肉良好控制基础上完成关节运动模式的重建，为术后肌肉训练打下基础。需要特别指出的是，整个康复过程需要循序渐进，不能操之过急。不同阶段应采用不同康复策略，避免出现再次损伤。

（五）贯彻预防理念

预防胜于治疗，康复医学亦贯彻三级预防理念。一级预防指预防可能导致残疾的各种损伤或疾病，避免发生原发性残疾，如运动前肌内效贴的贴扎、护具的使用、安全宣传教育等。二级预防指疾病或损伤发生之后，采取积极主动的措施，防止发生合并症及功能障碍或继发性残疾。例如，在骨折或软组织修复术后早期给予合适的康复治疗可以有效预防并发症，包括深静脉血栓、关节僵硬等。三级预防指残疾发生后采取各种积极措施，防止残疾恶化。主要措施包括通过积极的功能训练，改善或提高患者躯体和心理功能；通过适应、代偿和替代途径，提高患者生活自理和自立能力，恢复或增强娱乐、工作和学习能力；通过职业咨询和训练，促使残疾者重返家庭和社会。例如，对膝关节置换术后的患肢进行渐进性负重练习、步态训练等，不仅能加快关节功能的恢复，还能促进人体与假体的匹配，延长假体使用年限。

（六）强调中西医结合

我国传统医学源远流长，自成体系，具有深邃而广博的概念和范畴体系。中西医结合是将传统的中医中药知识和方法与西医西药的知识和方法结合起来，以提高临床疗效为基础，阐明机制进而获得新的医学认识。无论从内容的深度还是广度来看，这些理念和方法都与康复医学的核心理念高度契合。我们想要在世界康复医学中占有重要的地位，就必须要有中国特色的康复医学体系，坚定中西医结合的康复医学之路。

（缪荣明　夏　倩）

第三节　康复运动治疗学的常用技术

运动治疗以功能训练为主要手段，以手法和器具（器械）为载体，注重躯体功能的恢复、改善或重建，其常用技术主要包括以下内容。

一、关节活动技术

关节活动技术是指对人体关节进行特定的运动和活动，以促进关节的灵活性、协调性和稳定性，同时提高肌肉的力量和耐力，从而达到保持健康和预防损伤的目的。

1. **主动运动**　常用的练习方式包括各种徒手体操或器械体操。动作的设计原则是根据患者关节活动受限的方向和程度、肌力的大小以及可以使用的器械，设计出一些有针对性的动作，内容可简可繁，可以个人练习，也可以将有相同关节活动障碍的患者进行分组后集体练习。

2．**主动助力运动**　常用的有悬吊练习、滑轮练习和器械练习。悬吊练习是利用挂钩、绳索和吊带组合将拟活动的肢体悬吊起来，使肢体在去除重力的前提下主动活动，类似于钟摆样运动。滑轮练习是利用滑轮和绳索，通过健侧肢体的活动来帮助或带动患侧肢体的活动。器械练习是利用杠杆原理，以器械为助力，带动活动受限的关节进行活动。

3．**被动运动**　根据力量来源分为两种，一种是由经过专门培训的治疗人员完成的被动运动，如关节可动范围内的运动和关节松动技术；另一种是借助外力由患者自己完成的被动运动，如滑轮练习、关节牵引、持续性被动活动等。

二、软组织牵伸技术

软组织牵伸技术是一种通过外力拉伸缩短或挛缩的软组织，以增加其柔韧性、降低肌肉张力、改善血液循环和本体感觉，从而提高关节活动度、减轻疼痛的治疗方法。

1．**目的**　主要为改善或重新获得关节周围软组织的伸展性，降低肌张力，增加或恢复关节的活动范围，防止发生不可逆的组织挛缩，预防或降低躯体在活动或从事某项运动时出现的肌肉、肌腱损伤。

2．**分类**　根据牵伸力量的来源、牵伸方式和持续时间，可以把牵伸分为手法牵伸、器械牵伸和自我牵伸三种。手法牵伸是治疗者对发生紧张或挛缩的组织或活动受限的关节，通过手法牵伸，并通过控制牵伸的方向、速度和持续时间来增加挛缩组织的长度和关节活动范围。机械牵伸是利用小强度的外部力量，较长时间作用于缩短组织。自我牵伸是一种由患者自己完成的肌肉伸展性训练，可以利用自身重量作为牵伸力量。

3．**临床应用**　凡是由于软组织挛缩、黏连或瘢痕形成引起肌肉、结缔组织和皮肤缩短、关节活动范围降低均可采用牵伸治疗。当肌无力和拮抗肌紧张同时存在时，先牵伸紧张的拮抗肌，再增强无力肌肉的力量。

牵伸的禁忌证主要为关节内或关节周围组织炎症，如结核、感染，特别是在急性期内的疾病；新近发生的骨折、肌肉韧带损伤；组织内有血肿或有其他创伤；神经损伤或神经吻合术后 1 个月内，关节活动或肌肉被拉长时剧痛；严重的骨质疏松等。此外，当挛缩或缩短的组织在维持关节的稳定性或保持肌肉一定力量、增加功能活动方面起作用时，牵伸应慎重，特别是对于四肢瘫或肌肉严重无力的患者。

三、肌力训练技术

肌力训练是根据超量负荷的原理，通过肌肉的主动收缩来改善或增强肌肉的力量。

1. **肌力训练分类** 根据肌肉的收缩方式可以分为等长运动和等张运动；根据是否施加阻力分为非抗阻力运动和抗阻力运动。非抗阻力运动包括主动运动和主动助力运动，抗阻力运动包括等张性（向心性、离心性）抗阻运动、等长性抗阻运动、等速性抗阻运动。

2. **肌力训练方法选择** 当肌力为 1 级或 2 级时，进行徒手助力肌力训练。当肌力达 3 级或以上时，进行主动抗重力或抗阻肌力训练。此类训练根据肌肉收缩类型分为等张运动（也称为动力性运动）、等长运动（也称为静力性运动）以及等速运动。

3. **注意事项** 由于人体各关节的运动都是由几组肌群分工合作，而不是由一块肌肉单独收缩完成的。因此，康复治疗中的肌力训练也通常是训练一组肌群，而不是一块肌肉。训练中需要注意以下事项：

（1）心血管反应：等长抗阻力运动，特别是抗较大阻力时，具有明显的升压反应，加之等长运动时常伴有闭气，容易引起 Valsalva 效应，对心血管造成额外负荷。因此，有高血压病、冠心病或其他心血管疾病者应禁忌在等长抗阻运动时过分用力或闭气。

（2）选择适当的训练方法：增强肌力的效果与选择恰当的训练方法直接相关。训练前，应先评估训练部位的关节活动范围和肌力是否受限及其程度，根据肌力等级选择运动方法。

（3）阻力施加及调整：阻力通常加在需要增强肌力的肌肉远端附着部位，以较小的力量产生较大的力矩。例如，增加三角肌前部肌纤维的力量时，阻力应加在肱骨远端。但在肌力稍弱时，也可靠近肌肉附着的近端。阻力的方向总是与肌肉收缩使关节发生运动的方向相反。每次施加的阻力应平稳，非跳动性。

（4）掌握好运动量：肌力训练的运动量以训练后第二天不感到疲劳和疼

痛为宜。根据患者的全身状况（身体素质、健康状况等）和局部状况（关节活动、肌力强弱等），选择适当的训练方法，每天训练 1~2 次，每次 20~30 分钟。也可以分组练习，中间休息 1~2 分钟。

四、神经发育疗法

神经发育疗法（neurodevelopmental treatment，NDT）是 20 世纪 40 年代开始出现的治疗脑损伤后肢体运动障碍的方法，其典型代表为 Bobath 技术、Brunnstrom 技术、Rood 技术、Kabat-Knott-Voss 技术（又称为 PNF 技术）。这些技术具有以下共同特点：

1. 治疗原则　以神经系统作为重点治疗对象，将神经发育学、神经生理学的基本原理和法则应用到脑损伤后运动障碍的康复治疗中。

2. 治疗目的　把治疗与功能活动特别是日常生活活动（activity of daily living，ADL）结合起来，在治疗环境中学习动作，在实际环境中使用已经掌握的动作并进一步发展技巧性动作。

3. 治疗顺序　按照头—尾、近端—远端的顺序治疗，将治疗变成学习和控制动作的过程。在治疗中强调先做等长练习（如保持静态姿势），后做等张练习（如在某一姿势上做运动）；先练习离心性控制（如离开姿势的运动），后练习向心性控制（如向着姿势的运动）；先掌握对称性的运动模式，后掌握不对称性的运动模式。

4. 治疗方法　应用多种感觉刺激，包括躯体、语言、视觉等，并认为重复强化训练对动作的掌握、运动控制及协调具有十分重要的作用。

5. 工作方式　强调早期治疗、综合治疗以及各相关专业的全力配合，如物理治疗（PT）、作业治疗（OT）、言语治疗（ST）、心理治疗以及社会工作者等的积极配合。此外，患者及其家属的主动参与是治疗成功的关键因素。

神经发育疗法把中枢神经系统损伤后运动功能的恢复训练视为一种再学习或再训练的过程，以神经生理学、运动科学、生物力学、行为科学等为理论基础，以脑损伤后的可塑性和功能重组为理论依据。认为实现功能重组的主要条件是需要进行针对性的练习活动，练习得越多，功能重组就越有效，特别是早期练习有关的运动。而缺少练习则可能产生继发性神经萎缩或形成不正常的神经突触。

五、运动再学习疗法

运动再学习疗法（motor relearning program，MRP）主张通过多种反馈（视、听、皮肤、体位、手）的引导来强化训练效果，充分利用反馈在运动控制中的作用。运动再学习疗法由 7 部分组成，涵盖了日常生活中的基本运动功能，分别为：①上肢功能；②口面部功能；③仰卧到床边坐起；④坐位平衡；⑤站起与坐下；⑥站立平衡；⑦步行。治疗时根据患者存在的具体问题选择最适合患者的部分开始训练。每一部分分为 4 个步骤：①了解正常的活动成分并通过观察患者的动作来分析缺失的基本成分；②针对患者丧失的运动成分，通过简单的解释和指令，反复多次地练习，并配合语言、视觉反馈及手法指导，重新恢复已经丧失的运动功能；③把所掌握的运动功能与正常的运动结合起来，不断纠正异常，使其逐渐正常化；④在真实的生活环境中练习已经掌握的运动功能，使其不断熟练。

六、强制性使用运动治疗

强制性使用运动治疗（constraint-induced movement therapy，CIMT）是 20 世纪 60—70 年代美国 Alabama 大学神经科学研究人员通过动物实验而发展起来的治疗脑损伤的一种训练方法。其基本概念是在生活环境中限制脑损伤患者使用健侧上肢，强制性反复使用患侧上肢。

强制性使用运动治疗主要用于慢性期脑卒中患者（发病 6 个月~1 年后）的上肢治疗。被治疗患者的上肢需要具备伸腕 0°~10°，拇指掌侧或桡侧外展 0°~10°，其余 4 指中任意 2 指的掌指和指间关节可以伸 0°~10°；没有明显的平衡障碍，能自己穿戴吊带（一般第 1 天在治疗人员监督下操作），能安全地戴着吊带走动；无严重的认知障碍，如感觉性失语、注意力不集中、患侧忽略、视觉缺陷、记忆障碍；无严重合并症；无严重的痉挛和疼痛。

强制性使用运动治疗的治疗方案主要包括三个方面：①限制健肢的使用；②集中、重复、强化训练患肢；③把训练内容转移到日常生活中去。其中集中、强化训练患肢是主要的治疗因素。使用休息位手夹板或塞有填充料的手套限制健手的使用，同时使用吊带限制健侧上肢的活动。强制用手夹板或手套应在患者 90% 的清醒时间使用，仅在洗浴、上厕所、睡觉及可能影响平衡和安全的活动时才解除强制。强制用手夹板或手套一般用易开启的尼龙搭扣固定，以便让患者本人在紧急情况下（如摔倒后）能自行解除，对患者的安全问题给予特别的关注。每天强化训练患肢 6 小时，每周 5 天，连续两周。

七、运动处方

运动处方是运动治疗处方的简称，是对准备接受运动治疗或参加运动锻炼的患者，由专科医生通过必要的临床检查和功能评定后，根据所获得的资料和患者的健康状况，为患者选择一定的运动治疗项目，规定适宜的运动量，并注明注意事项。一个完整的运动处方应包括运动治疗项目、运动治疗量以及运动治疗的注意事项 3 方面内容。

1. **运动治疗项目**　根据运动治疗的目的分为以下几类。

（1）耐力性项目：以健身、改善心脏和代谢功能，防治冠心病、糖尿病、肥胖等疾病为目的，例如医疗性行走、健身跑、骑自行车、游泳、登山，也可以做原地跑、跳绳、上下楼梯等运动。耐力性项目一般属于周期性、节律性运动。在运动强度和运动时间相同的前提下，这些运动项目对提高心脏耐力的效果大致相同，根据自己的喜好选择即可。此外，乒乓球、篮球、网球、羽毛球等运动项目对改善心血管的功能也有良好作用。

（2）力量性项目：以训练肌肉力量和消除局部脂肪为目的，例如各种持器械医疗体操和抗阻力训练（沙袋、实心球、哑铃、拉力器等）。一般适合骨骼肌和外周神经损伤引起的肌肉力量减弱。

（3）放松性项目：以放松肌肉和调节神经为主要目的，例如医疗性行走、医疗体操、保健按摩、太极拳、气功等，多适合心血管和呼吸系统疾患的患者、老年人及体弱者。

（4）矫正性项目：以纠正躯体解剖结构或生理功能异常为目的，例如脊柱畸形、扁平足的矫正体操、增强肺功能的呼吸体操、治疗内脏下垂的腹肌锻炼体操、骨折后的功能锻炼等。

2. **运动治疗量**　运动治疗中的总负荷量取决于运动治疗的强度、频度（密度）和治疗的总时间。其中，运动治疗的强度是运动处方中定量化的核心。

（1）运动治疗强度：直接影响运动治疗的效果和治疗的安全性，一般采用以下指标来确定其大小。

1）心率：是确定运动治疗强度的可靠指标。在制定运动治疗处方时，应注明运动治疗中允许达到的最高心率和应该达到的适宜心率即靶心率。根据运动治疗中所选择的最高心率，可以将运动治疗量分为大、中、小三种。大运动量相当于最高心率的80%以上，中运动量相当于最高心率的70%，小运动量相当于最高心率的60%。

有条件时最好通过运动试验来确定靶心率，常用自行车功量仪或活动平板。也可以通过计算得出运动治疗中的心率指标。

极量（最大）心率＝210－年龄

亚极量心率＝195－年龄

最大心率＝休息时心率＋（同年龄组预计的最大心率－休息时心率）×60%

2）机体耗氧量：以运动时耗氧量占机体最大耗氧量的百分数（%VO$_2$max）为指标。大强度运动耗氧量约为最大耗氧量的70%，中等强度的运动量约为50%~60%，小强度运动约为40%。运动治疗的耗氧量一般占最大耗氧量的40%~60%。

3）代谢当量（MET）：又称梅脱，是估计能量消耗的最实用指标。一个代谢当量相当于每分钟每千克体重3.5ml的摄氧量。MET值可用气体代谢的方法测定，也可由已知的功率来推算。

4）主观感觉：运动治疗中的主观感觉是患者身体对运动治疗量的反映。适宜的运动治疗强度是在治疗中患者感觉舒适或稍有气喘，但呼吸节律不紊乱。

（2）治疗频度：每周参与或接受治疗的次数。小运动治疗量每日1次，大运动治疗量隔日1次。如果间隔时间超过3天，运动治疗效果的蓄积作用就会消失。

（3）治疗时间：取决于运动治疗的强度。对耐力性或力量性运动治疗项目，一次运动治疗时间可以分为准备、练习、结束3个部分。准备部分通常采用小强度的活动使心肺功能、肌肉韧带以及血压逐渐适应练习部分的运动治疗，避免在突然大强度地运动后，发生内脏器官的不适应和肌肉韧带的损伤。练习部分是治疗的主要部分，至少维持20~30分钟。结束部分主要做一些放松性的活动，防止在运动治疗完成后，由于血液聚集于肢体，回心血量减少而出现头晕、胸闷等心血管症状。

3．注意事项　在实施运动治疗时，需要注意以下几个方面：

（1）掌握好适应证：运动治疗的效果与适应证的选择是否适当有关。对不同的疾病应选择不同的运动治疗方法，例如，心脏病和高血压病患者应该以主动运动为主，如有氧训练、医疗体操；肺部疾病（如慢性支气管炎、支气管哮喘、肺气肿）患者应该以呼吸体操为主；慢性颈肩腰腿痛的患者在手法治疗后，常常需要参加一些医疗体操，以巩固疗效，预防复发；肢体瘫痪性疾病如偏瘫、截瘫、儿童脑瘫、四肢瘫患者，除主动运动外，大多需要给予"一对一"的治疗，如神经发育疗法、运动再学习疗法等。

（2）循序渐进：运动治疗的目的是改善患者的躯体功能，提高适应能力。因此，在实施运动处方时，内容应该由少到多，程度由易到难，运动量由小到大，使患者逐渐适应。

（3）持之以恒：与其他治疗方法（如手术、药物等）不同，大部分的运动疗法项目需要经过坚持一定的治疗时间，才能显示出疗效，尤其是对年老体弱患者或神经系统损伤的患者。因此，在确定运动治疗方案后，要坚持才能积累治疗效果，切忌操之过急或中途停止。

（4）因人而异：虽然运动治疗的适用范围很广，但在具体应用时，仍需要根据不同的疾病、不同的对象（如性别、年龄、文化水平、生活习惯等），制订具体的治疗方案，即因人而异，因病而异，这样才能取得理想的治疗效果。

（5）全程评估：运动处方实施后，还要根据患者的实施情况，定时评估，了解运动处方是否合适。根据评定的结果，及时调整治疗方案（如内容、持续时间、难易程度等），然后再次实施、评定、调整，如此循环，直至治疗方案结束。良好的治疗方案应该将评定贯穿于治疗方案之中，既以评定开始，又以评定结束。

（吴铭柯 费春霞）

第四节 康复治疗在骨与关节领域的常用方法

骨科康复治疗主要包括运动疗法、作业疗法、物理因子（声、光、电等）疗法及中医推拿按摩等传统康复疗法，其中运动疗法是现代骨科康复治疗的主要方法。骨科康复辅助治疗方法还包括康复工程、心理治疗等。

运动疗法是物理疗法中重要的组成部分，徒手及应用器械和仪器进行运动训练，对身体的功能障碍和功能低下，起到预防、改善和恢复作用的一种特殊疗法。

在临床应用中，运动疗法主要分为以下类型。①传统运动疗法：主要包括维持关节活动度的运动疗法、增强肌力的运动疗法、增强肌肉耐力的运动疗法、增强肌肉协调能力的运动疗法、恢复平衡功能的运动疗法、恢复步行功能的运动疗法、增强心肺功能的运动疗法。②神经生理学疗法：主要是针对中枢神经系统损伤所引起的运动功能障碍的治疗方法，包括 Bobath 疗法、Brunnstrom 疗法、本体促进技术、Rood 疗法等。③运动再学习法。④其他：如医疗体操、水中运动、麦肯基疗法等。

运动疗法实施的原则如下：①制订治疗方案应该目的明确、重点突出。②治疗方案要因人而异，遵循个体化原则，实施治疗应循序渐进。③在治疗前向患者详细说明治疗内容，促进患者的治疗信心，争取患者的主动配合，提高训练效果。④运动训练需重点突出，要求患者主动参与治疗并和全身运动相结合。⑤运动训练要持之以恒，治疗中应密切观察患者是否有不良反应。⑥定期检查功能改善状况，做好工作记录，适时调整治疗措施。

一、物理治疗方法

（一）关节活动度训练

人体全身的骨骼主要依靠关节来连接，当疾病、外伤等原因影响关节的功能时，就会严重妨碍人体的正常活动。关节活动度（range of motion，ROM）是指关节运动时所通过的运动弧。对于两个长骨所构成的关节，关节活动度就是关节的远端骨朝向或离开近端骨运动的过程中，远端骨所达到的新位置与开始位置之间的夹角，即远端骨所移动的度数，而非关节远端骨与近端骨之间的夹角。关节活动度训练是指利用各种方法以维持和改善关节活动度的训练。

1. 影响关节活动度的因素

（1）正常的生理因素：包括拮抗肌的肌张力，如髋关节的外展动作受到内收肌张力的限制，使其不能过度外展；软组织的接触，如髋膝关节屈曲与胸腹部相接触而影响髋膝关节的过度屈曲；关节韧带的张力，如膝关节伸展时会受到前交叉韧带、侧副韧带等的限制；关节周围组织的弹性情况，关节囊薄且松弛，关节的活动度就大；骨组织的限制，如肘关节伸展时，会因骨与骨的接触而限制肘过伸。

（2）病理性因素：包括关节周围软组织挛缩，在临床上由于关节长期制动、创伤、烫伤等造成肌肉皮肤形成瘢痕，从而导致挛缩；神经性肌肉挛缩，包括反射性挛缩、痉挛性挛缩和失神经支配性挛缩；黏连组织的形成，如关节受损后会有浆液纤维组织渗出，局部出现胶原纤维，导致了黏连的形成；关节内异物；关节疾病，如类风湿关节炎、异位骨化等疾病都会致使关节活动度受限；疼痛（保护）性肌痉挛，关节损伤后由于疼痛而限制关节的活动以及引发保护性痉挛，产生继发性黏连和挛缩，造成关节活动受限；关节长时间制动，关节周围的结缔组织是由网硬蛋白和胶原组成，关节损伤制动后而使网硬蛋白和胶原纤维沉积，形成致密的网状结构，导致关节活动受限。

2．关节活动度训练的基本原则

（1）反复原则：只有反复多次、持续较久的牵张才能使纤维组织产生较多的塑性展长，因此关节活动度训练必须采用反复多次或持续一定时间的牵张方式。训练要循序渐进，以防软组织发生损伤。

（2）安全原则：训练应在无痛及患者耐受的范围内进行，尽量避免过力过量，使患者尽可能放松。应在活动关节及相邻关节稳定性许可的范围内进行，避免继发损伤。例如腰椎骨折患者早期康复训练时屈髋不宜超过90°。

（3）顺序原则：按照固定近端，活动远端的原则进行，由近端到远端对逐个关节进行训练。

（4）综合治疗原则：关节活动度训练中还可以配合理疗或者药物等措施达到增强疗效的目的。

3．关节活动度训练方法

通常将关节活动度训练分为被动关节活动度训练和主动关节活动度训练。被动关节活动度训练是通过外力，如治疗师的帮助来进行关节活动，主动关节活动度训练是通过人体自身的主动随意运动来进行关节活动。当患者的被动活动达到全范围关节活动度后，就可逐渐过渡到辅助主动甚至主动关节活动度的训练。辅助主动关节活动度训练的辅助力可以由治疗师、患者健肢、训练器械等提供。虽然目前利用各种器材进行被动关节活动度训练和主动关节活动度训练已得广泛应用，但在临床使用中，治疗师结合患者的具体情况进行被动、辅助主动和主动关节活动度的训练仍是关节活动训练的基础和主要方法。

另外，根据多年的临床工作经验，在进行上肢肩、肘、腕关节的被动运动时，通常会将上述的各个分解动作综合起来进行训练，也就是利用一套手法来完成上肢多个关节的被动活动，我们称之为"多向被动运动手法"。此方法分为两部分，一部分是不包含肩关节内、外旋的动作，只进行肩关节的屈曲、伸展、内收、外展以及肘关节的屈曲、伸展等动作，其主要目的在于放松肢体、缓解肌肉疲劳、维持关节活动度。另一部分则是加入了肩关节内、外旋动作，在第一部分的基础上进一步扩大关节的活动度。其方法是治疗师的一手掌心向上握住患者的手，作为控制运动方向的"引导手"，另一手则以掌心支持患者的肘关节进行上述肩、肘关节的运动。

通过多年的临床实践证明，利用"多向被动活动手法"进行关节被动活动度时最大的优点就是可以根据患者的关节功能受限程度而采取循序渐进的方式训练，逐渐增加运动的角度，易于被患者接受，使患者在不知不觉中改善，一套手法综合了平时需要多个关节的重复运动，简便而且易于操作。

（二）关节松动技术

1. **概念**　关节松动技术也称"麦特兰德"手法，是治疗者在患者关节活动允许范围内完成的徒手操作技术，通常用于治疗关节功能障碍，如疼痛、可逆的活动受限或者僵硬，具有针对性强、见效快、痛苦小、患者易于接受的特点，是骨科患者关节活动受限较为常用的治疗方法。

2. **原理**　关节松动技术的基本原理是利用关节的生理运动和附属运动作为治疗手段。

（1）关节的生理运动：关节在生理范围内完成的运动，如关节的屈曲、伸展、内收、外展及旋转等。生理运动可以由患者主动完成，也可以由治疗师被动完成。

（2）关节的附属运动：关节在自身及其周围组织允许范围内完成的运动，是维持关节正常活动不可缺少的一种运动。一般不能主动完成，需要由他人帮助才能完成，如一个人不能主动地使脊柱的任何一个关节发生分离或相邻椎体发生前后移位、旋转，但别人可以帮助其完成上述活动，这些活动就属于关节的附属运动，关节的附属运动主要包括滚动、滑动、旋转、挤压和牵引。

1）滚动：特点是两骨骼面不相吻合。滚动的结果是产生角运动（摆动），滚动的方向与关节面的凹凸无关，常与骨骼的角运动方向相同。滚动一般不能单独发生，会伴随着关节的滑动和旋转。

2）滑动：特点是两骨骼面必须非常吻合。如果骨表面是曲面，两骨表面的凹凸程度就要相同。因此，在关节内不会出现单纯的滑动。滑动的方向取决于移动面的凹凸形状，即我们通常所说的"凹凸定律"，运动的关节面为凸面时，滑动的方向与骨骼角运动的方向相反；运动的关节面为凹面时，滑动的方向与骨骼角运动的方向一致。

3）旋转：特点是骨骼围绕静止的机械轴进行旋转，很少单独发生，常与滑动和滚动一起进行。

4）挤压：指两骨骼间关节腔减小。在肌肉发生收缩时，会发生一定程度的挤压，可保证关节的稳定性。当挤压异常增高时会使关节软骨发生退行性病变。

5）牵引：指关节面的牵开或分离。沿骨的长轴进行牵拉称之为长轴牵引。当骨的运动方向与骨的长轴方向不同，与关节面呈直角方向时称之为关节牵引或关节分离（图1-4-1）。牵引手法常与其他手法组合使用。

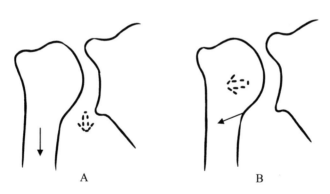

A. 长轴牵引；B. 关节分离。

图 1-4-1 关节松动牵引技术

（3）治疗平面（treatment plane，TP）及施力方向：治疗平面是指与运动轴中心至关节凹面中心的线相垂直的一个平面。关节牵引技术的施力方向垂直于治疗平面，滑动技术的施力方向平行于治疗平面，骨骼滑动的方向是由凹凸定律决定的（图1-4-2）。

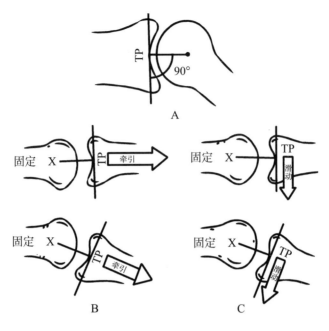

图 1-4-2　治疗平面与施力方向

（4）手法分级：关节松动技术的一个特点就是对治疗师施加的手法进行分级，按照关节的活动范围和治疗师所应用手法幅度的大小，将手法划分为4级（图 1-4-3）。具体的分级方法为：

1）Ⅰ级：治疗者在关节活动的起始端，小幅度、节律地来回推动关节。

2）Ⅱ级：治疗者在关节活动允许范围内，大幅度、节律性的来回推动关节，但不接触关节的起始和终末端。

3）Ⅲ级：治疗者在关节活动允许范围内，大幅度、节律性地来回推动

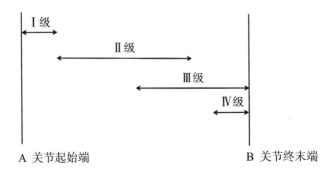

图 1-4-3　手法分级

关节，每次均要接触到关节活动的终末端，并能感觉到关节周围软组织的紧张。

4）Ⅳ级：治疗者在关节活动终末端，小幅度、节律性地来回推动关节，每次均接触到关节活动的终末端，并能感觉到关节周围软组织的紧张。

（5）治疗作用

1）恢复关节内结构的正常位置或无痛性位置，改善关节活动度。

2）促进关节液的流动，提供并改善软骨的营养，防止关节退变，缓解疼痛。

3）增加本体感觉反馈，提高机体的平衡反应。

（6）治疗原则

1）患者应采取舒适的姿势，并尽可能地放松。治疗师选择便于操作且能够充分利用重力完成关节运动的位置。

2）治疗师应扩大与患者的身体接触区，使受力广泛。特别需要注意的是需要固定近端骨，活动远端关节。

3）治疗师前后均应进行评定，密切观察治疗的效果。

4）手法的选择应根据患者存在的问题来确定，如一般疼痛比较适合使用振动手法。

（7）适应证和禁忌证

1）适应证：①脱位关节的复位，如肩关节半脱位；②关节内错乱组织的复位；③关节内及周围组织的黏连。

2）禁忌证：①关节活动过度；②外伤或疾病引起的关节肿胀；③关节炎症；④恶性疾病；⑤未愈合的骨折。

（三）肌力增强训练

肌力指在肌肉骨骼系统负荷的情况下，肌肉为维持姿势、启动或控制运动而产生一定张力的能力，即肌肉收缩时所能产生的最大力量。

肌肉收缩的类型包括：①等长收缩，即肌肉收缩时肌张力明显增高，但肌长度无变化，亦不发生关节运动；②等张收缩，即肌肉收缩时肌张力基本保持不变，但肌长度发生变化，产生关节运动。等张收缩又可分为向心收缩和离心收缩。向心收缩指肌肉收缩时，肌肉的起止点彼此靠近，肌肉长度缩短的收缩形式。离心收缩指在拮抗肌的作用下，肌肉收缩时肌肉的起止点彼此远离，肌肉长度增加的收缩形式。

　　影响肌力的因素主要有：①肌肉的横截面积，肌肉的横截面积越大，肌力就越大；②肌纤维类型，骨骼肌纤维可分为白肌纤维、红肌纤维和中间肌纤维，当白肌纤维所占比例高时，肌肉收缩力量大；③肌肉收缩类型及收缩速度，离心收缩过程中产生的肌力最大，其次为等长收缩，最小的是向心收缩；④肌肉的初长度，肌肉初长度指肌肉收缩前的长度，一般认为肌肉的初长度为其静息长度的1.2倍时产生的肌力最大；⑤肌腱和结缔组织的完整性；⑥中枢和外周神经系统调节；⑦个体状况，如年龄、性别、心理因素等。

　　肌力增强训练应选择适当的训练方法。根据训练目的、疾病、时期及肌力级别的不同选择不同的训练方法。例如，对2级肌力或2^+级肌力但有动作电位的肌肉可应用肌电生物反馈训练。

　　1．肌力训练的原则

　　（1）阻力原则：在无阻力状态下的训练不能达到增强肌力的目的，因此在训练中必须给予一定的阻力。阻力可来自肢体自身的重量或肌肉运动时外加的阻碍力量等，施加的阻力应达到足以使患者发挥最佳能力，但又不能过大而阻止患者完成活动。可根据患者的适应情况逐渐加大。

　　（2）超量负荷原则：只有使运动强度、运动时间、运动频率、运动周期这4个基本条件维持到一定水平，才能达到肌力增强的目的。

　　1）运动强度：常用最大肌力的比例或相对1RM或10RM的比例为患者选择合适的运动强度。1RM即1次抗阻力运动的最大值，指受测试者仅能完成1次全关节活动度的最大抗阻力重量。10RM即10次抗阻力运动的最大值，指受测试者能连续运动10次所能对抗的最大阻力。当肌肉收缩强度相当于最大收缩强度的40%时，对增强耐力有效，收缩强度增加时对增强肌力有效。

　　2）运动时间：包括肌肉收缩时间和运动时间。肌肉收缩时间常用于等长收缩的训练。运动时间是指1次训练所需要的时间。

　　3）运动频率：包括肌肉收缩频率和运动频率。肌肉收缩频率指1次训练中肌肉收缩的次数，等于收缩时间加上休息时间除以运动时间。运动频率是指每日、每周或每个月的训练次数。一般情况下，肌力增强训练的频率以每周3次最佳。

　　4）运动周期：运动周期长短对训练效果有着重要的作用。

　　5）治疗方式：肌肉收缩方式不同，治疗方法也不同。

　　（3）反复训练原则：必须进行多次重复收缩训练，才能达到增强和巩固肌力水平的目的。

（4）适度疲劳原则：疲劳的标志为肌力不增加反而减少、运动速度减慢、运动幅度下降、运动协调性明显降低、患者主诉疲乏劳累。一旦出现疲劳现象，原则上应停止训练。因此，肌力训练要特别注意掌握适宜的训练频度。训练间隔太短易引起肌肉劳损，间隔太长就无从积累而无法使肌肉收缩力增强。

2．肌力训练的方法　根据患者肌肉肌力的水平，临床上一般采用以下几种训练方法：辅助主动运动、主动运动、抗阻力主动运动和等长运动训练。具体训练方式包括徒手肌力训练和器械肌力训练。近年来各种专用的肌力增强设备在临床得到广泛应用，这些设备在训练过程中可以对肌力进行定量评定，同时还可进行肌电监测及对运动中的心肺功能进行测定。但治疗师结合患者的具体情况进行辅助主动、主动及抗阻主动运动训练仍是肌力训练的主要方法。

（1）辅助主动运动

1）定义：指在外力的辅助下通过患者主动收缩肌肉来完成的运动或动作，助力可由患者健肢或治疗师提供，也可利用器械、引力或水的浮力来完成。

2）适应证：适用于肌力较弱尚不能独立完成主动运动的患者，即2级及以下肌力的患者。

3）方法：①徒手辅助主动运动，助力来自治疗师，利用手法来帮助患者进行主动运动。例如，患者一侧的股四头肌肌力为2级，不能在抗重力条件下完成膝关节伸展的全关节活动度的运动，可采取辅助主动运动的方式。训练时患者呈患侧卧位，膝关节屈曲，治疗师面向患者站立，一手托起健肢，让患者的患肢主动伸展膝关节，同时另一只手在患肢小腿后方施加助力。根据患者的进展情况，可以对助力进行调整，通过逐渐减少助力而增加肌力。②悬吊辅助主动运动，借助于器械给予助力，利用绳索、挂钩、滑轮等简单装置，将运动的肢体悬吊起来，以减轻肢体的自重，然后在水平面上进行训练。如训练股四头肌的肌力时，患者呈侧卧位，患肢在上方，在膝关节和踝关节位置上固定悬吊带，使小腿悬空，令患肢完成膝关节屈伸的全关节活动度的运动（图1-4-4）。注意训练时应固定膝关节，动作要充分、缓慢，避免下肢借助惯性做钟摆样动作。根据患者的情况，可通过调节运动面倾斜度等方法来增加训练的难度。

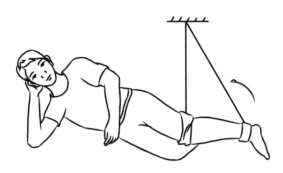

图 1-4-4   膝关节悬吊辅助主动运动

（2）主动运动

1）定义：指患者通过肌肉主动收缩而完成的运动，既无助力也不用克服阻力。

2）适应证：适用于肌力达到 3 级的患者。

3）方法：在训练中应采取正确的体位和姿势，肢体处于抗重力位，运动中避免外加阻力，完成动作要缓慢，防止代偿运动，注意训练的安全。例如训练上肢肱二头肌的肌力时，患者取坐位，将上肢置于台面上，肘关节伸展，前臂旋后位，手掌朝上，完成肘关节屈曲的动作。如能反复完成全关节运动，可开始适当增加阻力（图 1-4-5）。

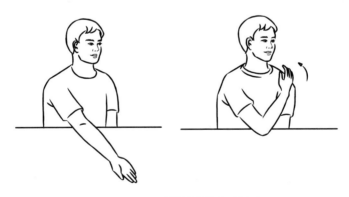

图 1-4-5   肘关节屈曲主动运动

（3）抗阻力主动运动

1）定义：指在肌肉收缩过程中，同时克服阻力完成的运动。

2）适应证：适用于肌力达到 4 级或 5 级的患者。

3）方法：①徒手抗阻力主动运动，阻力来自治疗师，因此可以根据患者的具体情况随时进行阻力大小的调整，效果较好。运动时要固定关节的近端，缓慢施加阻力，阻力的方向与运动的肢体呈直角。例如，进行股四头肌抗阻力运动时，患者取椅坐位，下肢自然下垂，治疗师一手固定其大腿远端，另一只手在小腿远端给予阻力，使患者抗阻力完成膝关节伸展的全关节活动度的运动（图1-4-6）。②重物抗阻力主动运动，直接拿起重物或把重物系在身体某部位进行练习。例如，进行股四头肌抗阻力运动时，患者取椅坐位，下肢自然下垂，将大腿固定，在踝关节处绑沙袋，让患者抗重物重力完成膝关节伸直的关节活动度的运动（图1-4-7）。③弹簧抗阻力主动运动，利用弹簧作阻力进行膝关节伸展的肌力增强训练。④水中抗阻力主动运动，利用浮力可以辅助运动，对抗浮力的运动就是抗阻力主动运动。

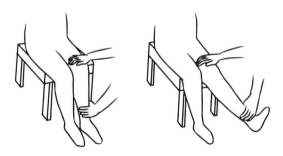

图 1-4-6　膝关节伸展徒手抗阻力主动运动

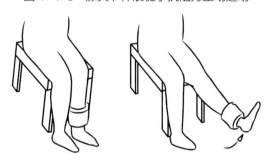

图 1-4-7　膝关节伸展重物抗阻力主动运动

（4）等长运动

1）定义：肌肉等长收缩时长度基本不变，不产生关节活动度，故也称为静力性收缩，是肌力与阻力相等时的一种收缩形式。等长收缩为肌肉收缩形式的运动即为等长运动。

2）适应证：几乎适用于肌力从 1 级到 5 级的所有患者。由于等长运动是肌肉的静态收缩，不引起关节的运动，所以特别适用于骨折、关节炎以及因疼痛而关节不能活动的患者。

3）方法：①徒手等长运动，受训肢体不承担负荷而保持肌肉等长收缩活动。②利用器械的等长运动，利用墙壁、拉手、肋木、床、桌子、地面等固定物进行肢体肌肉等长运动。如患者在床上呈仰卧位，用脚钩住床头的栏杆，用力上抬下肢，进行股四头肌等长运动训练。

（5）注意事项

1）选择合适的训练方法：根据训练目的、疾病、时期及肌力级别的不同选择不同的训练方法，正确设计姿势与肢位，防止出现代偿动作。

2）正确施加阻力：注意施加阻力的部位、方向和强度。

3）科学设计运动量：根据超量负荷的原则，结合患者具体情况，设计足够的运动量。

4）充分固定关节：充分固定关节的近端，提高肌力训练效果。

5）取得患者合作：对患者进行讲解和鼓励，取得患者的主动配合。

3．生物反馈治疗（biofeedback therapy，BFT） 生物反馈疗法从 20 世纪 60 年代开始兴起，60 年代中期后开始应用生物反馈和自我调节的原理治疗疾病。生物反馈疗法是应用电子仪器，将人们正常意识不到的生理变化（如肌电、皮温、心率和血压等），转变为可以被患者感觉到的信号，如以视觉或听觉形式显示出来，再让患者根据这些信号，学会有意识地控制自身非随意性的生理活动的治疗或训练方法。

生物反馈治疗的原理是患者通过对外界信息的感知而产生情绪与心理反应，刺激下丘脑和垂体而引起应激生理反应。再通过生物反馈仪，经过有意识地学习或训练，使人体间接感知体内的信息变化产生情绪与心理反应，出现心理边缘系统反应，又刺激下丘脑和垂体从而产生生理反应，达到对应激反应的修正。生物反馈训练能加强机体对体内信息的直接感知，提高灵敏度，使间接感知转化为直接感知，达到由意识控制内环境、调节机体和治疗疾病的目的。

目前，生物反馈疗法在临床和康复医学中主要用于降低神经肌肉兴奋性的松弛性训练（如痉挛性瘫痪、紧张性头痛等）；提高神经肌肉兴奋性的功能性训练或肌力训练（如弛缓性瘫痪、四肢瘫痪等）；调节心律失常、高血压及胃肠运动功能亢进等。

（四）肌肉耐力训练

耐力是指持续进行活动的能力，是衡量体力和健康状况的尺度。耐力可以分为肌肉耐力和心肺耐力，二者相互促进，共同发展。

1. 肌肉耐力定义　肌肉耐力是指肌肉能够持续长时间收缩或重复收缩的能力，它需要充足的能量供应和正常的神经支配，可以用肌肉开始收缩到出现疲劳时收缩的次数或所用的时间来衡量耐力大小。根据肌肉的工作方式，肌肉耐力可分为静态耐力和动态耐力；静态耐力反映出肌肉在较长时间的静态收缩中所克服疲劳的能力，静态收缩是指有肌肉收缩，但并不出现肢体运动，仅在静止状态下发生的肌肉收缩。动态耐力反映了肌肉在较长时间的等张收缩中克服疲劳的能力，动态收缩是肌肉收缩并伴有关节运动的收缩形式。

影响耐力大小的因素包括：肌纤维的类型、肌红蛋白的储备、酶的作用以及肌力的大小等。耐力与运动强度也有一定的关系，即运动强度越大，肌耐力就越小。如果肌群收缩超过其最大随意收缩（maximum voluntarycontraction，MVC）的 15%~20%，血供将会减少而转为无氧代谢，肌肉易疲劳、收缩能力下降，可出现痉挛、灼痛、震颤等症状。

2. 肌肉耐力训练与肌力训练

（1）与肌力训练的区别：一般情况下，加强肌肉耐力的同时也必然会提高肌力，因此可以理解为耐力是维持肌力所用的时间，但是增强肌力和耐力的训练方法并不完全相同。以增强肌力为主要目的时，要求在短时间内对抗较大的负荷，但重复次数并不需要很多，即高强度，少重复；而以提高耐力为主要目的时，则要求较低负荷下，在较长时间内多次重复，即低强度，多重复。

（2）与肌力训练的联系：肌肉耐力训练与肌力训练又是密切联系的，肌力和耐力之间呈明显正相关的关系，当肌力增强时，在较低负荷的运动中，耐力也会增加；如果在较低负荷运动时的耐力有所增加，虽然并不能明显增强肌力，但会对增强肌力起到良好的作用。在增强肌力的训练中，如果重复次数过多或持续时间过久，必然导致运动速度或力量下降；在提高耐力训练中，如果不对抗负荷，则不可能较快地提升肌肉耐力，对增强肌力也不利。因此，提高肌肉耐力与增强肌力的训练方法基本相同，临床上通常会将二者结合起来进行训练，并统称为力量训练。

3．等速运动训练　在康复医学领域中，等速运动训练可以应用于康复评定和康复治疗两个方面。在康复治疗方面可用于肌肉耐力训练与肌力训练，进行定量的训练及疗效评定。

（五）平衡能力训练

平衡是指人体在不同的环境和情况下，维持身体处于一种稳定状态的能力。平衡功能对人体维持姿势和体位稳定，进行各项活动，尤其是对行走、跑动、跳跃等复杂运动起到重要的作用。与平衡有关的生物力学因素包括支撑面、身体重心、稳定极限和摆动频率等。稳定极限是指人站立时身体所能倾斜的最大角度，在这个极限范围内，平衡不会被破坏。

平衡功能一般可分为静态平衡和动态平衡两类，静态平衡是指人体在不受外力的作用下，维持身体处于某种姿势的能力。动态平衡指外力作用于人体或身体的原有平衡被破坏后，调整和控制身体姿势保持稳定的能力。静态平衡是动态平衡的基础和保证。

影响平衡功能的因素包括本体感受器、视觉系统、前庭系统、中枢神经系统、触觉、主动肌与拮抗肌的协调、肌力与耐力及关节活动度等方面。

1．平衡训练的原则　平衡功能训练是指针对造成患者平衡障碍的关键原因，提高患者维持身体平衡能力所采取的各种训练措施。通过平衡训练可以加强关节的本体感觉、诱发姿势反射。平衡训练应遵循以下基本原则：

（1）支撑面积由大到小：一般来说，支撑面越大，体位稳定性则越好，维持平衡也就更加容易。平衡训练要从稳定的体位训练逐步进展到不稳定的体位，由易到难。例如，患者由双足站立体位→（逐渐过渡到）单足站立→（再到）足尖站立的体位等。

（2）身体重心由低到高：身体重心随着训练体位的改变而逐渐提高，平衡训练的难度也逐步加大。例如从比较稳定的坐位开始训练，逐步过渡到站立位的训练。

（3）由静态平衡到动态平衡：应从保持身体稳定、静态的姿势开始，逐步提高难度，过渡到动态平衡的训练，防止患者精神紧张。例如，开始时让患者维持静态姿势的稳定，逐步加大平衡难度，在平衡板上进行训练。

（4）由自我保持平衡到平衡被破坏时维持平衡：例如先让患者进行端坐位保持训练，逐步到治疗师用外力破坏其平衡，要求患者仍然保持端坐位。在训练中应注意保护患者，防止其跌倒。

（5）由睁眼到闭眼训练：例如先让患者睁眼保持站立位的稳定，随其平衡能力的提高，逐渐过渡到闭眼站立的训练，要注意保护患者安全。

2.平衡训练的方法　　目前利用各种器械进行平衡训练得到广泛应用，但在临床使用中，由治疗师结合患者的具体情况进行的不同体位的静态和动态平衡训练仍是平衡训练的主要方法。

（1）坐位平衡训练

1）长坐位平衡：训练时，在患者面前放一面姿势镜，以便于观察自己的姿势随时进行调整。首先，患者应进行静态平衡的保持训练，让患者取长坐位，双手可支撑在身体两侧，治疗师在其身后用大腿抵住患者背部，用手扶住肩部给予辅助（图1-4-8）。随着患者的进步，可逐渐减少辅助量，仅在患者的肩部或在身前拉着患者的手给予小量辅助，再逐渐过渡到治疗师松开手让患者自己维持身体平衡。刚开始患者坐位状态下难以保持平衡，可以指导其通过抓住自己的大腿来保持平衡，慢慢进展到不用任何借助能独立维持坐位平衡。

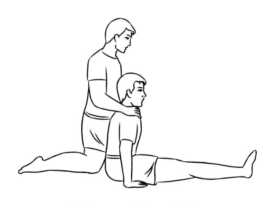

图1-4-8　静态平衡训练

2）端坐位平衡：患者坐在床边缘，用手握住栏杆，治疗师还可用双手支撑患者肩部给予辅助，让患者保持端坐位。随着患者的进步，治疗师应适当减少辅助量，患者也可慢慢松开握着栏杆的手，尝试自己保持平衡。如果自感要歪倒，可以手扶被褥或扶自己的腿来支撑。如果患者能独立完成端坐位平衡时，治疗师可从前后左右方向推动患者，辅助其维持平衡。当患者的坐位平衡较好时，还可进行躯干前屈、侧屈及左右旋转运动的练习，强化端坐位的动态平衡。

（2）跪位平衡训练：只有当患者的坐位平衡维持较好后，才能进行跪位平衡的训练。这是因为与坐位相比，跪位时身体的支撑面积减小，身体重心提高，所以跪位平衡维持的难度也增加。训练时，患者呈双膝跪位，治疗师给予适当辅助，让患者维持此体位的平衡。当掌握平衡后，可进行身体重心的前后左右移动动作。

（3）立位平衡训练：只有当患者的坐位平衡、跪位平衡及耐力改善后，才能开始立位平衡的训练。可以让患者在平横杠内进行训练，患者双手扶杠站立，要求抬头、挺胸，双腿同等承重，体验下肢负重的感觉。逐渐让患者双腿分开与肩同宽，骨盆在水平位左右移动，双下肢交替负重，进行重心的侧方移动。

1）平衡训练的适应证：因中枢性瘫痪或其他神经疾病所致的感觉、运动功能受损或前庭器官病变引起的平衡功能障碍等。

2）平衡训练的禁忌证：严重认知功能损害；中枢性瘫痪伴有重度痉挛；骨折、关节脱位未愈等。

（六）站立、移乘及步行功能训练

1. 站立训练　骨科的患者特别是下肢损伤及脊柱脊髓损伤患者多需卧床一段时间，在离床乘坐轮椅进入康复训练前需进行一定时间的站立训练，包括倾斜台站立、床旁站立、平衡杠站立等。

一般当患者摇高坐位80°时，可维持30分钟的站立训练，但颈髓损伤患者因存在直立性低血压，在床头摇高坐位30°时可先进行斜台站立，逐渐增加斜床角度至80°，每次站立不得少于30分钟。近年来将斜床站立与下肢运动、负载相结合，从而可早期使患者在站立训练的同时进行下肢功能的训练，避免长期制动引起的并发症及不适当被动活动引起的损伤，而且功能运动和感觉刺激反馈有助于神经功能恢复（图1-4-9）。

一般患者（颈髓损伤和手不能抓握者除外）在坐位平衡及耐力改善后，可开始站立及立位平衡训练，可以让患者在平衡杠内或床旁用步行器进行训练。

2. 移乘及轮椅操作训练

（1）移乘训练：移乘动作是指身体在轮椅和床之间的转换动作，它对患者日常生活动作的自理程度起到关键作用。当患者双下肢不能进行负重时，就需要使用到移乘动作。下面简要进行一些介绍。

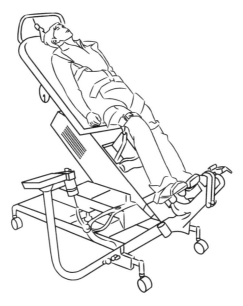

图 1-4-9　斜床站立与下肢运动系统

　　1）前方移乘：首先驱动轮椅靠近床，在能将腿放在床边的地方停住，刹闸后将双下肢放在床上，再开闸驱动轮椅尽量贴近床，然后刹闸，用支撑动作将身体移至床上。对于训练初期、上肢支撑能力较差的患者多采用前方移乘的方法。

　　2）侧方移乘：驱动轮椅使侧方靠近床边，然后取下轮椅侧方挡板，将双腿放在床上，利用支撑动作将身体移至床上。

　　3）斜方移乘：驱动轮椅斜向 30° 左右靠近床边，刹闸后双脚平放于地面上，取下轮椅侧方挡板，再利用支撑动作将臀部移至床上。

　　（2）轮椅操作训练：当患者由于下肢疾病不能负重行走转移时，就应当进行轮椅操作的训练。首先应掌握轮椅前进，后退及转弯等基本驱动动作，然后可以进行一些实用动作的训练。

　　3．恢复步行能力训练　自然步态是指身体能从某一地方安全、有效地用双下肢移动到另一地方。有效指的是在活动中有最佳能量消耗或者说最省力的步行姿态。

　　针对不同的患者，步行训练也有不同的方法。以单侧大腿假肢患者的步行训练为例，患者可首先在平行杠内手扶杠进行步行练习，之后过渡到平行杠外的步行练习，还可进行上下台阶，上下斜坡及跨越障碍物的训练。

（七）协调性功能训练

人体保持一定的姿势从事随意运动，需要有关节活动度、肌力、耐力、协调性以及运动的控制等要素的共同参与。协调与控制能力二者是密不可分的，但又并非完全相同。

协调功能主要是调节运动中各组肌群的收缩与放松，从而产生平稳、准确且有控制的运动，即以适当的速度、距离、方向、节奏和力量进行运动。协调性功能障碍是以笨拙的、不平衡的和不准确的运动为特点的异常运动，可由中枢神经系统不同部位（小脑、基底节、脊髓后索）的损伤及肌肉肌腱的挛缩等原因所致。协调性功能障碍可表现为辨距不良，即对运动的距离、速度、力量和范围判断失误，结果达不到目标或超过目标；震颤（意向性、姿势性、静止性）；轮替动作障碍，即完成快速交替动作笨拙、缓慢；醉汉步态，即举步高、跨步大，躯干不能协同前进，足着地轻重不等，足间距宽大而摇摆的步态；书写障碍；构音障碍及日常生活活动受限等。

1. **协调性功能障碍的分类**　协调性功能障碍一般分 3 类，即前庭性、感觉性及小脑性协调功能障碍。

前庭性协调功能障碍可由前庭器官及其神经和核的病变引起，如前庭神经炎、脑干疾病（炎症、肿瘤、血管病）、迷路炎等。可使机体对环境空间的调节紊乱，同时还可伴发眩晕。感觉性协调功能障碍主要由传导本体感觉的纤维（周围神经、脊髓后索、内侧丘系、顶叶部位）受损所致，如多发性末梢神经炎，进行性神经性肌萎缩、腓肌萎缩性共济失调等。由于深感觉障碍破坏了运动的反馈机制，使患者感觉不到肢体在空间中的位置。感觉性协调功能障碍的患者一般是睁眼时症状减轻而闭眼时加重。小脑性协调功能障碍由小脑及其向心或远心径束的损害所致，如小脑肿瘤、酒精中毒性小脑变性、多发性硬化等疾病，与视觉无关，不受睁眼和闭眼的影响。

2. **协调性训练**　协调性训练是指恢复平稳、准确、高效的运动能力的锻炼方法，即利用残存部分的感觉系统来促进随意运动的控制能力。协调性训练最重要的是重复，如果一个动作重复得足够多，这个动作将被学会且能记忆下来，在不断重复的过程中，完成这个动作所使用的精力也会越来越少。

协调性训练的重点在于集中注意力，进行反复正确的练习。因此训练应该在安静的环境中进行，患者要情绪稳定、充分配合。训练时患者要保持舒服、放松、安全的体位，当患者感到疲劳时就应停下休息。训练应从简单的动作逐渐过渡到复杂动作，由睁眼完成再到闭眼来完成动作。

进行协调功能训练时要避免过劳或不适，导致运动不协调加重而影响训练的继续。对下肢运动失调的患者应特别注意防止跌倒，减少患者紧张和恐惧的心理，创造一种安全和放松的环境。

（八）减重功能训练

减重功能训练是在悬吊治疗的基础上发展起来的。1986 年，Finch 和 Barbeau 将悬吊治疗和活动平板结合起来，开始应用于人体的步行功能训练。目前，许多国家都在应用这种设备。

减重步行训练系统由减重悬吊系统和步行系统两部分组成（图1-4-10）。减重悬吊系统包括悬吊装置、支撑架和背心吊兜，可以通过升降吊兜来改变下肢负重的程度。步行系统类似一个跑台，其速度和倾斜度均可调节。通过减重悬吊系统将人体悬吊，可以减轻步行时髋部和双下肢的负重，使患者在步行中的下肢关节负荷减轻，改善和加大下肢关节的活动度，使步幅相应加大，身体重心的分布趋于对称，从而提高患者步行的稳定性及步行速度；减

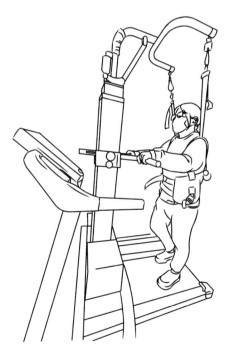

图 1-4-10　减重步行训练系统

少步行中下肢相关肌群的收缩负荷，使下肢肌力不到 3 级的患者能提早进行步态训练，有利于患者的早期下床活动，促进正常步态恢复，提高步行能力；减重训练系统使步行训练的安全性提高，消除患者在步行中的紧张和恐惧心理，更好地配合治疗师的治疗。减重训练系统通常分为电动减重和气压减重两大系列，电动减重系统由于不能在垂直方向上下进行自动调节，因此临床上气压减重装置应用较为广泛。气压减重根据使用要求分为单边及双边气压减重架和儿童气压减重架，无论成年人或者儿童气压减重架通常配备康复专用步行系统，其启动速度为 160 ~ 320m/h，跑带的宽度约为50cm × 160cm，减重重量为 34 ~ 136kg，气压减重可以恒定起步和落步时被减去的重量。

　　基础与临床研究证实，功能性运动训练和感觉刺激（包括本体感觉）在神经系统疾病、损伤（脑卒中、脊髓损伤、脑外伤等）患者的神经功能康复中起到重要作用。基于神经重塑的"特定任务学习"理念提倡通过大量反复强化训练来改善提高日常生活能力。最近瑞士一家公司研制出一种新的减重步行训练系统（图 1-4-11），该系统的特点是在步行系统中应用电脑程

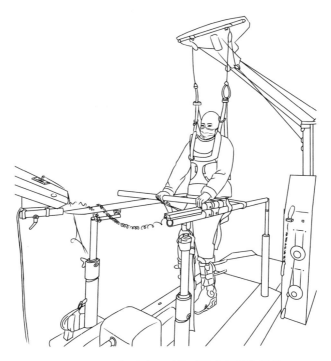

图 1-4-11　机器人驱动的减重步行训练系统

序控制的"机器人"驱动步行支具，并可通过高效反馈系统进行调整，该系统使得下肢肌力在 2 级以下的患者（如完全性脊髓损伤患者）进行步行训练。

（单盼盼　殷曼曼）

二、作业治疗方法

（一）作业治疗概述

作业疗法是让患者参与经过选择与设计的、有目的性作业活动，使其尽最大可能改善和恢复身体、心理和社会方面的功能，以达到日常生活、工作与社会交往的独立性。其目的是通过促进患者的日常生活能力，恢复、提高、维持其功能，预防残疾，调动被治疗者的积极参与。

基本内容　作业疗法包含的内容非常广泛，一般常用的有以下几种。

（1）功能性作业活动：功能性作业活动是为了预防和改善身体的功能障碍而进行的作业活动，根据患者的病情、功能状态、兴趣爱好等，设计和选择相应的作业活动，如木工、陶艺、编织、剪纸等一些作业活动，来达到改善关节活动度、增强肌力和耐力等治疗目的。因此，作业治疗师要结合患者的不同情况将各种动作巧妙地贯穿到丰富多彩的活动中，以提高治疗效果。

（2）心理性作业活动：患者在出现身体功能障碍的同时往往还会伴有心理问题，在患病后的不同时期可能表现出否认、不安、愤怒、抑郁、悲观等各种复杂的心理状态。作业治疗师可以根据患者的兴趣爱好设计出有针对性的作业活动，给患者以精神上的支持，减轻他们的不良情绪，如利用木工、铜板工艺、皮革工艺等作业活动，让患者实现情感宣泄。

（3）日常生活活动：日常生活活动是从事学习、生产劳动或娱乐活动的基础。对患者来说，是最迫切需要解决的。对于起居、进食、更衣等活动，要让患者通过学习而能够自己独立完成或者在一定的辅助下部分独立完成，这是作业治疗师的重要工作内容。

（4）自助具、矫形器的制作和使用训练：自助具是利用患者的残存功能，在不借助外界力量的情况下，靠患者自身力量就可以独立完成日常生活活动而设计的一类器具。其中大部分是治疗师根据患者存在的问题进行设计和制作的简单器具，如万能袖带、穿袜自助器、加粗改型的勺和叉等。矫形器主要用于预防、矫治肢体及躯干畸形，保护残留肢体的功能和进行功能补偿。作业治疗师要根据患者的情况设计制作出简单的矫形器，如手夹板、踝关节跖屈内翻矫形器等。

（5）假肢使用训练：假肢是用于截肢者为弥补其肢体缺损而制造装配的人工肢体。它可以代偿丧失肢体的部分功能，使截肢者恢复部分的生活自理和工作能力。对截肢者进行穿戴和使用假肢的功能训练，重点是日常生活活动的训练，使之能最大限度地发挥代偿功能。患者的假肢需要进行反复训练，以达到熟练使用的程度。

（6）职业前训练活动：当患者回归社会、重返工作岗位之前，要对患者进行职业前的评价，包括对工作的计划性、人际关系、工作质量、工作效率等方面。然后再根据患者的困难，进行实际训练来提高患者适应社会的能力，为患者重返工作岗位创造条件。

（7）娱乐活动：合适的娱乐活动不仅有利于功能障碍的改善，还可以使患者克服不良情绪、提高社会交往能力和适应能力，为回归社会创造条件。

（二）作业治疗的目的

1. 在现有功能的基础上进行日常生活活动能力训练，最大限度发挥残存功能，提高生活质量，改善精神状态，提高认知能力。

2. 为患者设计及制作日常生活活动的辅助用具及环境改造，给患者提供职业前技能训练，提高作业活动能力，提高独立能力，强化患者自信心。

（三）作业治疗的特点

1. **训练目标明确**　用于治疗的作业是经过选择的、有目的性的活动，治疗师要以患者的需要为中心进行作业选择。

2. **患者主动参与**　所有的康复训练，患者都是主动参与者，而不是被动接受者。患者作为训练的主体，对自身需求、训练效果最为了解。因此需要引导患者的主动参与，提高训练效果。

3. **考虑患者兴趣**　训练需要较长时间的坚持，没有兴趣的训练是很难坚持到底的，有兴趣的训练才能激发患者的热情，调动其积极性，激活神经细胞，提高训练效果。

4. **改善患者生活质量**　作业治疗应着眼于帮助患者恢复或获得正常的、健康的、有意义的生活方式和生活能力，这是作业治疗的主要目的。

5. **帮助患者回归社会**　患者作为社会的成员，其需求不仅有恢复个人日常生活，还包括家庭生活、社会和职业等方面。选择作业活动一定不能脱离患者所处的环境，要帮助患者适应其所处的生活环境，实现社会回归。

6．**适时调整训练内容**　训练目标有短期目标与长期目标，因此训练计划的制订也是分阶段的，达到目标后就要重新制订训练计划。如果训练效果未能达到预期，则需要调整训练计划。

7．**必要时使用辅助器**　对残疾程度重的患者，经过训练很难恢复其功能，可选用辅助用具以补偿其功能不足。在使用器具的情况下进行训练，帮助恢复其生活自理和劳动能力。

8．**利用环境改造改善生活质量**　对于一些永久性残疾患者，经过训练，在现有的环境下很难独立生活。应根据患者功能障碍情况，提供装修意见，如取消厨房、浴室门槛，增加门的宽度，降低灶台高度，卫生间安装扶手等，为患者提供行动方便和安全的生活空间，从而提高生活质量。

（四）上肢功能的作业治疗

1．**维持和增加上肢关节活动度的训练**　康复早期以维持关节活动度、防止关节挛缩为主要目标，临床上通常采取被动关节活动度训练进行治疗，如多向被动运动手法。在此基础之上，作业治疗师还可以根据患者的功能状况及兴趣爱好设计一些作业活动，以达到增加关节活动度的要求。例如，采用在桌面上推滚桶运动、套圈活动及木钉盘的摆放活动。

2．**增强上肢肌力及耐力的训练**　在治疗中，作业治疗师可根据患者的能力及兴趣爱好设计出不同的作业活动，利用在患侧上肢附加沙袋的方式为患者提供抗阻、抗重力的主动运动训练。例如，皮革工艺、铜板工艺、具有一定倾斜角度的磨砂板等作业活动。

3．**改善上肢协调和灵巧度的训练**　在临床治疗中，常采用双手交替推磨砂板活动、剪纸、瓷片工艺等作业活动，以达到改善上肢协调和灵巧度的目的。瓷片工艺活动比较精细，可以提高手指灵活性及双手协调性，使用钳子也有助于增强手的握力。

（五）日常生活活动能力训练

日常生活活动（activity of daily living，ADL）是指一个人为了满足日常生活的需要每天所进行的必要活动，包括狭义和广义两个方面的含义。狭义 ADL 又称为基本日常生活活动（basic activity of daily living，BADL）或躯体日常生活活动（physical activity of daily living，PADL），是指人们为了维持生存及适应生存环境而每天必须反复进行的、最基本的生活活动，包括自理活动和功能性移动两类。自理活动包括进食、洗漱、梳妆、洗澡、穿衣等，功能性移动包括翻身、床上坐起、转移、行走、上下台阶等。广义日常生活活动又称为工具性日常生活活动（instrumental activities of daily living，IADL），是指人们维持独立生活所进行的一些活动，包括购物、做饭、洗衣、使用交通工具和娱乐活动等。

在日常生活活动能力训练之前，首先要进行动作分析。一项活动往往是若干不同动作的连续和组合，可以分解为几个阶段动作，再细分成几个基本动作。根据难易程度及重要性来决定训练的顺序，一般常用的、容易掌握的动作首先训练。应当分析出妨碍患者动作完成的原因，再采取相应的方法有针对性地训练。对患者的相关资料也应有所了解，如年龄、原发疾病、身体状况、关节活动度、肌力、康复目标、住房状况、经济状况等。在日常生活动作训练前还应结合患者的生活环境进行评估，为制订训练计划、制作自助具、辅助具及环境的改造提供依据。

以下简要介绍几项日常生活活动能力的训练方法。

1. 进食训练   进食动作仅指将食物从容器中舀起并送入口中的一系列动作。进食动作的步骤为：①摆放餐具；②将食物盛进容器中；③把食物分出一口大小；④用勺子舀起或用筷子夹起或用叉子叉住；⑤放入口中。影响进食动作完成的因素包括头的活动范围、视觉范围、上肢关节活动度、餐具的抓握、双手协调性等。分析患者不能完成进食的具体原因，然后进行针对性的训练或采用自助具来解决。例如，前臂截肢的患者单手用勺进食时，碟子可以使用特制的碟挡（图1-4-12），以防止食物推出碟外。为了防止进食过程中碟子移动，可在下面垫一条湿毛巾或防滑垫或利用带负压吸盘的碗，起到防滑作用。

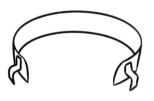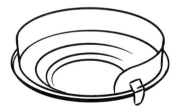

图 1-4-12   碟挡及加上碟挡的盘子

2.**梳洗训练**　单臂截肢的患者进行梳洗时，可将毛巾绕在水龙头上拧干，然后单手拿毛巾擦脸（图1-4-13）。洗手时，可利用背面有吸盘的刷子固定于洗手池旁，手在刷子上来回刷洗，把手洗净。

3.**穿袜子训练**　以单臂截肢患者为例，完成穿袜子的动作，患者可以坐在床上，屈髋屈膝，脚平放在床上，趾压住袜口一端，然后向上拉袜子，将袜尖整理合适，再拉袜腰至踝关节处，最后进行整理。

4.**烹饪训练**　仍以单臂截肢患者为例，在完成切菜的活动时，可以使用特制的切菜板，即菜板上带有竖直向上的钉子，可以固定蔬菜（图1-4-14）。

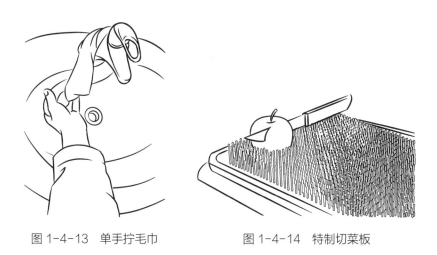

图1-4-13　单手拧毛巾　　　　　图1-4-14　特制切菜板

三、物理因子治疗方法

物理因子治疗可作为辅助治疗手段，用于炎症、各类软组织损伤、黏连及瘢痕、功能障碍性疾病等多种疾病的治疗。禁忌证包括严重的心脏病和动脉硬化、动脉瘤、出血倾向、高热、恶病质、活动性肺结核等。对癌症患者来说，除个别特殊治疗外，其余疗法也属禁忌证。物理因子治疗的主要作用包括：①消炎，如对急性炎症可选用紫外线、微波、超短波疗法，对亚急性或慢性炎症可选用短波、红外线疗法；②镇痛，如磁疗、干扰电疗法、经皮神经电刺激疗法均有显著的镇痛作用；③兴奋作用，如低频及中频电疗法可以治疗肌萎缩；④改善血液循环，如水疗、直流电疗法、高频电疗法等都可引起人体组织充血反应；⑤松解黏连及软化瘢痕，如超声波、音频电疗法均有明显的松解黏连及软化瘢痕作用。

（一）电疗法

利用电能作用于人体，以防治疾病的方法称为电疗法。常用的电能有直流电、交流电和静电 3 类。人体实际上是一个既有电阻又有电容性质的复杂导体，这是电疗的物质基础。电流作用于人体引起一系列的理化反应，并通过神经体液作用影响组织和器官的功能，达到消除病因、调节功能、提高代谢、增强免疫、促进病损组织修复和再生的目的。机体对不同性质的电流反应不一，不同器官和组织，不同的功能状态和病理改变对同一电流的反应也不尽相同。

1. **低频脉冲电疗法** 应用频率 1 000Hz 以下的脉冲电流治疗疾病的方法称为低频脉冲电疗法。在康复治疗中，常用的低频电疗法有神经肌肉电刺激疗法、功能性电刺激和经皮神经电刺激疗法。脉冲电流是一种按一定规律从零电位或某一电位水平上瞬间出现或消失的电流，作用于人体能引起组织内的离子呈冲击式移动，离子浓度发生急剧改变，因而对神经肌肉有强烈的刺激作用。其治疗作用主要有以下 3 点。

（1）对神经肌肉系统的刺激作用：由于低频电流能产生细胞膜内外极性的改变，使膜电位由极化变为除极，形成动作电位，因而刺激神经肌肉，产生肌肉收缩。

（2）镇痛作用：低频脉冲电流的镇痛作用机制，目前多认为是由于强刺激引起遮盖效应、皮层干扰，脉冲电流对周围神经的直接抑制以及电流作用于粗纤维，通过"闸门"控制止痛。

（3）促进血液循环和代谢：低频电流对血管舒缩神经的刺激和某种频率对交感神经的抑制，引起局部血管扩张，改善治疗部位的血液循环。电流对运动神经的刺激引起的肌肉收缩和舒张形成"泵"的作用，促进血液和淋巴回流，从而减轻组织间水肿及改善局部循环和代谢。

经皮神经电刺激疗法（transcuataneous electrical nerve stimulation，TENS）是低频脉冲电疗法中的一种，是通过皮肤将特定的低频脉冲电流输入人体以治疗疼痛的电疗方法。TENS 疗法与传统的神经刺激疗法的区别在于传统的电刺激主要是刺激运动纤维，而 TENS 则是刺激感觉纤维。TENS 仪器产生的输出具有频率较高、脉冲更短、强度适宜的特点，这样便可选择性地激发感觉的传入神经纤维的反应，而不触动运动的传出神经纤维的反应。TENS 对急、慢性和神经性疼痛均有效果，短期治疗的疗效较长期治疗要好。

2．**中频电疗法**　应用频率为1~100kHz的电流治疗疾病的方法称为中频电疗法。常用的中频电疗有音频电疗法、干扰电疗法及调制中频电疗法。中频电流使用的是正负交替变化的交流电，因此对组织无电解作用，不产生对皮肤的刺激，对感觉神经刺激小。中频电流进入人体不会出现低频电流强烈刺激皮神经和感受器的作用。由于中频电流对感觉神经刺激小、组织电阻逐渐下降，因此具有刺激性小、作用部位较深、单个脉冲不引起神经肌肉的一次兴奋等不同于低频电流的特点。中频电流可作用到组织深处，而在引起组织强烈收缩的同时皮肤无明显疼痛，因此对一些慢性非特异性炎症有较好的治疗作用，同时具有一定的镇痛作用和软化瘢痕、松解黏连的作用。音频电疗法是应用频率1 000~5 000Hz的等幅正弦电流治疗疾病的方法，由于频率在声波范围内，故又称音频电疗法，目前常用的多为2 000Hz电流。干扰电疗法是治疗时用4个电极将两路频率相差0~100Hz的中频正弦电流交叉地输入人体，在交叉处发生干扰，产生由0~100Hz的低频调制的中频电流，利用这种具有内生性质的干扰电流治疗疾病。由于干扰方式的不同，又可分为静态干扰电疗法、动态干扰电疗法和立体动态干扰电疗法。适应证包括关节和软组织损伤、颈源性疼痛、慢性腰背疼痛、肩周炎等。

3．**高频电疗法**　应用频率100kHz以上的电磁振荡电流治疗疾病的方法称为高频电疗法。高频电流分为长波、中波、短波、超短波、微波5个波段。临床主要应用短波、超短波、微波疗法。高频电流产热作用明显，不会引起神经肌肉组织兴奋性的改变，治疗时电极可以离开皮肤，无电解作用。高频电作用于人体时主要产生热与非热的效应。温热效应可改善血液循环、镇痛、消炎、降低肌肉张力、加速组织生长修复、提高免疫力等作用。非热效应包括消散急性炎症，在急性化脓性炎症早期应用无热量治疗可使吞噬细胞的吞噬活动加强、促进炎症局限或逆转，使神经组织、肉芽组织再生加速，使神经系统兴奋性增高。

应用频率为3~30MHz的电波治疗疾病的方法称为短波疗法，短波疗法以电感场法（线圈场法）进行治疗。适应证包括扭挫伤、腰背肌筋膜炎、关节炎、颈源性疼痛、肩周炎等。禁忌证为妊娠、出血倾向、心肺功能衰竭，带有心脏起搏器、局部金属异物、恶性肿瘤（中剂量时）等。

应用频率为30~300MHz的交变电磁场治疗疾病的方法，称为超短波疗法，超短波的频率高于短波，非热效应比短波明显，脉冲超短波主要产生非热效应，一般每次治疗20~30分钟，急性炎症10~15分钟，每日1次，

10~15 次为 1 个疗程。

微波主要适用于慢性伤病的治疗，亦可用于急性、亚急性疾病的治疗（小剂量）。禁忌证同超短波疗法。

（二）光疗法

应用人工光源或日光辐射能量防治疾病的方法称为光疗法。根据光线波长不同分为红外线疗法、可见光疗法和紫外线疗法。从光的相干性又分为非相干光疗法和相干光疗法（激光疗法）。按所用光线来源可分为自然光（日光疗法）和人工光源。

1. 红外线疗法 应用红外线治疗疾病的方法，称为红外线疗法。红外线主要生物学作用是热作用，主要用于镇痛消炎、促进吸收、缓解肌肉痉挛、促进组织再生等。适应证有急性和慢性损伤，如肌肉劳损、挫伤、扭伤，各种类型关节炎和关节病、神经痛、肌纤维组织炎等。

2. 可见光疗法 应用可见光线治疗疾病的方法，称可见光疗法。

3. 激光疗法 应用受辐射发出的光作用于人体进行治疗的方法称激光疗法，治疗原理包括热作用、压力作用、光化学作用、电磁作用、刺激作用等。医用激光器种类可分低、中、高 3 种能量激光器。低能量激光器用于消炎镇痛和作为激光光针等，中能量和高能量激光器常用于皮肤科色素类疾病治疗、内眼手术、祛除毛发，以及耳鼻喉科、肿瘤的治疗等。

（三）磁疗法

利用磁场治疗疾病的方法称磁疗法。磁场对机体的主要作用是对体内生物电泳方向、细胞内外离子分布状态，细胞膜的电位和通透性、细胞器和酶的功能等方面产生影响，促使组织器官发生相应的反应。临床常将磁疗用于镇痛、镇静、消炎、促进吸收及损伤修复，适应证包括软组织急性损伤、肌肉劳损等。

（四）传导热疗法

利用各种热源作为媒介，接触体表将热直接传输给机体以治疗疾病的方法，称为传导热疗法。常用蜡疗法，原理为加热的石蜡冷却后释放出大量的热能，石蜡热容量大，导热差，又因石蜡冷却后体积可缩小 10%~20%，紧贴于皮肤，可产生机械压迫作用，使皮肤表面毛细血管轻度受压，促使温度作用达到深层组织，加深温热效应，使皮肤保持柔软和弹性，提高皮肤的紧张度，减轻因瘢痕挛缩而引起的疼痛。石蜡疗法尤适用于肌肉、肌腱、韧带扭伤和挫伤、瘢痕形成、关节挛缩等。

（五）冷疗法

应用制冷物（冰或化学制冷剂）或制冷装置接触体表将冷传输给机体以治疗疾病的方法，称为冷疗法。主要用于急性损伤早期，应注意防止冻伤。

（六）生物反馈疗法

生物反馈是在电子仪器帮助下，将我们身体内部的生理过程、生物电活动加以放大，放大后的机体电活动信息以视觉（如显示屏）或听觉（如蜂鸣音）形式呈现出来，使主体得以了解自身的机体状态，并学会在一定程度上随意地控制和矫正不正常的生理变化。生物反馈的种类主要有肌电反馈，脑电波反馈，心率反馈，血压反馈，皮肤电反馈，皮温反馈等。利用生物反馈技术控制某一生理活动的过程是一个学习过程，患者应了解生物反馈的原理、仪器的使用方法、视觉形式或听觉形式反馈信号的意义。应坚持练习，探索学习成功的经验、失败的原因。用生物反馈技术治病过程中，患者是治病的主体，应对疾病治疗的快慢、疗效负责，医师发挥教导、帮助及强化患者动机的作用。

肌电生物反馈疗法治疗借助数字肌电反馈治疗仪的一种生物反馈疗法，通过附有传感器的表面电极采集肌电信号，电极所取得的肌电信号经治疗仪放大、处理，取得积分电压，治疗仪能描记出肌电电压的数值曲线，并显示出不同颜色的灯光和声音信号，反映所测肌肉的紧张度。引导患者学会根据不同的肌电数值和视听信号，仔细体会肌肉紧张和放松的感觉，通过反复学习和训练，达到能按治疗需要自我调节肌电电压从而使肌肉紧张或放松。

肌电生物反馈的治疗内容包括：①肌肉松弛性反馈训练，适用于肌肉张力高的治疗；②肌肉兴奋性反馈训练，适用于肌肉瘫痪、肌张力低和肌力弱的治疗，常用于肌力 1~2 级的肌肉肌力增强训练；③协调运动功能训练，适用于肌肉运动不协调产生的异常运动模式的治疗。肌电生物反馈疗法可用于指导患者在训练开始时放松过度紧张的运动肌，如骶棘肌，并教会患者感知和控制深层肌肉，如多裂肌和腹横肌。

（单盼盼　殷曼曼）

四、传统康复疗法

（一）中医康复治疗基本原则

中医学的整体观念与辨证论治的动态观念是中医学理论体系中两个基本特点，在中医学理论与临床实践中发挥着密切的作用，这是中医学能够经久不衰、持续发展的历史原因之一，同时也是中医康复治疗的基本原则。

1. **整体观念**　中医把人体看作一个整体，五脏六腑等有机结合为一个整体，这种整体观体现于阴阳五行学说中，认为人体内的阴阳气血及五脏六腑之间有着相互为根、相互转化、相互制约、相互协调，这样在内环境的自我反馈调节控制下，能抵制外环境的各种有害因素的侵犯，维持整体动态的平衡。人与自然界、社会又是一个整体，这种内外环境的统一性，机体自身的整体性思想，称之为整体观念。现代康复的观念也充分体现了这一点，康复是指综合协调地应用各种措施，对伤、病、残者进行训练、治疗以减轻其身、心、社会功能障碍，使其活动能力和生活质量达到尽可能高的水平和重返社会。不仅是指训练伤残者适应环境，也指要调整伤残者周围环境和社会条件，以利其重返社会。因此，康复与中医学的整体观念在理念和方法上都有着紧密的联系。在康复实践中，融入中医学的整体观念，可以更加全面、有效地促进患者的康复进程。

2. **辨证论治**　辨证论治是中医的又一特点，也是精华所在。"辨证"是分析、辨别、认识疾病的证候。"证"不只是一个病状或一个综合症群，还是概括了产生疾病的各方面因素和条件，这些因素结合着不同体质而表现出各种不同的"证"。中医的辨证虽也从症状着手，但分析了症状的部位（如脏腑辨证）、原因（如病因辨证）、性质（如八纲辨证）等，归纳成比症状更接近于疾病本质的"证"，辨证是中医的鉴别诊断方法。辨证论治将根据不同的证候采用不同的治疗方法，一种疾病的不同阶段，可以出现不同的证，不同的疾病，也可以在其发展过程中出现同样的证。总之，辨证是决定治疗的依据，论治是解决治疗的手段，同时又是对辨证是否正确的检验。对于骨科康复来说，尽管损伤部位及程度不同，不论骨折、脱位还是韧带损伤，根据损伤的发展过程，一般均可分为早、中、后三期，这种分期方法体现了中医学的整体观念与辨证论治的动态观念。

（二）中医康复治疗方法

1．药物疗法

（1）中药内治法：中药内治法即口服中药，是最常用的中医治疗方法，指通过口服药物，经由消化器官吸收，以达到扶正祛邪、调节机体气血阴阳，使机体康复的治法。常用的治疗方法有汗、吐、下、和、温、清、补、消八法。口服药物的剂型有汤剂、丸剂、散剂、膏剂、丹剂、酒剂、片剂、糖浆、茶剂、冲剂等剂型。本法是在临床各科应用范围最广的治疗方法，在骨科康复的各个阶段，均可辨证施治、处方用药，提高康复的疗效。

对于骨科康复来说，早期较多用活血止痛类药方，如以活血为主的复元活血汤、活血止痛汤、活血化瘀汤，以行气为主的柴胡疏肝散、加味乌药汤、金铃子散以及行气活血并重的血府逐瘀汤、膈下逐瘀汤等方；中期多用和营生新、接骨续筋类药方，如接骨紫金丹、接骨片，独活寄生汤、舒筋活血汤；后期多用强筋壮骨、补益气血等药方，如气血双补的八珍汤、十全大补汤，补养脾胃的健脾养胃汤、归脾丸，补益肝肾的壮筋养血汤、壮筋续骨丹等。若骨折后肿胀不严重，往往可直接用接骨续筋法，稍佐活血化瘀药物，临证时需灵活变通，审慎辨证，正确施治，不可拘泥和机械地进行分期治疗。

（2）中药外治法：中药外治法是把一定剂型的中药外用于患者全身、局部或特定穴位以治疗疾病的方法，药物经过透皮吸收从而在局部或全身发挥治疗作用。清代医家吴尚先在《理论骈文·略言》中提出："凡病从外辱，故医有外治法，经文内取外取并列，未尝教人专用内治也"，其提出的"外治之理即内治之理，外治之药即内治之药，所异者法耳"是现在外治法的用药原则。

骨科外治药种类繁多，按其剂型不同分为数贴药、搽擦药、熏洗湿敷药与热熨药等。其他外治药物还用于敷脐疗法、喷雾疗法、灌肠疗法、药栓（坐药）疗法、药线疗法等，在骨科康复中也有应用。例如在脊髓损伤以及涉及其他系统或器官的并发症中，应用这些疗法可减轻症状，提高患者生活质量。

2．针灸疗法

包括针法与灸法。针法是用精制的金属针刺入人体部位，并用适当的手法进行刺激，而灸法则是用艾条或艾炷点燃后熏烤穴位进行刺激，通过刺激来达到调整人体经络脏腑气血的功能、防治疾病的目的。

针灸疗法在骨科疾病中极其广泛，在骨科康复中，主要用来通经止痛，减轻痉挛，可用于各关节及其附近的急、慢性疼痛，包括各型颈椎病、腰椎间盘突出症等，对截瘫引起的各种并发症也有很好的疗效。例如，针灸应用于腰椎间盘突出症时，是根据中医学对腰椎间盘突出症所引起的腰腿痛的认识可实现循经取穴，辨证施治，尤其是通过调整肾脉和足太阳膀胱经这两条贯穿腰背部的经脉的气血阴阳，达到治疗目的。针灸治疗腰椎间盘突出症的常用方法包括毫针治疗，电针治疗，温针治疗，七星针叩刺治疗，耳针治疗，穴位注射治疗等。

灸法能温通经络、祛散寒邪、行气活血、散瘀消肿、升提中气、引气下行，对气滞血瘀、风寒湿痹引起的腰腿痛有较好的治疗作用。灸法的种类有很多，在治疗腰椎间盘突出症时，除与针法相结合的温针灸外，还可单独使用艾卷灸，取肾俞、大肠俞、秩边、环跳、承扶、殷门、委中、阳陵泉等穴，每次选 3~4 穴，每穴各灸 15~20 分钟，隔日 1 次，15~20 次为 1 个疗程。

3. **推拿按摩疗法**　指利用肢体的某一部分通过其在筋肉、关节、骨骼表面运用各种手法，达到对患者进行检查、治疗、康复和保健的目的，可应用于各科疾病的治疗，在骨伤科疾病康复应用中尤为广泛，也是中医康复疗法在骨科康复中的特色和优势。

常用的推拿手法分为正骨手法和理筋手法。正骨手法有正骨八法。理筋手法主要有 6 个方面，摆动类包括一指禅推法、缠法、揉法等；摩擦类包括摩法、擦法、推法、搓法、抹法等；振动类包括振法、抖法等；挤压类包括按法、点法、拿法、掐法、捻法、踩跷法等；叩击类包括叩法、击法、拍法、弹法等；运动关节类包括摇法、扳法、背法、拔伸法。一种疾病的推拿疗法手法繁多，而且其运用需符合生物力学机制。例如治疗腰椎间盘突出症常用拔伸类中的牵抖手法、屈伸类手法以及旋转类手法。

（1）牵抖手法：使用时患者取仰卧位或俯卧位，操作者在助手的配合下牵引双下肢同时抖动摇摆。

（2）屈伸类手法：常用的有 2 种方法，单（双）腿后伸按腰法是患者取俯卧位，操作者用力抬起患侧（或双侧）下肢，使腰曲加深，同时按压腰椎；屈膝屈髋旋压法是患者取仰卧位，屈膝屈髋，操作者用力下压小腿前部，使腰椎过度前屈，接着患者侧卧于特制检查床上，患肢在下，腰以下躯干探出床头外，下肢固定于床上，在操作者的辅助下使躯干向下方运动以矫正腰椎向健侧的侧弯，术者同时稳定患椎局部，以确保治疗的安全性和有效性。

（3）旋转类手法：常用的有 3 种方法，坐位定点旋转复位法是患者取坐位，腰前屈，助手固定其一侧大腿或患者跨骑于特制治疗椅上，操作者立于患者身后，一手助其旋腰，一手拇指按一定方向顶推受累椎节棘突或横突。操作时可感觉到受累椎关节的错动且常伴有响声。牵扳手法是患者俯卧位，在骨盆牵引（50~70kg）10 分钟后，操作者于侧位向上扳动患肢使腰曲加深，同时另一手拇指朝一定方向推旋患椎棘突。侧卧位斜扳法是患者取侧卧位，操作者用两肘附着于患者一侧髋和肩部，反向用力，使躯干以 L2~L5 为中心旋转。复合手法是指许多操作者实施手法时往往同时运用上述多种手法，以达到更好的治疗效果。较有代表性的有以下 2 种，半麻下大推拿是患者在手术室内实施静脉麻醉后，按顺序实施直腿抬高、屈髋屈膝前压、俯卧单（双）腿后伸按腰、牵抖双下肢等一系列手法。三整一垫法是按顺序实施俯卧按腰、侧卧斜扳、仰卧抬腿（三整）及仰卧腰部垫枕 10~15 分钟（一垫）。另外还有机器推拿等治疗腰椎间盘突出症的推拿方法，对腰椎活动的作用与上述手法基本相同。

推拿疗法可以调整腰椎间盘与神经根的位置关系，使椎间孔开大，神经根处区域容积相对增加，从而避免嵌压，松解神经根的黏连，恢复正常的腰椎解剖结构，利于椎间盘、肌肉等组织水肿的消退，使硬脊膜和神经根移动从而改变与腰椎间盘的位置关系，避免压迫，使突出的髓核破裂，从而解除对神经的压迫。

4. 意疗法　根据中医学的形神理论和情志学说，通过语言开导、自我暗示或他人暗示、音乐歌舞等手段调节精神情志，以起到治疗疾病的目的。

现代医学的精神心理疾病属中医神志病范畴，如古代文献中记载癫、狂、痫、善悲、善恐、善喜、善怒、脏躁、郁证、梦魇等，对医师治疗此类疾病具有重要的参考价值。在诊断治疗方面，医生根据上述情志因素致病机制，患者所表现的精神神经症状，推断出脏腑功能失调的状态，据证立法用药，同时运用适当的心理调摄手段。另外，根据五志与五行配属关系，运用五行生克原理，纠正情志的偏颇，如《黄帝内经·素问·阴阳应象大论》中提出的"悲胜怒""恐胜喜""怒胜喜""喜胜忧""思胜恐"等"以情胜情"疗法。意疗法是中医精神治疗的法则之一，也是一种独特的心理治疗方法。

5. 导引　导引即气功。骨科的练功疗法，古称导引，它是通过肢体主观运动的方法来防治某些损伤性疾病，促进肢体功能恢复，又称为功能锻炼。功能锻炼是贯彻动静结合的治疗原则的一种重要手段，也是治疗骨与关节损伤的主要方法之一，尤其在损伤后康复中占有重要的地位，对骨科手术后康复也有很好的促进作用。它不仅是中医骨科学中的重要内容，同时在世界医疗体育史上也占据着重要地位。

6. **其他外治疗法** 拔罐疗法是中医的一种疗法，又称"拔管子"或"吸筒"，能使施治部位造成充血现象，从而产生治疗作用。主要用于风湿痛、腰背肌肉劳损等症。

（房中华　缪荣明）

五、心理疗法

骨伤科患者因治疗周期长，常面临残疾风险，可能导致体形上的终身缺陷，还可能因不能重返社会受到精神创伤。而患者因年龄、性别、婚姻、职业、文化程度、经济收入、家庭条件等方面的不同，其心理状况也不尽相同。任何不良的心理都会影响康复治疗，因此矫正残疾者的异常心理现象和行为障碍，使他们重新保持个体心理与环境、社会之间的平衡，对患者康复治疗的成败有重要影响。下面介绍常见的异常心理及治疗方法。

患者从患病到康复一般都要经过以下几个阶段的心理变化。首先是对患病现实的否认变化，否认严酷现实的存在。患者常常表现出心情紧张、恐惧、不愿接受治疗等。这时医务人员应在治疗疾病的同时，通过与患者对话，详细解答患者有关询问，耐心解释病情变化，使患者尽快摆脱不良心理因素的困扰，正视现实，树立战胜伤病的信心和勇气。这个阶段是患者思想心理波动较大的时期，思想工作及心理护理要循循善诱，因势利导，操之过急往往会产生其他严重问题。

如果患者的不良心理得不到纠正，很快便会由"不是我"的否认心理转变为"为什么是我"的愤怒期。这时应避免对患者进行责备或训斥，以免加重其敌对心理，医务人员及家属应以同情和宽容的态度，热情周到地为患者服务，使其充分感受到生活的温暖。多与患者谈心，倾听其内心的痛苦，正面开导，动之以情，晓之以理，帮助其度过愤怒期，恢复良好健康的心态。

心理变化的最后一个阶段，往往发生在病情稳定以后成临近出院时。这时患者承认了自己的"患者角色"，承认了损伤或接受了失能，因而也称"认可期"。这时患者对自己的伤残状况有了一定的认识，并开始思考对未来的工作、生活的适应性问题。此时容易出现自卑、忧郁、悲观等不良心理，对前途失望，常表现为情绪沮丧、表情淡漠、失眠多梦、食欲缺乏、体重减轻、便秘等。在这个时期，患者身边的人应当避免表现出任何轻视或不耐烦的情绪，而应更多地与患者进行深入的思想沟通，并尽可能满足患者的需求。

以上是骨伤科患者经常出现的心理变化。尽管并非每位骨伤科患者都会经历以上心理阶段，但当我们深入了解并熟悉不良心理的各种表现形式后，便能敏锐地捕捉到患者的心理变化，进而通过我们的言语、表情、态度及行为来做出恰当的回应，从而减轻或消除患者心理上的不良情绪，促使其早日康复。

（单盼盼　殷曼曼）

六、康复工程

康复工程是指以现代科学技术为指导，运用工程学的原理、手段和方法，研究残疾人全面康复的工程技术问题，同时研究残疾人的能力障碍和社会的不利条件，以最大限度地补偿或恢复因伤所致的肢体、器官缺损或功能障碍的科学。

以下是对康复工程在骨科康复中常用的各类矫形器的介绍。

（一）矫形器概述

矫形器是指用以保护、支持、稳定躯干、肢体或关节，以及预防、矫正其畸形或改善其功能的体外装置。

1. 矫形器的统一命名（表 1-4-1）。

表 1-4-1　矫形器按装配部位的统一命名及缩写

中文名称	英文名称	缩写
骶髂矫形器	sacro-iliac orthosis	SIO
腰骶矫形器	lumbo-sacral orthosis	LSO
胸腰骶矫形器	thoraco-lumbo-sacral orthosis	TLSO
颈部矫形器	cervical orthosis	CO
颈胸矫形器	cervical-thoracic orthosis	CTO
颈胸腰骶矫形器	cervical-thoraco-lumbo-sacral orthosis	CTLSO

续表

中文名称	英文名称	缩写
手矫形器	hand orthosis	HO
腕矫形器	Wrist orthosis	WO
肘矫形器	elbow orthosis	EO
肘腕矫形器	elbow-wrist orthosis	EWO
肩矫形器	shoulder orthosis	SO
肩肘矫形器	shoulder-elbow orthosis	SEO
肩肘腕矫形器	Shoulder-elbow-wrist orthosis	SEWO
肩肘腕手矫形器	shoulder-elbow-wrist-hand orthosis	SEWHO
足矫形器	foot orthosis	FO
踝 - 足矫形器	ankle-foot orthosis	AFO
膝矫形器	knee orthosis	KO
膝 - 踝 - 足矫形器	knee-ankle-foot orthosis	KAFO
髋矫形器	hip orthosis	HPO
髋膝 - 踝 - 足矫形器	hip-knee-ankle-foot orthosis	HKAFO

2．矫形器分类

（1）按装配部位分类：可分为上肢矫形器系统、下肢矫形器、脊柱矫形器。

（2）按矫形器的作用或目的分类：可分为装矫形器、保护用矫形器、稳定用矫形器、减免负荷用矫形器、功能用矫形器、站立用矫形器、步行用矫形器、夜间用矫形器、牵引矫形器、功能性骨折治疗用矫形器。

（3）按主要制造材料分类：可分为塑料矫形器、金属矫形器、皮制矫形器、布制矫形器。

（4）按其他原则分类：可分为模塑矫形器、外动力矫形器、标准化矫形器。

（5）按产品状态分类：可分为成品矫形器、订配成品矫形器、订制矫形器。订制矫形器又可以分为两类，一类是依靠患者的肢体投影图和有关测量尺寸制造的测量订制矫形器，另一类是通过患者肢体的模型模塑制成的模塑订制矫形器，是全接触型的矫形器，具有较好的生物力学控制能力。

（6）按所治疗的疾病分类：可分为脊髓灰质炎后遗症用矫形器、马蹄内翻足矫形器、脊柱侧弯矫形器、骨折治疗矫形器、股骨头无菌坏死矫形器等。

3．矫形器的基本作用

（1）稳定和支持关节：通过限制关节的异常活动范围，稳定关节，减轻疼痛或恢复其承重功能，如脊髓灰质炎后遗症、下肢广泛麻痹者使用的膝-踝-足矫形器。

（2）固定和保护关节：通过对病变肢体或关节的固定和保护以促进病变的愈合，如用于治疗骨折的各种矫形器。

（3）预防、矫正畸形：多用于儿童生长阶段，用于预防畸形的发生或矫正已出现的畸形，肢体畸形常由于肌力不平衡，骨发育异常或外力作用等因素引起，应以预防为主。在生长发育期间，由于骨与关节生长具有生物可塑性，应用矫形器可以取得一定的矫正效果。

（4）减轻轴向承重系统：指减轻肢体或躯干的长轴承重，如坐骨承重式矫形器用于治疗股骨头无菌性坏死，旨在分散或减轻股骨头的承重压力。

（5）控制或缓解站立、步行中的肌肉反射性痉挛：通过控制下肢的关节运动，可以控制或缓解站立、步行中下肢肌肉的反射性痉挛。例如硬踝足塑料矫形器用于脑瘫患者，可以减少步行中出现的痉挛性马蹄内翻足，进而改善步行功能。

（6）改进功能系统：指改进患者步行、饮食等日常生活自理能力和工作能力。如帮助手部畸形的残疾人改进握持功能的腕手矫形器，有些矫形器为了改进功能而借助于自身关节运动，被称为自身力源功能性矫形器。

4．矫形器的生物力学 掌握矫形器的生物力学知识是理解肢体畸形，正确书写矫形器处方，优化矫形器设计的基础。矫形器的设计涵盖了广泛生物力学知识，包括人体功能解剖学、人体步态、人体运动学以及动力学等方面。此处仅对与矫形器基本作用密切相关的生物力学基础知识进行介绍。

（1）人体关节的转动运动与稳定：人的肢体受到力的作用，形成力矩可在某一平面内引起某段肢体围绕关节轴心的旋转运动，即关节运动。所受到的作用力可能来自肌肉收缩，即内力，也可能来自人体以外的力量，即外力。当人体关节轴的一侧的旋转力矩与另一侧的旋转力矩相等时，关节则处于力的平衡状态。正常人体关节的稳定是依靠关节囊、周围韧带以及肌肉协调收缩来保证。一旦这种正常的稳定遭到破坏，则必须依靠外力产生的力矩来对抗关节的异常运动。引起异常运动的力矩越大，需要用以稳定的力矩就越大。为了获得较大的力矩，可以增加外力，也可以增加从关节旋转轴心到作用力点的距离，即加长力臂。

矫形器设计中，为保持关节的稳定多采用在某一平面的三点力控制系统。设计中为了增加稳定力矩，在条件允许的情况下尽量将矫形器边缘分别向上、下延长，增加固定范围，增加稳定力臂的长度。当然还可以通过增加作用力的总面积来增加作用力（图 1-4-15）。

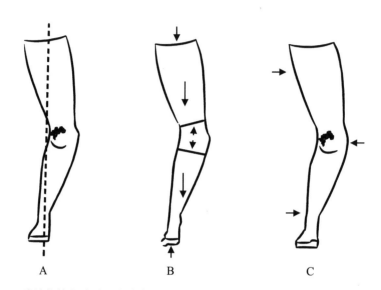

A. 膝关节外翻畸形，虚线表示通过下肢的承重线；B. 膝外翻的下肢在体重和地面反作用力的作用下，会加重膝外翻的趋向；C. 为预防膝外翻加重需要矫形器的外力。

图 1-4-15　控制膝外翻畸形的三点力系统

（2）人体关节的平移动：人体关节在剪切力的作用下可以产生平移动。这种平移动常见于膝关节前交叉韧带损伤后，当膝关节承重时，膝关节的屈曲角度越大则膝关节平移动越大。为了能在屈膝位控制膝关节的平移动需要应用四点力系统矫形器（图 1-4-16）。这种矫形器需要严格地进行模塑，最理想的选择是采用双轴的膝关节铰链，相较于单轴系铰链，双轴膝关节铰链的运动特性更接近正常的解剖特性。

（3）骨与关节的轴向力：正常情况下，躯干、下肢的承重来源于体重和地面的反作用力，这些力量沿着躯干和下肢的长轴方向进行传递。当发生脊柱、下肢骨折与关节损伤时，可能引起病变部位的疼痛、畸形和支撑功能缺失，为了促进病变的痊愈、缓解疼痛以及改进支撑功能，可以应用矫形器减轻病变部位的纵向承重。如佩戴坐骨承重的膝 - 踝 - 足矫形器（knee-ankle-

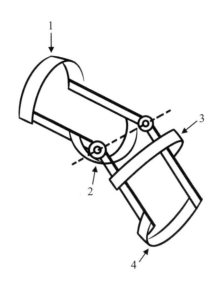

图 1-4-16　治疗膝关节前交叉韧带损伤的四点力控制系统

foot orthosis，KAFO）可以免除下肢的承重，通过坐骨结节将体重传递至矫形器，再传至地面，从而减轻了髋关节和下肢的承重，为下肢骨折、关节损伤或病变的患者提供了有效的支撑和保护。

（4）地面反作用力：地面反作用力涉及下肢假肢与矫形器的设计装配问题。正常步行时，从足跟触地到足尖离地，髋、膝、踝关节的运动都会受到地面反作用力的影响。地面反作用力对髋、膝、踝的作用，会随着地面反作用力线与髋、膝、踝关节运动轴心的位置变化而发生变化，这种力量影响是相当大的，在单足支撑期，地面反作用力至少等于或大于体重。因此，在矫形器的设计中应该了解步行周期中不同时期地面反作用力对髋膝踝关节运动的影响，以便能够正确地调整矫形器的结构和功能，确保为患者提供最佳的支撑和矫正效果。

例如，穿戴硬质的踝 - 足矫形器（ankle-foot orthosis，AFO）的患者足跟触地和足平时能向前推动小腿，促使膝关节屈曲，而穿戴跖屈位硬质AFO的患者足平后能向后推动小腿，促使膝关节伸直。在足矫形器中也有较多应用地面反作用力的设计，例如，在后跟的内侧设置偏垫，可以利用地面反作用力矫正足跟外翻；在鞋跟的后部进行部分切除，可以减少足跟触地时由于地面反作用力而引起的膝关节屈曲力矩，进而优化步态（图1-4-17）。

（5）皮肤表面压力的均匀分布是矫形器设计的重要原则。在可能的情况

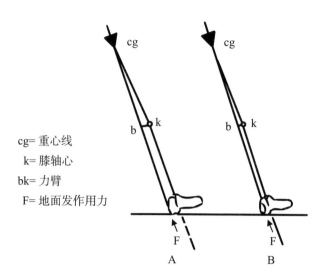

cg= 重心线
k= 膝轴心
bk= 力臂
F= 地面发作用力

A. 一般鞋跟的膝关节屈曲力臂；B. 鞋跟后部切除时的膝关节屈曲力臂。

图 1-4-17　切跟与不切跟情况下后跟触地时，地面反作用力对膝关节

屈曲的不同作用力臂

下，应该增加矫形器对肢体局部皮肤的加压面积，使压力能尽量均匀分布，以避免压力过分集中，造成皮肤损伤。为此，矫形器的压力部位，特别是在骨的凸起部位，应当进行精密模塑，并应用塑料海绵垫或硅橡胶垫，使皮肤表面的压力分布尽量均匀。

5. 装配矫形器的临床工作程序

（1）处方前的检查：最好是以康复治疗组的形式，从体检和心理检查两方面进行，研究和分析从检查中获得的信息对制定患者的治疗方案、矫形器处方十分重要。

（2）制定处方：制定矫形器处方是骨科医师、康复医师的重要任务，需要根据总体治疗方案同患者、矫形器技师共同制定。

（3）矫形器装配前的治疗：主要包括为患者改善全身状况，进行必要的肌肉力量、关节运动范围、肌肉协调能力的训练等。

（4）制造、装配矫形器：由矫形器技师按矫形器处方进行测量、绘图、制造石膏阴模、阳模，制成矫形器半成品后进行试样、调整以及交付初检。

（5）初检：开出处方后，医师便需要进行初检。初检是对穿戴矫形器的患者进行的系统生物力学检查，也是交付患者进行使用前的检查。初检的矫形器是未完全制作完毕的矫正器半成品，目的是便于后期修改、节省制作费

用。初检的重要性有两方面，一方面是临床协作组可以对写出的处方进行及时修订；另一方面是初检可以按产品作用、设计要求和质量标准进行生物力学检查。矫形器只有在通过初检后，才能允许交付患者训练、使用，初检时应注意根据患者身体和心理上的反应进行改进。

（6）矫形器的使用训练：初检满意后移交治疗师进行适合性使用训练。训练的时间长短、训练的种类和强度取决于患者身体状况、心理状态等因素。处方医师通过各种临床的客观检查、评估，认为矫形器的装配和适合性使用均达到使用标准后再安排完成产品，并交付终检。

（7）终检：终检应当在所有可能进行的外科治疗、一般医学治疗、矫形器装配、康复训练工作完成以后进行。终检工作由医师、治疗师、矫形器技师等康复专业人员共同协作完成，包括对矫形器生物力学性能的复查，矫形器实际使用效果的评价，患者身体、心理残疾康复状况的评价等内容。

（8）随访：终检后随着时间的推移，患者身体情况、矫形器情况都可能会发生变化，因此必须定期随访。间隔时间视具体情况而定，如 1 个月、6 个月或 1 年 1 次等，患者常常对矫形器的变形缺乏了解，因此需要在临床上进行专门测量，记录存档，以便在随访中发现问题并及时纠正。

6．医师在矫形器装配中的主要任务

（1）明确矫形器治疗目的，制定出规范且符合患者需求的处方，并对疗效承担相应的责任，同时要对付款的个人或机构负责。

（2）让患者了解使用矫形器目的、必要性以及使用中应注意的问题。

（3）做好矫形器的临床适配性检验工作。

（4）认真地完成患者矫形器使用的复查、随访以及效果评价。

7．矫形器处方　矫形器处方的书写应在康复治疗组（包括医师、治疗师、矫形器技师、患者等）讨论之后由医师负责书写。有些由于条件所限，骨科医师单独所开处方转交假肢矫形器技师后，如执行有困难应及时提出修改意见，并征得处方医生的同意，修改处方后执行。

（1）矫形器处方的主要内容

1）矫形器品种名称：原则上应根据我国矫形器标准，按装配部位命名的原则进行书写，如踝 - 足矫形器（AFO）、膝 - 踝 - 足矫形器（KAFO）、手矫形器（hand orthosis，HO）、胸 - 腰矫形器（thoraco-lumbo orthosis，TLO）、颈椎矫形器（cervical orthosis，CO）等。

2）应用矫形器的目的：稳定；保护；预防、矫正畸形；减轻痉挛；免荷；改进功能。

3）人体关节生物力学运动控制形式的要求：①自由（free，F）：在规定的平面上允许自由运动。②助动（assist，A）：应用外力增加某一运动的范围，速度或运动的力量。③阻动（resist，R）：应用外力减少某一运动的范围，速度或运动的力量。④止动（stop，S）：在某一特定方向上完全限制运动。⑤固定（hold，H）：使某一关节的各方向都不能运动。⑥带锁（lock，L）：是指矫形器的铰链带锁，当锁处于打开状态时，允许关节运动，而当锁被锁上时，则限制关节运动。

例如对于腓总神经麻痹患者，为了控制其步行中的摆动期垂足、足尖拖地等情况，可以订制带有踝关节铰链背屈助动装置的踝 - 足矫形器，以改善垂足。

4）矫形器主要部件、材料的选用要求：例如在膝 - 踝 - 足矫形器处方中，应详细注明所选用的是塑料材质，还是金属材质；膝关节是否带锁；膝关节的止动角度是否需要可调；踝关节运动控制是自由的，还是固定的；若踝关节需要固定或止动，应明确具体的角度；此外，还需要明确是否要求矫形器能免除或减少肢体轴向承重的能力等信息。

（2）矫形器处方的书写方式

1）身体包覆部位和关节生物力学功能控制要求描述法（表 1-4-2）。这是一种以国际矫形器命名标准、生物力学功能控制要求为基础的处方方法。临床医生容易接受，但要求矫形器技师能够正确地理解处方内容、要求，能正确地为患者进行矫形器设计和选择矫形器品种、部件、用材。

表 1-4-2　矫形器处方格式之一

姓名		性别		年龄		职业		
通讯处				电话				
诊断				现用矫形器情况				
治疗目的：稳定_____；保护_____；预防、矫正畸形_____；减轻痉挛_____；免荷_____；改进功能_____。								
覆盖部位与功能控制								
上肢矫形器	屈曲	伸展	内收	外展	旋转		免荷
					内旋	外旋	
SEWHO　　　肩							

续表

EWHO	上臂	—	—	—	—	—	—	
肘				—	—	—	—	
前臂		—	—	—	—	旋前	旋后	
WHO	腕					—	—	
HO	手							
2~5指	掌指							
	近节			—	—	—	—	
	远节			—	—	—	—	
拇指	腕掌							
	掌指							
	指间			—	—	—	—	

脊柱矫形器		屈曲	伸展	侧屈		旋转		免荷
				左侧	右侧	左旋	右旋	
CTLSO	颈							
TLSO	胸							
LSO	腰							
	腰骶	—	—	—	—	—	—	
SIO	骶髂							

下肢矫形器		屈曲	伸展	内收	外展	旋转		
						内旋	外旋	
HKAO	髋							
KAO	大腿	—	—	—	—	—	—	
	膝			—	—	—	—	
AFO	小腿	—	—	—	—	—	—	
踝		—	—	—	—	内翻	外翻	
距下				—	—	—	—	
跗间						—	—	
距趾						—		

注意事项：

医师签名　　　　　　　　　年　　　月　　　日

2）矫形器品种、结构、部件、材料描述法：要求医生在处方中能对矫形器品种、用材、各个部件构成、规格、型号及其控制的功能要求都做出确切、详细的描述。对这类处方，矫形器技师容易接受，但要求医生对矫形器学、矫形器设计、部件、材料及制作工艺有足够了解。

为在我国开展好矫形器处方工作，需要通过多种途径、方法对我国临床医师、康复治疗师和矫形器技师进行矫形器处方教育培训，也需要临床医师、康复治疗师、矫形器技师密切合作，共同探索并开发出适合我国不同地区的矫形器处方方法。

（二）矫形鞋

矫形鞋是对治疗下肢和足部疾病的足垫、足托、鞋、靴的总称，俗称病理鞋或畸形鞋。矫形鞋多为专门订制的皮鞋，但部分患者也可选择经过改制的普通鞋。

矫形鞋的基本作用

（1）减轻疼痛：例如使用海绵鞋垫、特制的足跟刺垫或在鞋内后跟部位挖坑等，可以减轻跟骨骨刺、跟骨骨膜炎患者步行时的足跟痛。

（2）预防和矫正足部畸形：矫形鞋根据患者的足部畸形类型和程度进行针对性设计，改善足部的承重力线。例如，对于外翻足患者，矫形鞋可以设计内侧支撑，以纠正足部的外翻趋势。

（3）代偿丧失的关节运动功能：例如在鞋前掌部位加滚动底可以帮助跖趾关节僵硬患者顺畅地完成步行中足平期向足尖离地期的过度。

（4）消除踝足关节运动：如使用加长的钢勾心可以消除跖趾关节活动。

（5）改善足底承重功能：适应足底的畸形，分散压力，缓解疼痛和皮肤损伤。

（6）保护足部皮肤避免损伤：例如，使用加高包头的鞋，保护爪状趾趾背的皮肤，使用保暖的鞋避免冻伤。

（三）下肢矫形器

下肢矫形器（lower limb orthosis，LLO）是目前矫形器中应用最多的一类，适应证也相当广泛。应用下肢矫形器的主要目的是：①稳定关节，改善下肢的运动功能；②保护下肢的骨与关节，减少疼痛，促进病变痊愈；③畸形矫正或关节置换术后功能位的保持。

（四）脊柱矫形器

可以将人体脊柱视为一个可以弯曲的弹性杆状体，人体站立时脊柱的稳定性取决于脊柱的内在稳定因素和外在稳定因素。其中内在稳定因素包括脊柱的结构因素和脊椎间的各种韧带，而维持人体站立、运动中脊柱稳定性的最重要的因素是其外在稳定因素——脊柱周围的肌肉。当脊柱因某些疾病或损伤不能维持其稳定性时，可以应用脊柱矫形器（spinal orthosis）作为外在稳定因素，增加脊柱的稳定性。脊柱矫形器主要用于限制脊柱运动，稳定病变关节，减轻局部疼痛，减少椎体承重，促进病变愈合，支持麻痹的脊柱肌肉，预防和矫正脊柱畸形。

（五）上肢矫形器

上肢矫形器的主要作用是固定与保护上肢、减轻疼痛、促进组织愈合、预防或矫正畸形、增加关节活动范围、抑制肌肉痉挛、增强肌力和代偿丧失的功能等。按其主要的使用目的可分为三大类：固定用（immobilizing）、活动用（mobilizing）、限制活动用（restricting）。固定用的上肢矫形器将上肢固定于功能位，主要用于保护外伤的上肢，避免恢复期不利的上肢运动和防止因重力作用、肌肉麻痹、肌痉挛、疼痛等原因引起的关节畸形，为预防和矫正畸形只用静态的矫形器是不够的，还需要治疗师对患者进行训练；活动用的上肢矫形器是利用弹簧，橡胶带等助力或阻力装置，辅助关节运动的矫形器，主要用于增强肌力、增加关节活动范围；限制活动用的上肢矫形器多用于代偿丧失的功能和动态地预防、矫正畸形。有的上肢矫形器兼有上述三种使用目的，如平衡式前臂矫形器。

（吴治才 金可卓）

七、数字与 3D 打印

3D 打印又名增材制造、快速成型，是一种以数字模型文件为基础，运用固态（粉材、丝材）或液态等可在一定条件下固化的材料，通过逐层打印的方式来构造物体的技术。3D 打印技术以定制化、数字化、智能化及新型材料应用为特征，可以生产完全个性化定制的医疗器械康复矫形辅具，其最大的优势是自由成型，能够结合计算机数字化技术，根据患者的需求设计各种精细且复杂的结构和外形。因此，数字化3D打印技术在骨与关节的康复领域应用越来越广泛。

（一）3D打印材料

1. 3D打印工程塑料　工程塑料是当前广泛应用于3D打印的材料，常用的有丙烯腈、丁二烯、苯乙烯共聚物、聚酰胺、聚苯砜、聚碳酸酯和聚醚醚酮等。其中，聚酰胺粉末不但具有低静电、高流动性、低吸水性、熔点适中等优异的物理特性，而且其制品具有高力学强度和尺寸精度，其韧性、耐疲劳性可满足需要较高机械性能的工件。因此，聚酰胺近几年逐步成为3D打印工程塑料中的理想材料，以其应用成熟、性能稳定的特点，在医学领域的体外结构件中的制造中得到了广泛应用。

2. 3D打印聚丙烯及模拟聚丙烯材料　聚丙烯（polypropylene，PP）是日常生活中最常见的聚合物之一，是一种无色、无臭、无毒的半透明热塑性合成树脂，具有优良的耐化学性、耐热性、电绝缘性、高强度机械性能以及良好的高耐磨加工性能等。这使得聚丙烯自问世以来，便迅速在机械、汽车、电子电器、建筑、纺织、包装、农林渔业和食品工业等众多领域得到广泛的开发应用。聚丙烯材料的主要挑战在于其黏附性较差，使得打印件难以附着在打印床上，进而频繁引发打印故障。此外，聚丙烯的半结晶结构在3D打印过程中会产生高翘曲应力，导致最初黏附在打印床上的第一层材料容易发生整体脱落。因此，打印床的附着力和高翘曲型成为了使用聚丙烯进行3D打印时的主要难题，也是行业内亟待解决的挑战。为了解决这些问题，一种方案是采用封闭3D打印机以防止温度波动，如果期望获得更好的3D打印效果。可以尝试利用亚克力或钣金等材料自制3D打印机的封闭外罩。

3. 3D打印热塑性聚氨酯弹性体橡胶　热塑性聚氨酯弹性体橡胶是介于橡胶和塑料之间的一类高分子材料，主要有聚酯型和聚醚型之分，是一种成熟的环保型材料。TPU具有其他塑料材料无法比拟的强度高、韧性好、耐磨、耐寒、耐油、耐水、耐老化和耐气候等特性，同时它还具有高防水性、透湿性、防风、防寒、抗菌、防霉、保暖、抗紫外线以及能量释放等许多优异功能。热塑性聚氨酯弹性体橡胶材料是最主要用于打印柔性结构的材料之一。例如运动鞋的鞋中底、可穿戴柔性传感器件等。目前，TPU已广泛应用于医疗卫生、电子电器、工业及体育等方面。采用TPU材料打印的各种心脏、肺脏器官模型可以模拟组织受力后变形情况，可为临床诊断和治疗提供实体参照。

4．3D 打印碳纤维复合材料　3D 打印中最广泛使用的碳纤维形式是短切碳纤维丝，市面上有多种用于 3D 打印的短切碳纤维混合物可供选择。碳纤维长丝也可用于 3D 打印，碳纤维段与热塑性粒料混合，然后挤出适合 3D 打印的长丝。因为短切碳纤维丝不是连续的，而是分散在基体内部的，因此它只能在那些微小碎片所在的位置提供碳纤维所特有的刚度增强效果。将碳纤维长丝引入热塑性材料中可以改善其强度和刚度，但是也可能具有负面影响。一些研究人员发现，除了所需的强度外，聚醚醚酮碳纤维复合材料的孔隙率更高，打印层之间的黏合性更差。另一些研究人员发现，用于立体光固化的树脂短切碳纤维具有相似的结果，包括增加了脆性。这并不意味着切碎的碳纤维丝在 3D 打印中缺乏应用价值，尤其是较于纤维长丝而言具有显著的成本优势。而聚醚醚酮等类似的复合材料因其表现出来的优异性能，吸引着越来越多的厂商涉足 3D 打印技术。优异的打印材料让相对成熟的熔融沉积成型（fused deposition modelling，FDM）3D 打印技术焕发出新的生命和活力。

5．3D 打印石膏材料　石膏是一种以硫酸钙为主要成分的气硬性胶凝材料。石膏粉末是一种颗粒均匀细腻，颜色超白的优质材料，打印的模型可磨光、钻孔、攻丝、上色并电镀，具有更高的灵活性。石膏本身就是医学中广泛应用的材料，如骨折石膏辅具。因此利用 3D 打印适型石膏医学辅具已经成为一种新的研究方向。

（二）3D 打印常用工艺

1．熔融沉积成型（fused deposition modelling，FDM）　熔融沉积成型是 20 世纪 80 年代末由美国斯特拉塔西斯（Stratasys）公司的斯科特·克伦普（Scott Crump）发明，继立体光固化成型（stereo lithography appearance，SLA）和分层实体制造（laminated object manufacturing，LOM）工艺后的另一种应用较为广泛的 3D 打印技术。1992 年，斯特拉塔西斯公司推出世界上第一款基于 FDM 技术的 3D 打印机——"3D 造型者（3D Modeler）"，标志着 FDM 技术步入商用阶段。FDM 的工作原理是将丝状的热塑性材料通过喷头加热熔化，喷头底部带有微细喷嘴（直径一般为 0.2～20.6mm），在计算机控制下，喷头根据 3D 模型的数据移动到指定位置，将熔融状态下的液体材料挤喷出来并最终凝固。材料被喷出后沉积在前一层已固化的材料上，通过材料逐层堆积形成最终的成品。在打印机工作前，需要先设定三维模型各层的间距、路径的宽度等数据信息，然后由切片引擎对三维模型进行切片并生成打印移动路径。在计算机控制下，打印喷头根据水平分层数据在 X 轴和 Y 轴上进行平面运动，Z 轴方向的垂直移动则由打印平台的升降来完成。同时，丝材由送丝部件送至喷头，经过加热、熔化，材料从喷头挤出黏结到工作台面上，迅速冷却并凝固。这样，打印出的材料迅速与前一个层面熔合在一起，当一个层面完成后，工作台便下降一个层面的高度，打印机再继续进行下一层的打印，一直重复这样的步骤，直到完成整个物体的打印。

FDM 工艺的关键是保持从喷嘴中喷出的、熔融状态下的原材料温度刚好在凝固点之上，通常控制在比凝固点高 1℃左右。如果温度太高，会导致打印物体的精度降低，产生模型变形等问题；如果温度太低，喷头容易堵住，导致打印失败。FDM 工艺的打印机需要使用两种材料：一种用于打印实体部分的成型材料；另一种用于沉积空腔或悬臂部分的支撑材料。切片软件会根据待打印模型的外形，自动计算决定是否需要为其添加支撑。支撑的另一个目的是建立基础层。即在正式打印之前，先在工作平台上打印一个基础层，这样可以提供一个精准的基准面，还可以使打印完成后的模型更容易剥离。FDM 使用的材料主要包括实体材料和支撑材料。实体材料主要为热塑性材料，包括聚乳酸、ABS、人造橡胶和石蜡等。FDM 是最为常见的康复辅具的打印方式，其优势是成本低，不采用激光系统，成型材料范围较广，如 ABS、聚乳酸、聚碳酸酯、聚丙烯等热塑性材料均可作为 FDM 的成型材料；环境污染较小，在整个打印过程中不涉及高温、高压，没有有毒物质排放；设备、材料体积较小，便于搬运，适合办公室、家庭等环境；原料利用率高，没有废弃的成型材料，支撑材料可以回收。其缺点是精度低，温度对于 FDM 效果影响非常大，而桌面级 FDM 3D 打印机通常都缺乏恒温设备，另外，在出料部分缺少控制部件，致使难以精确地控制出料形态和成型效果。这些原因导致 FDM 的桌面级 3D 打印机的成品精度通常为 0.1～0.3mm；每层的边缘容易出现由于分层沉积而产生的"台阶效应"，导致很难达到所见即所得的 3D 打印效果；而且一般强度低，打印时间长，需要支撑材料。

2. 选择性激光烧结（slective laser sintering，SLS） 选择性激光烧结技术是采用红外激光器作能源，使用的造型材料多为粉末材料。加工时，首先将粉末预热到稍低于其熔点的温度，然后在刮平辊子的作用下将粉末铺平；

然后激光束在计算机控制下根据分层截面信息进行有选择的烧结，一层完成后再进行下一层烧结，全部烧结完后去掉多余的粉末，则可以得到烧结好的零件。目前成熟的工艺材料为蜡粉及塑料粉，用金属粉或陶瓷粉进行烧结的工艺尚在研究中。SLS 工艺最大的优点在于选材较为广泛，如尼龙、蜡、SLS、树脂裹覆砂（覆膜砂）、聚碳酸酯、金属和陶瓷粉末等都可以作为烧结对象。粉床上未被烧结部分成为烧结部分的支撑结构，因而无须考虑支撑系统（硬件和软件）。SLS 与铸造工艺的关系极为密切，如烧结的陶瓷型可作为铸造型壳、型芯，蜡型可做蜡模，热塑性材料烧结的模型可做消失模。该类成型方法有着制造工艺简单、柔性度高、材料选择范围广、材料价格便宜、成本低、材料利用率高和成型速度快等特点。

3. 立体光固化成型（stereo lithography appearance，SLA）　立体光固化成型技术是用激光聚焦到光固化材料表面，使之由点到线，由线到面顺序凝固，这一过程逐层进行，不断积累，最终构成一个完整的三维实体。SLA 的技术成熟度高，具有较快的加工速度，能够显著缩短产品生产周期，且该技术无须切削工具与模具，从而降低了错误修复的成本。此外，SLA 还可以对计算机仿真计算的结果进行验证与校核，通过实体模型来检验设计的准确性和可行性，还能加工结构外形复杂或使用传统手段难以成型的原型和模具。然而，SLA 也存在一些劣势。首先，SLA 系统造价高昂，使用和维护成本过高。其次，作为对液体进行操作的精密设备，对工作环境要求苛刻。此外，SLA 技术成型的零件多为树脂类，在强度、刚度、耐热性上存在限制，不利于长时间保存。同时，预处理软件与驱动软件运算量大，且与加工效果高度关联，增加了操作的复杂性。尽管如此，光固化快速成型技术为不能制作或难以用传统方法制作的人体器官模型提供了一种新的方法，基于CT 图像的光固化成型技术是假体制作、复杂外科手术的规划以及口腔颌面修复的有效方法。

4. 喷墨式光固化成型技术　喷墨式光固化成型技术是一种喷墨打印技术，其工作原理是在工作台上精准地喷上一层超薄的光敏树脂，然后用紫外光进行固化。这一步骤减少了使用其他技术所需的后处理过程。每打印完一层，机器内部的成型底盘就会精确下沉，如此逐层累积，直至整个原型件完成。在成型过程中，该技术使用了两种不同的光敏树脂材料，一种是用来成型实体部件的模型材料，另一种则是用来支撑部件的类胶体支撑材料。支撑结构的布局通过预先编程来优化，以适应诸如空腔、悬垂结构、底切和薄壁等复杂截面。成型完成后，仅需使用一个简单的水枪喷射，即可以轻易移除支撑材料，留下光滑的表面，这代表了现代手板制造技术行业的最新成就。采用此技术的 3D 打印功能够处理多种材料，包括数百种色彩鲜亮的刚性不透明、类橡胶材料、透明及带色彩的半透明材料、类聚丙烯材料以及专为牙科和医学领域 3D 打印设计的专用光敏树脂，打印精度高、涂层薄，常见打印机的精度可精确到 0.02mm，层厚最低可达 0.016mm。而且打印成品表面光滑细腻，能够展现出卓越的表面细节和丰富的色彩，最多可打印的色彩可达上百万种颜色，打印效果栩栩如生。此外，喷墨式光固化成型技术还支持多种材料混合打印，达到软硬结合的效果。常见的打印材料包括类橡胶、类聚丙烯材料等。但它也存在在硬度、工业性能方面相对较低，材料强度和机械性能不如采用 FDM 技术的工程塑料，制作大型样件时由于混合材料多样导致成本偏高以及材料存在保质期限制等缺点。

（三）3D 打印在骨与关节康复中的应用

1. 3D 打印上肢假肢　上肢假肢通常为模式控制的前臂假肢，通常包括复杂的电缆和线束系统。这些假肢需要大量的程序来控制和驱动，因此价格昂贵。此外，与下肢截肢者不同，许多单侧上肢截肢患者不使用假肢，因为他们能够用剩余的健康上肢进行日常活动。相较于下肢假肢，上肢假体因其位置更易于暴露，所以患者在安装假体时将操作性、形状设计和使用便捷性视为重要问题。因此，大多数截肢者只是出于美容的原因才使用假肢。因此他们通常对假体的接纳感强和轻量化有着较高的要求。而 3D 打印技术具有简化工艺和个性化定制的特点。因此，将其应用于上肢假肢的制作无疑解决了传统制作的假肢重量重和不美观的特点。本节以 3D 打印技术在上肢假肢制造中的运用，介绍 3D 打印技术在上肢假肢领域的优势。

（1）应用案例：2017 年，英国的 Open Bionics 公司通过由 10 例儿童截肢患者组成的试验小组来评估 3D 打印肌电手，这是世界首例对于 3D 打印仿生手的临床试验。该 3D 打印肌电手与传统肌电手相比，不仅重量更轻，而且价格更加低廉，使用也更灵活。E-Nable 是一个义务帮助残疾人设计、打印和定制 3D 打印假肢的非营利性机构，在全世界已经拥有 1 600 多名志愿者，他们利用 3D 打印技术为世界各地的残疾人制作定制化假肢。该机构能够以较低的成本为截肢患者定制无需电池、马达、传感器等部件的假肢，这为截肢者缓解了日常生活中的不便，并重塑了对生活的自信。

美国 3D 打印假肢公司 UNYQ 使用 3D 打印技术为截肢者定制个性化的假肢外壳，使得截肢者可以展现自己的个性，重塑对生活的积极态度。此外，UNYQ 还推出了使用高强度尼龙材料的 3D 打印假肢上肢外壳，这些上肢外壳主要包括肘部以下的前臂部分，在确保功能性和舒适性的同时，兼具时尚和美观。这种设计将假肢变成了可选择的时尚配饰，能影响周围人对假肢的态度，对截肢患者具有重要意义。

（2）设计制造

1）数据采集：测量患者未受影响的手臂和受影响手臂的剩余部分的长度和周长，作为定制假体的参考。常用手持式扫描、激光扫描和接触型测量来获取截肢者的身体解剖结构数据。此外，还可通过 MRI、CT、超声扫描和照片重建等方法进行数据采集。

2）计算机辅助设计：①假肢师或者技术人员利用计算机辅助设计（computed aided design，CAD）软件系统来优化假肢接受腔的结构、设计连接件，并实现对假肢表面的个体化定制。②将扫描的患者数据导入数据库中，使用专用的修型软件工具对假肢三维模型的各个部件进行单独修型。目前，常用的设计软件有 BioSculptor、CanFit、Rodin4D、Omega、Gensole 等。

（3）评价

1）传统的假肢制作通常需要进行多次的适配调整以实现舒适的要求，而舒适的标准通常由患者的反馈与假肢矫形器工程师的判断来决定。

2）对于已完成设计的假肢三维模型，可利用传感技术来测量残肢和接受腔界面的应力分布。例如通过有限元建模和分析技术，可以在假肢矫形器制作前对人体与假肢矫形器之间的相互作用进行模拟和评估，这一过程无需进行繁琐的实体测量，大大提高了设计和优化的效率。

（4）打印：打印是假肢制作流程的最后环节，决定了产品的质量与安全。与传统的板材或热塑成型不同，3D 打印环节可选用不同的技术与材料。不同的打印技术和材料影响着假肢矫形器的强度、韧性和耐久度等最终效果。目前应用在该领域的打印技术主要有熔融沉积成型（FDM）、选择性激光烧结（SLS）和立体光固化成型（SLA）。常见的打印材料有尼龙、尼龙复合材料、硬性树脂、柔性树脂和热塑性聚氨酯（TPU）等。

3D 打印技术应用于制造残疾人康复所需的假肢时，将克服传统假肢的高成本和制作周期长的问题。通过 3D 打印技术，残疾人在面临设备故障或损坏时能够迅速进行处理，大大增加了使用的便捷性。通常我们印象中的传统假肢不仅笨重、难以使用，而且价格昂贵，而3D打印使得假肢价格变得经济实惠且易于制造。目前，在3D打印领域，许多需要假肢的人可以通过各种开源合作组织得到帮助。尽管这些3D打印设备中的大部分虽然有用，但它们并未完全通过医学认证。此外，目前的3D打印上肢假肢已经从传统的手工制作阶段发展到CAD/CAM辅助的3D打印个性化设计阶段，但大部分研究还处于临床观察期，未来还需要多中心、大样本的临床应用试验数据对其进行验证和支持。

2.3D打印下肢假肢　传统的假肢制造主要是依靠手工制作工艺来完成的。主要过程为根据患者的残肢部分进行解剖学的取模、修型、成型加工、调整等，整个过程烦琐复杂，并且需要凭借假肢师多年的制作经验才能完成一个假肢接受腔的制作，耗时费力。3D打印技术以其快速制作和个性定制的特点，能够根据患者残肢端的身体解剖结构进行精确地3D扫描模型构建，然后利用三维设计软件制作、修型以及相应的结构优化，整个过程耗时短，并且设计出的接受腔也贴合患者的残肢端，具有个性化、效率高的特点。本节以3D打印制作下肢假肢为例，介绍该3D打印技术在假肢领域的优势。

（1）应用案例：2005年，有专业技术人员使用3D打印技术成功制作了小腿假肢接受腔，这一创新极大改善了假肢制造工艺，有效地降低了其制造成本，为提升截肢患者带来了更加完善的生活质量提升方案，使他们能够使用更加优质、经济的假肢产品。

总部位于保加利亚的ProsFit公司与大中型假肢诊所合作，为配置假肢的患者提供定制化假肢接受腔。ProsFit提供名为PandoFit的软件解决方案，使假肢师能够进行3D扫描，并在屏幕上创建自定义接受腔。设计完成后，通过3D打印技术来制造接受腔。

Prosthetoibc DDProsthetic Design假肢公司将假肢接受腔制作技术与先进的3D打印技术进行结合起来，打印出了一个优质的接受腔。这款打印机使用的打印材料是柔性高分子材料，在提供接受腔受力所需要强度的同时，相对的柔软性还能为残肢提供舒适的穿戴体验与高活动性。

（2）3D打印接受腔设计制作

1）数据采集：①使用3D扫描方式获取患者健侧肢体外轮廓数据，经处理后可获得与健侧肢体解剖学结构高度匹配的假肢模型。②对残肢的外表轮廓进行扫描以构建残肢和接受腔模型。

2）计算机辅助设计：①假肢师或者技术人员利用 CAD 软件系统对假肢接受腔的结构进行优化，并完成连接件的设计和假肢表面的个体化定制。②将扫描的患者数据导入数据库中，使用专用的修型工具对 3D 模型进行修整，获得假肢接受腔数字模型。③使用计算机辅助技术建立残肢接受腔的有限元模型，设定残肢的软组织、骨骼属性，接受腔外壳和衬垫的材料属性。④根据患者的个体特征设定载荷状况和模型边界条件，分析残肢接受腔接触面的生物力学效应来优化接受腔的形状和结构，均匀压力分布，防止过高的压力和剪应力引起致残肢末端皮肤和软组织的破坏。

3）3D 打印及适配：①将 3D 打印假肢接受腔的设计文件通过相关专业软件转换成 STL 等可识别的文件格式，根据假肢配置需求选择合适的打印工艺，确定打印材料、设备和参数，从而进行打印。②为截肢患者进行假肢的装配、佩戴、调整和对线等。③装配完成后进行步态分析和适应性训练。

（3）技术要点：精确性、个性化是 3D 打印的优点所在。通过扫描仪取模，可以完整地获取患者个人的精确信息数据，并加以处理。使用 CAD 可通过镜像功能获得对侧体表信息，经过个性化设计，综合患者的各方面数据信息，设计符合患者个体特征的假肢模型。考虑到舒适性、轻便性方面，可以对假肢进行结构优化设计，增加贴合度，减少摩擦；考虑 3D 打印的特点，可以利用多种材料进行个性化制作，提升患者的满意度。

（4）并发症及其防治策略

1）由于肢体缺失，会引起肌力不平衡，发生关节挛缩。保持良好的体位，可以防止残肢关节挛缩与畸形。

2）腔内的皮肤由于压迫、摩擦及温度的变化，容易引起湿疹、皮肤色素沉着、磨破、溃疡、感染、水泡、滑囊和过敏性皮炎等并发症。因此需增强皮肤的抵抗力，有条件者可做理疗。每日就寝前需用肥皂水洗残肢，保持残肢的卫生，使用残肢专用的护理液、润肤露，抗菌效果更佳。

（5）注意事项

1）日常清洁：每天晚上务必对残肢进行彻底清洁，以去除汗液、灰尘和污垢，保持皮肤清洁干燥，预防皮肤感染和炎症。

2）适度运动：鼓励患者尽可能多地行走和进行其他适当的活动，这有助于防止残肢肌肉萎缩，提高残肢的灵活性和力量，同时也有助于改善心肺功能和整体健康状况。

3）体重管理：合理安排锻炼，保持合适的体重，避免过度肥胖对残肢和假肢造成额外的负担。同时，锻炼还能使残肢肌肉更加强壮有力，提高假肢的适配性和稳定性。

4）体位与活动：在适当的体位下保持残肢的活动性，避免长时间保持同一姿势导致关节僵硬和肌肉疲劳。可以通过定期变换体位、进行伸展运动等方式来保持残肢的灵活性和舒适度。

将光学扫描、CAD 与 3D 打印技术相融合，为患者制作个性化的假肢接受腔，能够有效地改善假肢的制造工艺缺陷，不仅可缩短假肢的设计和制造时间，而且提高了假肢的精度和舒适度，大大地降低了假肢的制造难度和复杂程度。此外，使用 3D 打印技术能实现假肢部件的快速制造，促进了智能假肢产品研发的快速迭代，推动了该领域的快速发展。然而，3D 打印技术作者下肢假肢接受腔的应用中也存在着一些不足。首先，多数假肢师并非专业的 CAD 工程技术人员，而假肢接受腔的设计制作需要相应的计算机软件操作知识，如果操作程序过于复杂，假肢技师可能会认为其相较于传统的石膏修型技术更难掌握，从而可能倾向于放弃采用这种新技术与新工艺。此外，当前应用于假肢的 3D 打印材料多为 ABS 塑料、尼龙或金属粉末，这些材料虽然可以打印出时尚的假肢外形，但无法实现高度仿真的皮肤，并且假肢的刚性和弹性方面也有待提高和改善。

3．3D 打印脊柱侧凸矫形器　脊柱侧凸是骨科常见疾病之一，个性化定制脊柱矫形器治疗被公认是非手术治疗中最可靠和最主要的方法。根据我国 18 个城市的不完全统计，2018 年定制脊柱侧凸矫形器数量达到 11 000 多件。脊柱侧凸矫形器治疗特发性脊柱侧凸具有悠久的历史，而制作方法也随着技术的进步而更新。2015 年，随着 3D 技术和打印材料的进展，定制式脊柱侧凸矫形器经历了从第一代传统手工制作，发展到第二代 CAD/CAM 制作，再到第三代 3D 打印技术的突破。3D 打印技术能够采用更轻盈和舒适度更高的替代材料来制作矫形器，并通过独特的结构设计，如局部纹理、穿孔、加强区域的等，实现矫形器的优化。这种局部纹理和结构的结合提升了穿着的舒适性，具体表现为更轻的重量、更多可调或灵活的区域和更好的通风性，同时确保了矫形器内部支撑与矫正效果不受影响。

（1）传统制作方法的不足

1）矫形器传统石膏制作技术过程繁杂，产品普遍存在透气性差和外观笨重不美观等问题，导致患者依从度较差，特别是儿童和青少年佩戴时间严重不足甚至拒绝佩戴，极大地影响了治疗效果。

2）传统的脊柱侧凸矫形器多以石膏在患者身上进行取模，需要患者半小时的时间保持同一姿势，导致患者就诊体验差，且矫形程度与精准度多依赖矫形师的个人经验，故可能造成一定误差，从而影响矫正效果。

3）矫正器实体无法直接导入计算机进行模型分析，因此很难利用生物力学验证其有效性和安全性。同时，在矫正器的传统制作过程中会产生较多的废料，如若处理不当，会对环境造成一定损害。

（2）临床应用

1）西安南小峰脊柱矫形工作室和德国 Weiss 制造公司合作，通过 3D 打印技术制作的脊柱侧凸矫形器（图 1-4-18）。

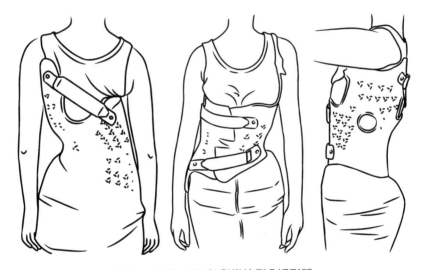

图 1-4-18 3D 打印脊柱侧凸矫形器

该矫形器是使用 SLS 技术进行制作，速度慢且成本高，但可用于打印的材料范围更广。

2）上海交通大学医学院附属第九人民医院王金武团队为患者个性化定制的 3D 打印脊柱侧凸矫形器（图 1-4-19）。

3D 打印技术对传统矫形器进行了优化，在制作过程中减少了患者的不适，更快捷地进行矫形器修型，提高了患者的依从性，经过新方法制作出的矫形器美观度更高，更加贴合患者身体，矫形精度更高。研究表明，相同的矫形器在传统和 3D 打印条件下，后者更轻便、透气，制作过程中产生的废料更少，制作速度更快。

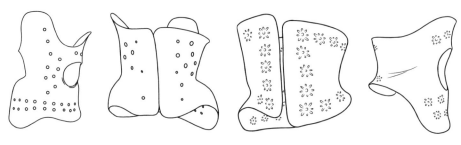

图 1-4-19　3D 打印脊柱侧凸矫形器

　　尽管目前应用 3D 打印技术制作矫形器还未广泛地投入市场，普及率不高，但是在矫形精度和生产速度上，3D 打印技术有着不可否认的优势，一名操作熟练的矫形器师仅需几十分钟即可在计算机上进行修型设计，并随即安排打印工作。计算机处理可以做到异地制作和生产，大大地降低了非本地区患病人群的看病难度，让更多的患者可以早发现、早治疗。同时计算机模型还可以导入有限元分析软件进行生物力学分析，验证矫形器的矫正效果和安全性，并对矫形器进行优化，更大程度上减少矫形器与身体的接触面积，让矫形器更小巧，易于隐藏。总而言之，科技的进步在更大程度上给患者带来了便利，3D 打印技术在康复矫形领域有着巨大的发展空间。

　　4. 3D 打印上下肢矫形器　上下肢矫形器（upper limb orthosis，ULO）是临床上常用的康复辅助器具，通过限制上下肢的运动从而辅助康复治疗，或直接用于保守治疗的外固定，同时在外固定的基础上施加压力亦可用于上下肢畸形的矫正治疗。

　　相比于传统矫形器，3D 打印矫形器能够通过个性化定制更加贴合患者身体表面，进行个性化矫形，3D 打印技术可以制作更加复杂的结构，避免固定过程中关节活动度的降低，从而达到更好的治疗效果，缩短康复进程。

　　相比于传统矫形器，3D 打印矫形器具有更好的便携性，佩戴与拆卸方式简单，可以提供精准的治疗效果，且对患者的生活不产生过多的负担。3D 打印技术与计算机辅助技术的联合，可以对上下肢矫形器进行拓扑优化，制作矫形器壁的多孔结构，但不影响矫形器的力学效果，在减少矫形器重量的同时增加矫形器的透气性，避免佩戴矫形器时一系列并发症的发生。

　　矫形器可以通过多种方式进行分类。传统的矫形器常根据矫形器所使用部位的不同分为手矫形器、腕手矫形器、肘腕手矫形器、足矫形器、踝 - 足矫形器、膝 - 踝 - 足矫形器以及更为复杂的全身或脊柱矫正器等；根据治疗目的的不同，可以分为促进愈合、帮助生长、矫正畸形、预防畸形和增强功能等；根据矫形器结构的不同，可分为静态和动态。3D打印更加注重个性化与定制式的治疗，制作的矫形器形状可以因人而异，具体结构也常因"病"制宜，这是传统矫形器无法达到的。

（1）3D打印固定性上肢矫形器：3D打印固定型上肢矫形器主要起固定、制动和支撑作用，临床上主要用于上肢骨折后固定、促进骨折愈合、避免骨折端移位造成畸形（图1-4-20）。

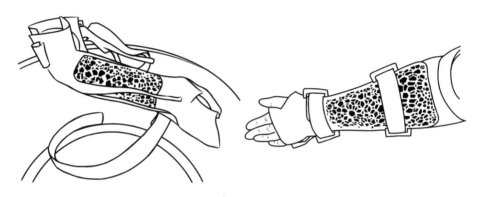

图 1-4-20　3D 打印固定型上肢矫形器

一般来说，手法复位后使用夹板或石膏等传统方式对骨折进行临时固定，但是骨折后常损伤软组织导致软组织水肿，消肿后矫形器与体表之间可能出现较大空隙，不能达到固定效果，传统的矫形器无法有效地适应这种变化。3D打印固定型矫形器设计过程相对复杂但具有针对性，由医师协助患者将双侧上肢摆放至拟固定体位进行影像学（CT 或 MRI）和体表扫描，常采用的方法是对健侧上肢扫描数据进行镜像处理，结合患侧上肢影像学资料进行修型设计矫形器。常用的打印材料包括尼龙、光敏树脂和聚乳酸等，固定型矫形器在制作时需要考虑打印材料的硬度，以防在患者使用中发生变形、缺损甚至折断等意外情况。在进行计算机辅助设计时，可以对上肢矫形器进行拓扑优化，在减轻重量的同时增大透气性，使其更加轻巧便携，美观度更高。同时，3D打印固定型矫形器还具有以下优势：

1）产品设计性能更具优势：个性化设计不仅可以保证支具对患者完美的贴合度与固定性，同时当患者固定部位需要擦涂药物时，可以在支具中预留空腔或开门，有助于观察病情发展与恢复情况。

2）康复速率明显提高：个性化设计保证支具的着力点、装配结构、材料完全匹配患者，确保了矫形器在使用过程中能够提供持续且有效的支撑和矫正，从而优化治疗效果。

3）并发症发生率有效降低：传统支具、夹板和批量生产的支具在使用过程中，常易导致伤口感染、关节僵硬等并发症的发生，而 3D 打印技术将支具设计成镂空结构，更透气轻便，提升了患者的佩戴舒适度，能够有效降低并发症的发生风险。

（2）3D 打印膝关节矫形器：3D 打印膝关节矫形器是下肢矫形器的重要应用之一。上海交通大学医学院附属第九人民医院骨科将 3D 打印技术运用在膝关节矫形器的设计制作中，研发了新型个性化 3D 打印单侧减荷式膝关节矫形器，在个性化治疗的同时减轻矫形器的重量，大幅度地提升了患者佩戴矫形器时的舒适度（图 1-4-21）。

不同于传统的石膏取模的方式，个性化 3D 打印单侧减荷式膝关节支具通过光学扫描仪获得患者体表信息，结合患者下肢 CT 数据通过计算机精准设计，完成部分或全部 3D 打印工艺制作过程。患者适配精准调整后佩戴矫形器拍摄 X 线片，以确保实现精准矫正与有效治疗。

与传统方法相比，3D 打印个性化膝关节矫形器扫描过程更加干净、卫生、高效，制作出的矫正器患者穿戴方便、快捷、安全美观、与人体高度贴合；计算机设计矫正的精准度高，提升了患者的就诊体验。

同时矫形器的佩戴位置影响矫形效果，应使矫形器双侧活动关节处于膝关节内外侧中间位置。为保证治疗效果，佩戴时应注意绷带合适的松紧度，以确保矫形器位置稳定，注意切忌因佩戴过紧影响下肢的血供。

（3）3D 打印踝 - 足矫形器：踝 - 足矫形器（ankle foot orthosis，AFO）也称作小腿矫形器，是具有从小腿到足底的结构，对踝关节运动进行控制的矫形器。传统的 AFO 是由石膏或热塑性材料等制作的，如矫形器受损或患者病情发生变化，矫形器则需重新制作。而 3D 打印能存储设计数

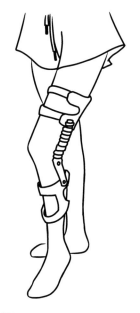

图 1-4-21　3D 打印单侧
减荷式膝关节矫形器

据，因此可重复制作，并且能够根据患者的需求调整矫形器尺寸。不过，目前国内关于此类 3D 打印的研究相对较少。上海交通大学医学院附属第九人民医院骨科通过 3D 打印技术设计了踝 - 足矫形器，使患者穿戴更轻便、舒适（图 1-4-22）。刘震等使用 Artec 尺寸扫描仪对存在踝关节背伸功能障碍的脑卒中患者的小腿、踝和足等部位进行扫描，所获数据（STL 文件）经 Instep 软件转换为 STP 文件后，再通过 Evolve 软件优化 AFO 模型结构，最后通过 3D 打印机打印出适合患者的 AFO。该研究展现了 3D 打印制作 AFO 的实际过程，证实 3D 打印制作 AFO 的可行性，有助于推动 3D 打印 AFO 的临床应用。

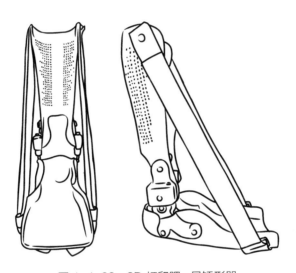

图 1-4-22　3D 打印踝 - 足矫形器

（张欣冉）

第五节　康复医学在骨与关节领域的常用评价方法

一、关节活动度评定

关节活动度的测量是评定肌肉、骨骼、神经性损伤患者的基本步骤，是评定关节运动功能损害的范围与程度的指标之一。关节活动度测量的主要目的是确定是否有关节活动受限及关节活动受限的程度，寻找和确定关节活动受限的原因或因素，为选择适当的治疗方式、方法提供客观依据，并客观测量关节活动范围的进展情况，以评价康复治疗、训练的效果。

（一）关节活动度分类

1. **定义**　关节活动度（range of motion，ROM）或关节活动范围是指一个关节的运动弧度，是衡量一个关节运动范围的尺度。

2. **关节活动度的分类**　关节活动有主动与被动之分，关节活动度分为主动关节活动度和被动关节活动度。因此，关节活动度测量亦有主动和被动关节活动度测量之分。

（1）主动关节活动度：主动关节活动度（active range of motion，AROM）是指作用于关节的肌肉随意收缩使关节运动而产生的运动弧度。因此，测量某一关节的 AROM 实际上是考察被检查者肌肉收缩力量对关节活动度的影响。

（2）被动关节活动度：被动关节活动度（passive range of motion，PROM）是指通过外力使关节运动而产生的运动弧度。正常情况下，被动运动至终末端时产生一种关节囊内的、不受随意运动控制的运动。因此，PROM 略大于 AROM。通过对 PROM 的测量可以判断被检查者的关节活动受限程度，更重要的是，通过 PROM 检查能够判断该关节运动终末感的性质，从而确定是否存在限制关节运动的异常结构变化。

（二）关节活动度测量方法

1. **测量工具**　测量关节活动度的工具有多种，如量角器、电子角度计和皮尺等。本节介绍采用量角器（又称关节角度尺）的测量方法。量角器由一个固定臂及一个移动臂组成，两臂的交点用铆钉固定，称为轴心（图 1-5-1）。量角器臂的长度为 7.5 ~ 40cm。检查者应根据所测关节的大小，选择适合的量角器。如测量膝关节、髋关节等大关节时应选择 40cm 长臂的量角器，而测量手或趾关节时，应选用 7.5cm 短臂的量角器。

2. **测量步骤**

（1）测量前准备：向被测者简单明了地解释 ROM 测量目的与方法，以消除其紧张和不安情绪，从而取得配合。暴露被测者的检查部位，并确定测

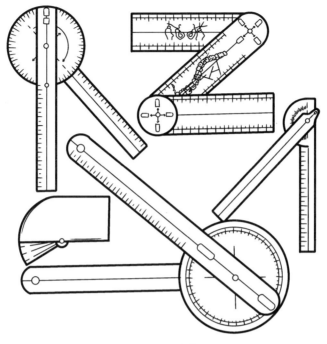

图 1-5-1 量角器

量体位。

（2）指导与示范：固定构成关节的近端部分，要求被检查者对其受累关节进行各种主动运动（如屈、伸、收、展等）。检查者应先进行示范，明确展示该关节应如何正确运动。

（3）测量 AROM：被测者不能通过主动运动到达关节正常运动范围的终点，则提示 AROM 受限。如果患者能够完成全关节活动范围的运动且无疼痛不适等症状，则无需进一步测量 PROM。

（4）测量 PROM：主动运动过程中如出现 ROM 受限，检查者需要继续对该关节进行被动运动。如被动运动也不能达到该关节正常运动范围的终点，则提示 PROM 受限。在运动达到终末时，检查者要体会运动终末感的性质，以便做出准确的评估。

（三）关节活动度检查注意事项

1. **检查体位** 为防止出现错误的运动姿势和代偿运动，减少测量结果的误差，测量时被检查者须保持正确体位并给予有效的固定。

2．**检查应具有一致性**　为了提高测量的可靠性，首次和再次测量的时间、地点、测量者以及所用测量工具应保持一致。

3．**手法要求**　被动运动关节时手法要柔和，速度缓慢均匀，尤其对伴有疼痛和痉挛的患者不能做快速运动。

4．**数据记录**　对活动受限的关节，AROM 与 PROM 均应测量并在记录中注明，以便分析受限的原因。

5．**观察记录**　测量的同时注意观察和记录关节是否存在关节变形、水肿、挛缩；是否存在痉挛、肌萎缩、皮肤瘢痕、外伤及测量时患者的反应等。无论测量 AROM 还是 PROM，如出现关节疼痛，要注意疼痛的部位、发生时刻、范围和程度并做记录。

6．**健患侧对比**　在进行健患侧对比检查时，应将检查结果中健侧与患侧的 ROM 进行比较。各关节 ROM 有其正常范围，但仅供参考。个体间仍存在差异。检查者在测量受累关节 ROM 之前，须首先测量和记录未受累肢体 ROM 以确定被检查者的正常 ROM。

7．**特殊情况**　有下列情况存在时，对 AROM 和 PROM 的测量操作应特别谨慎：①关节或关节周围炎症或感染；②关节半脱位；③关节血肿，尤其是肘、髋或膝关节血肿；④怀疑存在骨性关节僵硬；⑤软组织损伤如肌腱、肌肉或韧带损伤；⑥脊柱存在明显不稳定，特别是存在神经性不稳定时，原则上不做 PROM 测量；⑦当患者有明显的骨质疏松或骨的脆性增加时，应避免进行 PROM 测量。

8．**注意药物对 ROM 测量结果的影响**　被测者服用镇痛药时可能会抑制患者对疼痛的反应；患者服用肌肉松弛药期间，关节活动度可能过大。

当患者的 PROM 受限，运动达到终末时需进一步检查以判断运动终末感的性质。不同关节特有的解剖结构决定了其 PROM 的运动方向与幅度。正常关节在被动运动至运动终末时是由于受到其周围的肌肉、筋膜、皮肤、韧带或关节囊被牵伸，软组织附着或骨与骨直接碰触等产生的抵抗而终止。因此，不同关节的被动活动范围因其特有的解剖结构而定。在病理情况下，如关节疾病或外伤时，由于关节及关节周围结构发生病理性改变而使 PROM 受限。

因此，在检查 PROM 时，要注意 ROM 是充分还是受限。借助于运动终末感（end feel）可以分析和判断何种结构异常导致关节运动受限。所谓运动终末感是在被动运动的关节达到最末端时所获得的手感即抵抗感。不同的解剖结构所产生的抵抗感亦不相同。当关节的解剖结构正常以及 ROM 充分时，检查者体会到的是一种正常的或生理性运动终末感（表 1-5-1）。当解剖结构发生病理变化、ROM 下降或 ROM 增加时即出现异常的或病理性运动终末感（表 1-5-2）。

表 1-5-1　生理性运动终末感

性质	手感	原因	举例
软组织抵抗	运动终止时软组织被挤压感	运动终止时身体表面相接触（即软组织间的接触）	被动屈曲膝关节时大腿与小腿后部肌群的接触
结缔组织抵抗	运动终止时硬而富有弹性感	肌肉被牵伸	膝关节伸展下被动背屈踝关节时腓肠肌的紧张
	运动终止时坚硬但有少许弹性感，类似拽一块皮肤的感觉	关节囊被牵伸	被动伸展手指掌指关节时关节囊前部的紧张
	同上	韧带被牵伸	被动前臂旋后时掌侧桡尺韧带、骨间膜、斜索的紧张
骨抵抗	运动终止突然发生，坚硬感	骨与骨的接触	被动伸展肘关节时尺骨鹰嘴与肱骨鹰嘴窝的接触

表 1-5-2　病理性运动终末感

性质	手感	原因
软组织抵抗	软，踩踏沼泽地感	软组织肿胀、滑膜炎
结缔组织抵抗	硬，运动终末有弹性感，或坚硬但有少许弹性感	肌紧张增加，肌肉、关节囊、韧带短缩
骨抵抗	坚硬，骨与骨接触而运动终止时突然的坚硬感，或粗糙关节面接触并移动时的骨摩擦感	骨软化症、退行性关节疾病、骨性关节炎、关节内游离体、骨化性肌炎、骨折
虚性抵抗	患者因疼痛而在 PROM 终末之前即要求停止，故未产生运动终末抵抗感	急性滑囊炎、关节炎症、关节外脓肿，新生物（肿瘤）、骨折，心理反应
弹性抵抗	反跳感	关节内紊乱如半月板撕裂

性质	手感	原因
痉挛抵抗	PROM 突然终止且有坚硬感，常伴有疼痛	急性或亚急性关节炎、严重的活动性损伤或骨折，无疼痛的痉挛抵抗提示中枢神经系统损伤引起的肌张力增高

（四）关节活动受限的原因

1．影响关节活动度的生理因素

（1）关节的解剖结构：构成关节的两个关节面之间的匹配程度决定了它们相对弧度的一致性或差异大小。弧度差实际上反映的是两个关节面边缘相互阻挡的情况。两个关节面弧度差越大，该关节活动度也越大。如由肱骨滑车与尺骨滑车切迹构成的肱尺关节即属于此。

（2）肌肉力量：主动肌的收缩力量和拮抗肌的伸展力量越大，关节活动度也越大。

（3）关节周围软组织的性质：关节囊厚、紧，韧带和筋膜多，肌肉的伸展性和弹性差、肌肉长度短，关节活动度就小；反之，关节活动度大。

2．影响关节活动度的病理因素

（1）关节、软组织、骨骼病损所致的疼痛、肌肉痉挛。

（2）制动、长期保护性痉挛、肌力不平衡及慢性不良姿势等所致的软组织缩短与挛缩。

（3）关节周围软组织瘢痕与黏连。

（4）关节内损伤与积液、关节周围水肿；关节内游离体；关节结构异常。

（5）各种病损所致的肌肉瘫痪或无力以及运动控制障碍等。

由于 AROM 通过人体自身的主动运动而产生。因此，检查某一关节 AROM 实际上是对被测者肌力的考察。AROM＜PROM 时提示关节活动受限是带动该关节运动的主动肌肌力减弱的结果。除了肌力大小对 AROM 的影响外，AROM 的大小也与被试者的活动意愿、协调性以及意识水平有关。PROM＜正常 ROM 范围时提示关节活动受限是由于皮肤、关节或肌肉等组织的器质性病变所致。运动受限的原因可以是关节疾病（如类风湿关节炎）或关节损伤（如骨折）引起的水肿、疼痛、痉挛、皮肤紧张或瘢痕形成（如烧伤），也可以因制动引起肌肉和肌腱短缩、肌力下降或脂肪组织过多等。因此，在确定存在 ROM 受限后，还应该进一步检查和分析关节活动受限是由于疾病本身的影响，还是继发于关节制动、失用所致。

3．关节运动受限的类型 运动受限的类型包括关节囊型与非关节囊型受限。两种类型的关节运动受限原因不同、损伤部位不同，因而治疗方法亦不同。检查者应同时检查这两种类型的运动受限，在鉴别关节囊型和非关节囊运动受限的基础上制订有针对性的治疗方案。

（1）关节囊型受限：关节内渗出使关节囊和关节滑膜受到刺激是关节囊型关节运动受限的主要病因。关节囊纤维的长度和柔韧性由于关节内炎症而受到损伤，炎症组织愈合后出现关节囊组织纤维化。因此，关节囊型损害提示关节内炎症。

（2）非关节囊型受限：3种导致非关节囊型损伤的常见原因及特点如下：①韧带黏连。黏连形成常发生在外伤后，形成黏连的区域会导致疼痛局限于特定部位，牵拉黏连的韧带可诱发疼痛出现。②关节内紊乱。紊乱发生在有关节内碎片（骨或软骨）存在可能的关节，若碎片在关节内突然发生位移，将组织关节运动并引发疼痛。③关节外损伤。限制关节运动的结构位于关节外（如肌肉短缩），生理运动受限常常表现为一个方向的运动受限而相反方向的运动不受限。例如腓肠肌部分断裂时，牵拉受伤肌肉可引起踝关节背屈受限，但跖屈不受影响。

（五）主要关节活动度的测量

本节主要介绍美国骨科学会关节运动委员会（Committee of Joint Motion, American Association of Orthopedic Surgeon）推荐的测量方法及参考值范围。本节主要介绍上、下肢大关节的测量方法。

1．肩肱关节

（1）屈曲 0°~180°（图 1-5-2）

1）被检查者体位：坐位或仰卧位（肱骨处于中立位）。

2）量角器摆放：固定臂与腋中线平行，移动臂与肱骨长轴平行，轴心置于肩峰。

（2）伸展 0°~50°（图 1-5-3）

1）被检查者体位：坐位或俯卧位（肱骨处于中立位）。

2）量角器摆放：固定臂与腋中线平行，移动臂与肱骨长轴平行，轴心置于肩峰。

（3）外展 0°~180°（图 1-5-4）

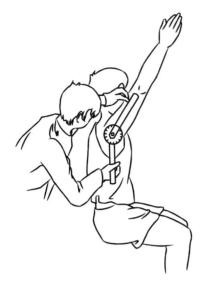

图 1-5-2　肩肱关节屈曲活动度
　　　　　测量方法

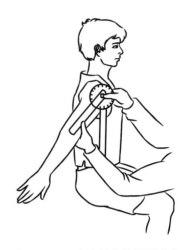

图 1-5-3　肩肱关节伸展活动度
　　　　　测量方法

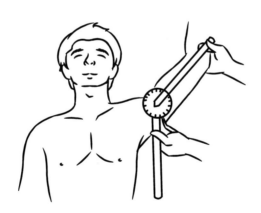

图 1-5-4　肩肱关节外展活动度测量方法

1）被检查者体位：坐位或俯卧位（肱骨处于外旋位）。

2）量角器摆放：固定臂与躯干平行，移动臂与肱骨平行，轴心置于肩峰前或后部。

（4）内收 0°

1）被检查者体位、测量尺的摆放位置、运动方式与肩关节外展测量相同。

2）如肩关节处于20°~45°屈曲位时，上肢可从前方向内做内收运动，参考值为0°~45°。

（5）水平外展0°~90°

1）被检查者体位：坐位，肩关节屈曲90°，内旋。

2）量角器摆放：固定臂与肱骨长轴平行并与躯干垂直（呈水平位），移动臂与肱骨长轴平行，轴心置于肩峰顶部。

（6）水平内收0°~135°（图1-5-5）

1）被检查者体位：坐位，肩关节外展90°，内旋。

2）量角器摆放：固定臂与肱骨长轴平行并与躯干垂直（呈水平位），移动臂与肱骨长轴平行，轴心置于肩峰顶部。

（7）内旋0°~70°（图1-5-6）

1）被检查者体位：坐位，肩关节外展90°，肘关节屈曲90°，前臂旋前并与地面平行，仰卧位或俯卧位均可。

2）量角器摆放：固定臂通过肘关节，与冠状面垂直的线，移动臂与尺骨平行，轴心置于尺骨鹰嘴。

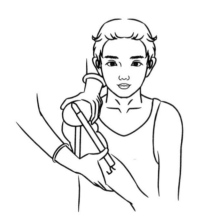

图1-5-5 肩肱关节水平内收活动度
测量方法

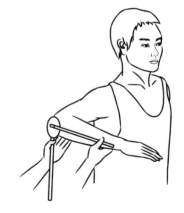

图1-5-6 坐位肩关节内旋活动度
测量方法

（8）外旋0°~90°（图1-5-7）

1）被检查者体位、关节角度尺的摆放位置与测量肩关节内旋的方法相同。

2）测量时应固定肩胛骨，防止出现肩胛下角下降、内收。

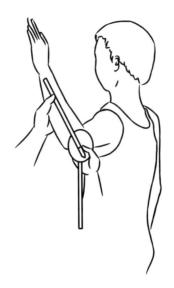

图 1-5-7　坐位肩关节外旋活动度测量方法

2．肘关节

（1）屈曲 0°~ 150°（图 1-5-8）

1）被检查者体位：坐位，上肢紧靠躯干，肘关节伸展，前臂中立位。

2）量角器摆放：固定臂通过肘关节，与冠状面垂直的线，移动臂与尺骨平行，轴心置于尺骨鹰嘴。

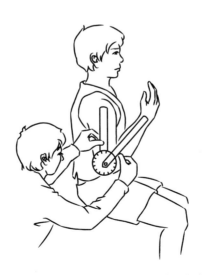

图 1-5-8　肘关节屈曲活动度测量方法

（2）伸展 0°：被检查者体位、量角器的摆放与屈曲测量方法相同。

3．桡尺关节

（1）前臂旋前 0°~ 80°（图 1-5-9）

1）被检查者体位：坐位，上肢紧靠躯干，肩关节解剖位，肘关节屈曲 90°，前臂中立位。

2）量角器摆放：固定臂与肱骨长轴平行，移动臂与腕关节背侧横纹平行，轴心置于尺骨茎突外侧。

（2）前臂旋后 0°~ 80°：被检者体位、角度尺的摆放与前臂旋前测量方法相同。

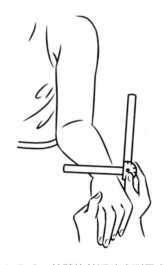

图 1-5-9　前臂旋前活动度测量方法

4．腕关节

（1）掌屈 0°~ 90°（图 1-5-10）

1）被检查者体位：坐位，前臂中立位，前臂和手的尺侧面置于桌面上。

2）量角器摆放：固定臂与桡骨平行，移动臂与第 2 掌骨纵轴平行，轴心置于桡骨茎突。

（2）背伸 0°~ 70°：被检查者体位和量角器的摆放与掌屈测量方法相同。

（3）桡偏 0°~ 25°（图 1-5-11）

1）被检查者体位：坐位，前臂中立位，前臂和手的尺侧面置于桌面上。

2）量角器摆放：固定臂置于前臂背侧中线，移动臂与第 3 掌骨纵轴平

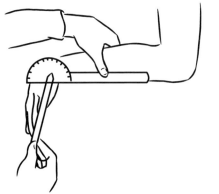 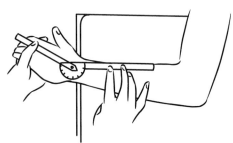

图 1-5-10　腕关节掌屈活动度测量方法　　　图 1-5-11　腕关节桡偏活动度测量方法

行，轴心置于桡、尺骨茎突连线中点（第 3 掌骨基底部）。

（4）尺偏 0°~ 30°：被检查者体位和量角器的摆放与桡偏测量方法相同。

5．髋关节

（1）屈曲 0°~ 125°（图 1-5-12）

1）被检查者体位：仰卧位，髋关节中立位。

2）量角器摆放：固定臂与身体纵轴平行，移动臂与股骨纵轴平行，轴心置于股骨大转子。

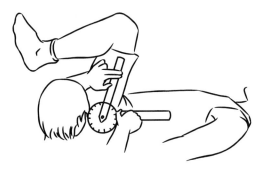

图 1-5-12　髋关节屈曲活动度测量方法

（2）伸展 0°~ 30°（图 1-5-13）

1）被检查者体位：俯卧位，髋关节中立位，膝关节伸展位。

2）量角器摆放：固定臂与身体纵轴平行，移动臂与股骨纵轴平行，轴心置于股骨大转子。

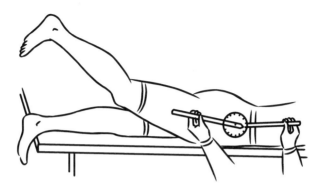

图 1-5-13　髋关节伸展活动度测量方法

（3）外展 0°~ 45°（图 1-5-14）

1）被检查者体位：仰卧位，髋关节中立位，膝关节伸展位。

2）量角器摆放：固定臂置于两侧髂前上棘连线，移动臂与股骨纵轴平行，轴心置于髂前上棘。

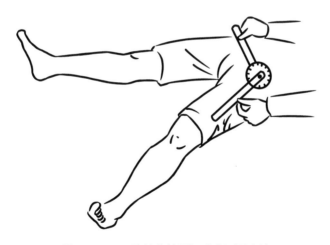

图 1-5-14　髋关节外展活动度测量方法

（4）内收 0°~ 45°（图 1-5-15）

1）被检查者体位：仰卧位，髋关节中立位，膝关节伸展位，对侧下肢呈外展位。

2）量角器摆放：固定臂置于两侧髂前上棘连线，移动臂与股骨纵轴平行，轴心置于髂前上棘。

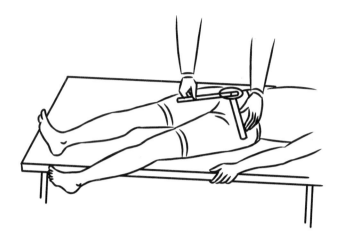

图 1-5-15　髋关节内收活动度测量方法

（5）内旋 0°~45°（图 1-5-16）

1）被检查者体位：端坐位，髋关节屈曲 90°，无外展及内收；膝关节屈曲 90° 置于床边缘。将毛巾卷成圆筒状，置于股骨远端。双手固定于床边缘。

2）量角器摆放：固定臂通过髌骨中心垂直地面的垂线，移动臂与胫骨纵轴平行，轴心置于髌骨中心。

（6）外旋 0°~45°（图 1-5-17）：被检查者体位和量角器的摆放与髋关节内旋测量方法相同。

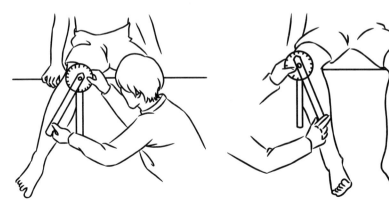

图 1-5-16　髋关节内旋活动度
　　　　　　测量方法

图 1-5-17　髋关节外旋活动度
　　　　　　测量方法

6．膝关节

（1）伸展 0°（图 1-5-18）

1）被检查者体位：俯卧位，髋关节中立位。

2）量角器摆放：固定臂与股骨纵轴平行，移动臂与胫骨纵轴平行，轴心置于股骨外侧髁。

（2）屈曲 0°~135°：被检查者体位和量角器的摆放与膝关节伸展测量方法相同。

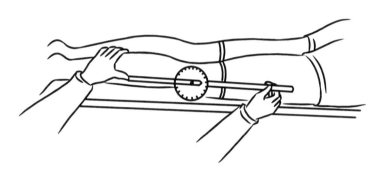

图 1-5-18 膝关节屈伸活动度测量方法

7．踝关节

（1）背屈 0°~20°（图 1-5-19）

1）被检查者体位：坐位，膝关节屈曲 90°，踝关节中立位。

2）量角器摆放：固定臂与腓骨长轴平行，移动臂与第 5 跖骨长轴平行，轴心置于外踝下方约 1.5cm 处。

（2）跖屈 0°~45°：被检查者体位和量角器的摆放与踝关节背屈测量方法相同。

（3）内翻 0°~35°（图 1-5-20）

1）被检查者体位：坐位，膝关节屈曲 90°，髋关节中立位。

2）量角器摆放：固定臂与胫骨长轴平行，移动臂与足跟跖面平行，轴心置于邻近跟骨的外侧面上。

（4）外翻 0°~35°：被检查者体位和量角器的摆放与踝关节内翻测量方法相同。

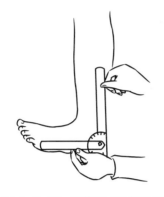 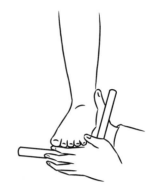

图 1-5-19　踝关节背屈活动度　　　图 1-5-20　踝关节内翻活动度
　　　　　　测量方法　　　　　　　　　　　　测量方法

（吴铭柯　吴治才）

二、肌力评定

肌力评定是神经系统和肌肉骨骼系统病损的重要检查项目。康复医学肌力评定的主要目的包括确定肌力减弱部位与程度，判断肌力减弱是否限制了日常生活活动及其他作业活动，对软组织损伤进行鉴别诊断，协助某些神经肌肉疾病的损伤定位诊断（如脊髓损伤、外周神经损伤等），并根据检查结果制订针对性治疗计划，从远期目标判定肌力减弱是否需要采用代偿措施或使用辅助器具或设备，是否需要使用矫形器以预防畸形，评价肌力增强训练的效果以及进行残疾鉴定和丧失劳动力程度鉴定等。

（一）肌力定义

肌力是指肌肉收缩所产生的力量，正常的肌力是维持姿势、启动或控制关节运动以及完成特定动作的必要保证。

肌无力是指一块肌肉或一组肌群产生张力的能力下降或丧失。肌力减弱常见于下运动神经元损伤、原发性肌病以及各种神经疾病。此外，肌肉长期处于失用或制动状态（如烧伤、关节炎、截肢等）也可以引起肌力下降。

（二）肌收缩分类

1. 等长收缩　肌肉收缩时，肌张力明显增加，但肌长度基本无变化，不产生关节运动，从而有助于固定体位。等长收缩是由于使肌肉拉长的外力与肌肉本身所产生的最大张力即内力相等所致。

2．等张收缩 肌肉收缩过程中，肌张力基本不变，但肌长度缩短，引起关节运动。根据肌肉起止部位的活动方向，可分为向心性收缩和离心性收缩。

（1）向心性收缩：向心性收缩是指主动肌通过缩短并产生力量来作用于关节，从而使关节发生运动的收缩方式。肌肉收缩时，其起止点互相靠近，导致肌长度缩短，故又称为短缩性肌收缩。向心性收缩常用于增强肌肉力量和耐力、提高身体协调性等。

（2）离心性收缩：肌肉收缩时，肌肉起止点两端彼此远离，使肌长度增加，是对抗关节运动的拮抗肌所产生的收缩，其作用与关节运动方向相反。离心性收缩常用于稳定关节、控制肢体动作或肢体坠落的速度。

（三）肌力评定方法

徒手肌力评定是根据受检肌或肌群的功能，让受试者在特定的体位下完成标准动作，通过触摸肌腹、观察肌肉克服自身重力或对抗外来阻力完成动作的情况，来评定受检肌或肌群的肌力级别。此方法具有简便易行、无需特殊检查器具、不受检查场所的限制等优点，故在临床中广泛应用。

徒手肌力检查法（manual muscle testing，MMT）由 Robert Lovett 于 1912 年创立。该方法将肌肉力量分为正常（normal）、良好（good）、尚可（fair）、差（poor）、微弱（trace）、无收缩（zero）6 个等级，以此评定肌肉力量是否正常及无力程度，被称为 Lovett 肌力评级（表 1-5-3）。

表 1-5-3　Lovett 分级法评定标准

分级	名称	评级标准
0	零（zero，0）	未触及肌肉的收缩
1	微弱（trace，T）	可触及肌肉的收缩，但不能引起关节活动
2	差（poor，P）	解除重力的影响，能完成全关节活动范围的运动
3	可（fair，F）	能抗重力完成全关节活动范围的运动，但不能抗阻力
4	良好（good，G）	能抗重力及轻度阻力，完成全关节活动范围的运动
5	正常（normal，N）	能抗重力及最大阻力，完成全关节活动范围的运动

以下主要以肘关节屈伸的肌力评定方法为例介绍主要肌群检查方法。

1．肱二头肌、肱肌 主要神经支配为肌皮神经 $C_{5\sim6}$、桡神经 $C_{5\sim6}$。

（1）运动模式：肘关节屈曲。

（2）患者体位：坐位（5～3级），仰卧位（2～0级）。

（3）检查方法：坐位，两上肢自然下垂于体侧，检查肱二头肌时前臂旋后，检查肱肌时前臂旋前，检查肱桡肌时前臂于中间位，检查者一手固定上臂，另一手于腕关节近端施以阻力，观察患者能否克服阻力完成肘关节屈曲动作。

（4）评级

1）5级与4级：坐位，能对抗最大阻力完成肘关节屈曲全关节活动范围运动者为5级，能对抗中等度阻力完成以上运动者为4级。

2）3级：坐位，解除阻力，能克服肢体重力影响，完成肘关节屈曲全关节活动范围运动者为3级。

3）2级：仰卧位，上臂外展90°，置于外旋位，检查者固定上臂，让其前臂在台面上滑动，完成肘关节屈曲，达全关节活动范围运动者为2级（图1-5-21）。

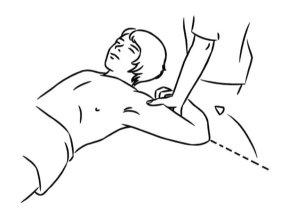

图 1-5-21　肘关节屈曲肌群2级肌力检查法

4）1级与0级：仰卧位，让患者上肢做肘关节屈曲动作时，于肘关节前方触诊肱二头肌腱，于肱二头肌下方内侧触诊肱肌，于肘下方前臂前外侧触诊肱桡肌，有收缩者为1级，无收缩者为0级。

2. 肱三头肌　主要神经支配为桡神经 $C_{6\sim8}$。

（1）运动模式：肘关节伸展。

（2）患者体位：仰卧位（5～3级）、俯卧位或坐位（2～0级）。

（3）检查方法：仰卧位，肩关节屈曲90°，肘关节屈曲，检查者固定其上臂，让患者尽力伸肘，同时检查者于腕关节近端施加阻力（图1-5-22）。

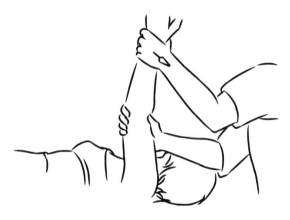

图1-5-22 肘关节伸肌群5级、4级肌力检查法

（4）评级

1）5级与4级：仰卧位，能对抗最大阻力完成肘关节伸展的全关节活动范围的运动者为5级，仅能对抗中等度阻力，完成以上运动者为4级。

2）3级：仰卧位，解除阻力，能克服肢体重力的影响，完成肘关节伸展的全关节活动范围的运动者为3级。

3）2级：俯卧位或坐位，上肢90°外展（台面与腋窝同高），肘关节屈曲约45°置于台面上，检查者的手置于肘关节下方支撑上肢。让其前臂在台面上滑动，能完成肘关节伸展的全关节活动范围的运动者为2级。

（吴铭柯 单盼盼）

三、肌张力评定

1. **肌张力** 是指静息状态下的肌肉紧张度，其存在可通过肌腱断裂后肌肉回缩得到证实。紧张度是肌肉的一种固有特性，因为随意肌不可能达到完全松弛的状态，总是保持着微小的紧张度或"张力"，使肌肉处于"警觉"状态。这种肌紧张状态有助于维持姿势并在面对外界刺激时使肌肉快速做出反应。

2. **肌张力的定义与分类** 正常肌张力是人体维持各种姿势及正常运动

的基础，并表现为多种形式。一般可分为静止性肌张力、姿势性肌张力和运动性肌张力 3 种。

（1）静止性肌张力：是指人体处于静卧位休息时，身体各部肌肉所保持的紧张度。

（2）姿势性肌张力：是指人体在维持任何一种姿势时肌肉所产生的张力。如站立位时，虽不见肌肉显著收缩，但躯干与肢体的屈伸肌群保持着一定的肌张力。

（3）运动性肌张力：肌肉在运动过程中的张力。运动性肌张力是保证肌肉运动连续、平滑的重要因素。

肌张力的产生与维持以牵张反射为基础，其反射弧被称为"γ-祥"。γ-祥的传入部分为肌梭和腱梭；γ-祥的传出部分包括脊髓前角细胞及脑干运动性神经核内的 α 运动神经元（支配梭外肌），γ 运动神经元发出 Aγ 纤维（支配梭内肌），其反射弧任何部位的病变均可引起肌张力改变。

3．肌张力的测量

（1）正常肌紧张：正常肌紧张状态下，肌肉外观展现出特定的形态特征。肌肉应具有中等硬度和良好的弹性，使得近端关节能够通过主动肌与拮抗肌的同时收缩使关节固定。肌力需具备抗肢体重力及外界阻力的运动能力，确保有效的动作执行。将肢体被动地放在空间某一位置上，若突然释放支撑，肢体应具有保持肢位不变的能力。此外，正常肌紧张还可以维持主动肌与拮抗肌间的平衡，具有随意使肢体由固定到运动和在运动过程中变为固定姿势的能力。在需要时，肌肉不仅具有可以完成多个肌群的协同动作，也可以完成单一肌肉的独立运动。在被动运动过程中，肌肉应展现出一定的弹性和抵抗力。

（2）肌张力降低：肌张力降低时，肌肉外观平坦，失去其原有的特定形态，从表面上看类似肌萎缩，而肌容量测量值无改变。在放松、静止的情况下检查肌肉的张力状态，肌张力降低时表现为肌肉松弛柔软，不能保持正常时的弹力，肌腹移动程度增大。肢体被动运动时，所遇到的阻力小于正常水平，关节活动度超过正常范围。当检查者在运动时中途放手，肢体将不受控制地向重力方向落下。根据主动肌与拮抗肌同时收缩的强弱、肢体的抗重力位释放和维持时间以及能否完成功能性动作等检查，可判断肌张力降低的程度。

（3）痉挛：痉挛是肌张力增高的一种表现形式，是一种因牵张反射兴奋性增高所致的、速度依赖性的肌肉张力增高为特征的运动障碍。它是中枢神经系统疾病或受损后的常见并发症，常见于脊髓损伤、脊髓病、脑卒中、脑瘫、多发性硬化和侧索硬化症。痉挛时，肌肉的隆起外形较正常状态更为突出，甚至显现肌腱的形态，肌肉硬度增高，且肢体被动运动时出现抵抗感，这种抵抗感随着运动速度加快而增强。此外，痉挛多伴有腱反射亢进。

1）改良的 Ashworth 分级评定：目前对痉挛的评定多采用改良的 Ashworth 分级（modified ashworth scale，MAS）（表 1-5-4）。改良 Ashworth 分级评定量表根据肌肉张力的不同程度，将痉挛分为六个等级，分别为 0 级至 5 级，每个等级都对应着特定的肌肉张力状态和表现。

表 1-5-4　改良 Ashworth 痉挛评价量表

级别	评定标准
0 级	无肌张力的增加
Ⅰ级	肌张力轻度增加：受累部分被动屈伸时，在 ROM 之末呈现最小的阻力或出现突然卡住和释放
Ⅰ⁺级	肌张力轻度增加：在 ROM 后 50% 范围内出现突然卡住，然后在 ROM 的后 50% 均呈现最小的阻力
Ⅱ级	肌张力较明显的增加：通过 ROM 的大部分时，肌张力均较明显的增加，但受累部分仍能较容易地被移动
Ⅲ级	肌张力严重增高：进行 ROM 检查有困难
Ⅳ级	僵直：受累部分被动屈伸时呈现僵直状态，不能活动

2）临床痉挛指数：加拿大学者 Levin 和 Hui-Chan 于 20 世纪 80 年代发表了临床痉挛指数（clinical spasticity index，CSI）。CSI 的评定内容包括 3 个方面：腱反射、肌张力及阵挛（表 1-5-5）。CSI 主要用于脑损伤和脊髓损伤后的下肢痉挛，其评定内容包括跟腱反射、小腿三头肌的肌张力及踝阵挛。

4．检查注意事项　由于体位、肢体位置、情绪、室内温度、测试时间以及药物等因素都会对肌张力的状态产生影响，因此无论手法评定还是采用仪器评定，应对上述因素予以控制。为使个体多次测量具有可比性，测量体位和肢体位置必须标准化，测试时间（如上午 9 时）和室内温度（恒定保持在 20～23℃）必须保持前后一致。此外，情绪波动对于肌张力的影响较大，因此测试应在安静的环境、患者心情平稳的状态下进行。此外，肌张力的检

表 1-5-5　临床痉挛指数

检查项目	评分标准	检查项目	评分标准	检查项目	评分标准
腱反射	0 分，无反射	肌张力	0 分，无阻力（软瘫）	阵挛	1 分，无阵挛
	1 分，反射减弱		2 分，阻力降低（低张力）		2 分，阵挛 1~2 次
	2 分，反射正常		4 分，正常阻力		3 分，阵挛 2 次以上
	3 分，反射活跃		6 分，阻力轻至中度增加		4 分，阵挛持续超过 30s
	4 分，反射亢进		8 分，阻力重度增加		

查应遵循健、患侧对照，先患侧后健侧的顺序进行。在仪器法测量中，要依照先肌肉放松，后肌肉收缩的顺序测试。

（单盼盼　吴治才）

四、平衡功能评定

人体的平衡功能是维持姿势、行走以及各种功能活动的基础。除了中枢神经系统损害、前庭系统损害外，外周神经损伤以及肌肉骨骼系统伤病也是引起平衡功能障碍的重要原因。此外，老年人平衡功能下降可导致跌倒、骨折风险的增加。因此，平衡功能评定应当成为骨科疾病与遭受躯干、下肢创伤患者的常规检查项目。通过检查与评估平衡功能状态，能够发现是否存在影响行走及其他日常活动的平衡障碍，确定平衡障碍的程度，寻找和确定平衡障碍发生的原因，指导制订康复治疗计划，监测对平衡障碍治疗的效果（手术、药物和康复训练等）以及预测跌倒风险。需要特别指出的是，评定被试者跌倒的风险程度是预防骨折发生、完善骨科康复患者护理工作的重要手段。

（一）相关定义

1. 平衡　平衡是指在不同的环境和情况下保持身体对线、维持身体直立姿势的能力。一个人的平衡功能正常时，能够保持休位，在随意运动中调整姿势，并能安全有效地对外来干扰作出反应。为了保持平衡，人体重心（body's center of gravity，COG）必须垂直地落在支持面上方或范围内，否则，个体将面临跌倒的风险，或者必须立即采取补救性动作以防止失衡。因此，平衡就是维持 COG 稳定于支持面范围上方的能力。

2．支持面　支持面指人在各种体位下（站立、坐、卧、行走）支撑体重所依靠的表面，即接触面。站立时的支持面为包括两足底在内的两足间的表面。支持面的面积大小和质地均对身体平衡有影响，如站立时，当支持面出现不稳定或面积小于足底面积、质地柔软或表面不规整等情况时，可使身体的稳定度下降。

3．稳定极限　稳定极限（limit of stability，LOS）指正常人站立时身体倾斜的最大角度，是判断平衡功能的重要指标之一。在这个极限范围内，平衡不被破坏，COG 能够安全移动而无需借助挪动脚步或外部支持来调整姿势以防跌倒。LOS 的大小取决于支持面的大小和性质。正常人双足自然分开站在平整而坚实的地面上时，LOS 的周长围成一个椭圆形。前后方向的最大摆动角度约为 12.50°，左右方向约为 16°。当重心偏离超出支持面范围以外，超出稳定的极限时，平衡便被破坏，如不及时跨出一步则会跌倒。

（二）平衡的功能分类

1．静态平衡　静态平衡指身体保持不动时，能够维持身体于某种姿势的能力，如坐、站立、单腿站立、倒立、站在平衡木上维持不动的状态。

2．动态平衡　人体运动时，重心的位置会随着（配合）动作或体位而相应地转移。动态平衡指在身体的移动、进行作业活动、站起和坐下、行走等动作中，维持、调整和控制身体姿势的能力。

3．反应性平衡　反应性平衡指当身体受到外力干扰而使平衡受到威胁时，人体做出调整反应，通过转移重心来重新建立稳定状态的过程，如保护性迈步反应。

（三）骨科疾患与平衡功能的关系

人体保持平衡有赖于中枢神经系统的控制、感觉系统（包括躯体感觉、视觉和前庭觉）以及运动系统的参与与相互作用。躯体感觉输入包括皮肤感觉（触压觉）输入和本体感觉输入。在维持身体平衡和姿势的过程中，与支持面相接触的皮肤触压觉感受器向大脑皮质传递有关体重分布和身体重心位置的信息；而分布于肌梭、关节的本体感受器，则向大脑皮质输入关于身体各部位的空间定位、运动方向以及支持面特性（如面积、硬度、稳定性和表面平整度等）变化的信息。这些感受器在支持面受到轻微干扰时能够迅速做出反应。研究结果表明，正常人站立在固定的支持面上时，若足底皮肤的触压觉和踝关节的本体感觉输入完全消失，人体失去感受支持面情况的能力，姿势的稳定性将受到严重影响，闭目站立时身体倾斜、摇晃，并容易跌倒。对于双腿截肢安装假肢的患者而言，其平衡与姿势控制能力与截肢平面密切相关。由于大腿截肢患者的踝关节和膝关节本体感觉输入均丧失，大腿截肢患者站立时的平衡控制能力明显低于小腿截肢患者。

视觉系统通过颈部肌肉收缩使头保持向上直立位，并维持水平视线，使身体保持或恢复到直立位从而获得新的平衡。因此，在视环境静止不动的情况下，视觉系统能够准确感受环境中物体的运动以及眼睛和头部相对于环境的视空间定位。当闭眼站立时，姿势的稳定性较睁眼站立时显著下降。当环境处于动态之中时，由于视觉输入受到干扰而使人体产生错误的反应。当身体的平衡因躯体感觉受到干扰或破坏时，视觉系统发挥重要作用。

在正常情况下，即躯体感觉和视觉系统正常输入时，前庭冲动在控制COG位置上的作用相对较小。而当躯体感觉冲动和视觉冲动均不存在或出现错误时，前庭系统的感觉输入在维持平衡中则变得至关重要。

肌肉骨骼系统采用三种对策来应对外力或支持面的变化以维护站立平衡，即踝关节动作模式（踝策略）、髋关节协同动作模式（髋策略）及跨步动作模式（跨步策略）。

1. **踝关节动作模式**　指身体重心以踝关节为轴进行前后转动或摆动，类似钟摆运动。当一个人站在地毯上时，如果地毯突然被轻轻向前或者向后拉动，则会引起身体向后或向前的摆动。当地毯向前拉导致站立者平衡受到干扰而向后倾斜时，胫前肌、股四头肌及腹肌按顺序依次收缩以阻止身体进一步向后倾斜。相反，为对抗或纠正向前拉的力，腓肠肌、腘绳肌以及脊柱旁肌群会按顺序收缩以阻止身体进一步向前倾斜。对于向前或向后的干扰，固定的肌群组合会按照由远端至近端的顺序进行兴奋收缩。站立时的轻微晃动或摆动正是踝关节协同动作的表现。

2. **髋关节动作模式**　髋关节策略是通过髋关节屈伸来调整身体重心和保持平衡。例如一个非体操运动员站在平衡木上，狭窄的平衡木不能为其提供有效地支持面积，即双脚底不能与平衡木完全接触。因此，站立者的稳定性显著下降，重心移位，身体摆动幅度增大。为了减少身体的摆动使重心重新回到双脚范围内，不同组合的肌群开始按照自近端至远端的顺序进行兴奋收缩。为对抗身体向前的摆动，腹肌和股四头肌会依次收缩；对抗向后的摆动，脊柱旁肌群和腘绳肌依次收缩。

3.**跨步动作模式**　通过向作用力方向快速跨步来重新建立重心的支撑点，即为身体重新确定站立支持面。

对于正常人而言，平衡干扰较小且站立支持面适宜时，踝关节协同动作模式是保持站立平衡的主要对策；当站立者身体重心受到较大干扰且这种干扰已超出踝关节协同动作模式控制的范围，或支持面过小而无法诱发踝关节协同动作时，通常会采用髋关节协同动作模式来进行对抗。如果重心偏移过远，即身体倾斜达到稳定极限时常常采用跨步策略，需要站立者先前进一步或向后退一步以建立新的平衡。当身体重心达到稳定极限时，为了防止跌倒或失去平衡，上肢、头和躯干运动也加入进来而产生新的平衡反应。这些姿势协同动作和各种平衡收到多种因素的影响，包括个体的经验、特定的感觉输入、特定的干扰刺激以及身体在失平衡时的体位等。此外，各种疾病或创伤会导致主动肌和拮抗肌力量与协同性受损，进而导致平衡功能下降（图 1-5-23）。

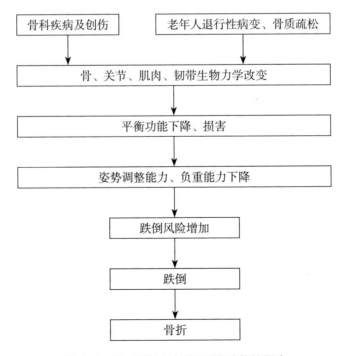

图 1-5-23　骨科疾病对于平衡功能的影响

（四）适应证和禁忌证

1. 适应证　肌肉骨骼系统疾病或损伤：下肢骨折及骨关节疾病、截肢、关节置换、影响姿势与姿势控制的颈椎与腰椎损伤以及各种运动行损伤、肌肉疾病及外周神经损伤等；中枢神经系统损害：脑外伤、脑血管意外、帕金森病、多发性硬化、小脑疾病、脑肿瘤、脑瘫、脊髓损伤，椎 - 基底动脉供血不足引起的眩晕等；前庭功能损害；老年人；特殊职业筛查，如选拔运动员、舞蹈演员、飞行员等。

2. 禁忌证　严重的心肺疾病，严重脊柱不稳定及下肢骨折未愈合。

（五）平衡功能评定方法

本节介绍临床应用最为广泛的动、静态平衡功能评定方法，即 Berg 平衡量表和起立行走测验。两种方法分别从不同角度评估平衡功能，前者评定坐位和站立位的基本功能活动，而后者评定身体移动过程中维持动态平衡的能力。

1. Berg 平衡量表（berg balance scale，BBS）　BBS 正式发表于 1989 年，由加拿大的 Katherine Berg 等人设计。该量表为综合性功能检查量表，旨在通过观察多种功能活动来评价患者重心主动转移的能力，并对患者坐、站位下的动静、态平衡进行全面检查。检查工具包括秒表、尺子、椅子、小板凳和台阶。Berg 平衡量表作为一种标准化的评定方法，已广泛应用于临床，显示出较好的信度、效度和敏感性。Berg 平衡量表将平衡功能从易到难分为 14 项内容进行检查（表 1-5-6）。每一评定项目分为 0 ~ 4 五个功能等级予以记分。4 分表示能够正常完成所检查的动作，0 分则表示不能完成或需要大量帮助才能完成。最低分为 0 分，最高分为 56 分，其中 45 分通常作为老年人跌倒风险的临界值，低于 45 分提示跌倒风险增大。

表 1-5-6　Berg 平衡量表

序号	检查内容	评分标准	指示语	得分
1	从坐位站起	4 分：不用手扶能够独立地站起并保持稳定；3 分：用手扶着能够独立地站起；2 分：几次尝试后自己用手扶着站起；1 分：需要他人小量的帮助才能够站起或保持稳定；0 分：需要他人中等或大量的帮助才能站起或保持稳定	请站起来，试着不用手扶	

续表

序号	检查内容	评分标准	指示语	得分
2	无支持站立	4分：能安全地站立两分钟；3分：在监视下能够站立两分钟；2分：在无支持的条件下能够站立30秒；1分：需要若干次尝试才能无支持地站立30秒；0分：无帮助时不能站立30秒	不用手扶，请站2分钟	
3	无靠背坐位，但双脚着地或放在一个凳子上	4分：能够安全地保持坐位两分钟3分：在监视下能够保持坐位两分钟；2分：能坐30秒；1分：能坐10秒；0分：没有靠背支持不能坐10秒	请双臂交叉抱拢2分钟	
4	从站立位坐下	4分：最小量用手帮助安全坐下；3分：借助于双手能够控制身体的下降；2分：用小腿后部顶住椅子来控制身体的下降；1分：独立地坐，但不能控制身体的下降；0分：需要他人帮助坐下	请坐下	
5	转移（准备2把椅子，用支点转移检查）	4分：稍用手扶就能够安全地转移；3分：绝对要用手扶着才能够安全地转移；2分：需要口头提示或监视才能够转移；1分：需要一个人的帮助；0分：为了安全，需要两个人的帮助或监视	请坐到这把椅子上	
6	无支持闭目站立	4分：能够安全地站立10秒；3分：监视下能够安全地站立10秒；2分：能站3秒；1分：闭眼不能达3秒，但站立稳定；0分：为了不摔倒而需要两人帮助	请闭眼站10秒	
7	双脚并拢无支持站立	4分：够独立将双脚并拢并安全地站立1分钟；3分：能独立将双脚并拢并在监视下站1分钟；2分：能独立地双脚并拢，但不能保持30秒；1分：需别人帮助将双脚并拢，但能够双脚并拢站15秒；0分：需别人帮助将双脚并拢，双脚并拢站立不能保持15秒	不用手扶，双脚并拢站立	
8	站立位时肢向前伸（准备尺子，肩屈90°）	4分：能够向前伸出>25cm；3分：能够安全地向前伸出>12cm；2分：能够安全地向前伸出>5cm；1分：上肢能够向前伸出，但需要监视；0分：在向前伸展时失去平衡或需要外部支持	上肢向前伸展达水平位，手指尽量向前伸	

序号	检查内容	评分标准	指示语	得分
9	站立位时从地面捡起物品	4分：能够轻易地且安全地将鞋捡起；3分：能够将鞋捡起，但需要监视；2分：伸手向下达2~5cm，且独立保持平衡，但不能将鞋捡起；1分：试着做伸手向下捡鞋的动作时需要监视，但仍不能将鞋捡起；0分：不能试着做伸手向下捡鞋的动作，或需要帮助免于失去平衡或摔倒	拾起放在你脚前面的鞋子	
10	站立位转身向后看	4分：从左右侧向后看，体重转移良好；3分：仅从一侧向后看，另一侧体重转移较差；2分：仅能转向侧面，但身体的平衡可以维持；1分：转身时需要监视；0分：需要帮助以防身体失去平衡或摔倒	从左右侧转身向后看，然后从右侧转身向后看	
11	转身360°	4分：在<或=4秒的时间内安全地转身360°；3分：在<或=4秒的时间内仅能从一个方向安全地转身360°；2分：能够安全地转身360°但动作缓慢；1分：需要密切监视或口头提示；0分：转身时需要帮助	请原地转个圈，停下，再从另一个方向原地转一圈	
12	无支持站立时将一只脚放在台阶或凳子上	4分：能安全且独立地站立，在20秒时间内完成8次；3分：能够独立地站，完成8次时间>20秒；2分：无需辅助具在监视下能够完成4次；1分：需要少量帮助能够完成>2次；0分：需要帮助以防止摔倒或完全不能做	每只脚交替放在小凳子上或台阶上；每一只脚分别踏在小凳子或台阶上4次（连续完成）	
13	一脚在前，无支持站立	4分：能够独立地将双脚一前一后地排列（无间距）并保持30秒；3分：能够独立地将一只脚放在另一只脚的前方（有间距）并保持30秒；2分：能够独立地迈一小步并保持30秒；1分：向前迈步需要帮助，但能够保持15秒；0分：迈步或站立时失去平衡	请将一只脚直接放在另一只脚的正前方	
14	单腿站立	4分：能够独立抬腿并保持时间>10秒；3分：能够独立抬腿并保持时间5~10秒；2分：能够独立抬腿并保持时间>3秒；1分：试图抬腿，但不能保持3秒，但可以维持独立站立；0分：不能抬腿或需要帮助以防摔倒	不用手扶，请尽可能长时间的单腿站立	

2．起立行走测验（the timed up & go test，TUG）　TUG 是一种基本的功能性移动的测量方法。测试内容包括被测试者从坐位站起，行走 3 米，转身回来再走到椅子前方，然后坐下，记录全程所用时间，计时单位为秒（s）。测验时被测试者应穿平常所穿的鞋子，可以使用日常生活中所用的助行器（如手杖）。正常人 7 至 10 秒即可完成测验，不能在此时间范围内完成，尤其大于 20 秒完成者提示存在移动障碍。14 秒为预测生活在社区的老年人跌倒风险的临界值，大于 14 秒提示跌倒风险的存在。由于 TUG 测验结果显示与静态平衡功能具有良好的相关性，因此 TUG 可作为筛查工具使用。

（吴铭柯　吴治才）

五、躯体感觉功能评定

躯体感觉是人体完成功能活动（用筷子夹菜、系纽扣和行走等）的基本保证。若躯体感觉缺失，即便躯体运动正常，其功能也会受到限制。因此，躯体感觉检查是骨科康复中非常重要的评定项目。

（一）躯体感觉分类

躯体感觉是由脊髓神经及某些脑神经的皮肤、肌肉分支所传导的浅层感觉和深部感觉。

1．**浅感觉**　浅感觉包括皮肤及黏膜的触觉、痛觉、温度觉和压觉。此类感觉是因受外在环境的理化刺激而产生的。浅感觉的感觉器大多表浅，位于皮肤内。

2．**深感觉**　深感觉又名本体感觉，是测试深部组织的感觉，包括运动觉、位置觉、振动觉。它是由于体内的肌肉收缩，刺激了在肌腱、关节和骨膜等处的神经末梢，即本体感受器（肌梭、腱梭等）而产生的感觉。

3．**复合感觉**　包括皮肤定位觉、两点辨别觉、体表图形觉、实体觉、重量觉等。这些感觉是大脑综合、分析、判断的结果，故也称皮质感觉。

（二）体表感觉的节段分布

每一对脊髓后根的感觉纤维支配一定的皮肤区域，该区域称为皮节，此种节段性分布在胸髓节段最为明显，其在体表上的排列较为规律和整齐。这一特点有助于脊神经或脊髓损伤的定位诊断。脊髓阶段性感觉支配及其体表检查部位详见 ASIA 分类表（表 1-5-7）。

表 1-5-7　ASIA 脊髓损伤分级

损伤程度	损伤表现
A 完全性损伤	骶段（$S_4 \sim S_5$）无任何感觉或运动功能保留
B 不完全损伤	神经平面以下（包括鞍区）无运动功能保留，但有感觉功能保留，且身体任何一侧运动平面以下无 3 个节段以上的运动功能保留（0 ~ 2 级）
C 不完全损伤	神经平面以下有运动功能保留，并且神经损伤平面以下超过一半的关键肌肌力小于 3 级
D 不完全损伤	神经平面以下有运动功能保留，并且神经损伤平面以下至少一半（一半或以上）关键肌的肌力大于或等于 3 级
E 正常	感觉和运动功能均正常，且既往存在神经功能障碍可评（既往无脊髓损伤者不可评）

（三）躯体感觉评定方法

1．检查步骤

（1）向患者介绍检查的目的、方法和要求，取得患者的合作。

（2）检查前进行示范。

（3）嘱患者紧闭双眼。

（4）先检查健侧，后检查患侧。

（5）建立患者自身的正常标准，用于与患侧进行比较。

（6）给予适量刺激。

（7）观察患者的反应。患者不能口头表达时，可让其用另一侧进行模仿。

（8）将检查结果记录在评定表中，或在节段性感觉支配的皮肤分布图中标示。

2．浅感觉检查

（1）触觉检查

1）刺激：让患者闭目，检查者用棉签或软毛笔轻触患者的皮肤。测试时注意两侧对称部位的比较，刺激的动作要轻，刺激不应过频。检查四肢时，刺激的走向应与长轴平行，检查胸腹部的方向应与肋骨平行。检查顺序为面部、颈部、上肢、躯干、下肢。

2）反应：患者回答有无一种轻痒的感觉。

（2）痛觉检查

1）刺激：让患者闭目，分别用大头针的尖端和钝端以同等力量随机轻刺患者的皮肤。

2）反应：要求患者立即说出具体的感受（疼痛、疼痛减退或消失、痛觉过敏）及部位。对痛觉减退的患者检查要从障碍部位向正常部位逐步移行，而对痛觉过敏的患者要从正常部位向障碍部位逐渐移行。测试时注意两侧对称部位的比较，有痛觉障碍时需记录障碍的类型、部位和范围。

（3）温度觉检查

1）刺激：让患者闭目，用盛有热水（40~45℃）及冷水（5~10℃）的试管冷热交替接触患者的皮肤。选用的试管直径宜小，管底面积与皮肤接触面不宜过大，接触时间以2~3秒为宜。检查时应注意两侧对称部位的比较。

2）反应：患者回答"冷"或"热"。

（4）压觉

1）刺激：让患者闭目，检查者用拇指或指尖用力压在皮肤表面，压力大小应足以使皮肤下陷以刺激深感受器。

2）反应：要求患者回答是否感到压力。许多神经疾病都有痛、温、触觉的丧失或减退，如脑卒中、脊髓损伤等。糖尿病性神经病、神经炎、带状疱疹后神经痛、雷诺病等常出现感觉异常或感觉迟钝。其中触觉障碍见于脊髓丘脑前束和后索病损；局部疼痛见于炎性病变影响到该部末梢神经；烧灼性疼痛见于交感神经不完全损伤；温度觉障碍见于脊髓丘脑侧束损伤。

3．深感觉（本体感觉）检查

（1）位置觉

1）刺激：让患者闭目，检查者将其肢体移动并停止在某个位置上。

2）反应：患者说出肢体所处的位置，或用另一侧肢体模仿出相同的位置。

（2）运动觉

1）刺激：让患者闭目，检查者在一个较小的范围里被动活动患者的肢体，让患者说出肢体运动的方向。如检查者用示指或拇指轻持患者的手指或足趾两侧做轻微的被动伸或屈的动作（约5°）。如患者感觉不明显可加大活动幅度或测试较大的关节。

2）反应：患者回答肢体活动的方向（"向上"或"向下"）或用对侧肢体进行模仿。患者在检查者加大关节的被动活动范围后才可辨别肢体位置的变化时，提示存在本体感觉障碍。患肢被动地做 4~5 次位置的变化，记录准确回答的次数，将检查的次数作为分母，准确地回答或模仿出关节位置的次数作为分子（如上肢关节觉 4/5）。

（3）振动觉

1）刺激：让患者闭目，用每秒震动 128~256 次（Hz）的音叉柄端置于患者的骨隆起处。检查时常选择的骨隆起部位包括胸骨、锁骨、肩峰、鹰嘴、尺桡骨茎突、腕关节、棘突、髂前上棘、股骨粗隆、腓骨小头及内、外踝等。

2）反应：询问患者有无震动感，并注意震动感持续的时间，两侧对比。

关节觉障碍、振动觉障碍均见于脊髓后索损害，本体感觉障碍主要表现为协调障碍，即运动失调。由本体感觉障碍引起的运动失调以脊髓结核、多发性神经炎多见。

4. 复合感觉检查　由于复合感觉是大脑皮质（顶叶）对各种感觉刺激整合的结果，因此必须在深、浅感觉均正常时，复合觉检查才有意义。

（1）皮肤定位觉

1）刺激：让患者闭目，用手轻触患者的皮肤。

2）反应：让患者用手指出被触及的部位。

（2）两点辨别觉

1）刺激：让患者闭目，采用心电图测径器或触觉测量器沿所检查区域长轴刺激两点皮肤，两点的压力要一致。若患者有两点感觉，再缩小两点的距离，直到患者感觉为一点时停止，测出此时两点间的距离。

2）反应：患者回答感觉到"1 点"或"2 点"。身体各部位对两点辨别的灵敏度不同，以舌尖、鼻端、手指最明显，四肢近端和躯干最差。

（3）实体觉

1）刺激：让患者闭目，将日常生活中熟悉的物品（如火柴盒、小刀、铅笔、橡皮、手表等）放置于患者手中。检查时应先测患侧，再测健侧。

2）反应：让患者抚摸后说出测试物品的名称、大小及形状等。

（4）图形觉

1）刺激：让患者闭目，用铅笔或火柴棒在其皮肤上写数字或画图形（如圆形、方形、三角形等）。

2）反应：患者说出所画内容。

（5）其他大脑皮质感觉：通常大脑皮质感觉检查还包括重量觉（识别重量的能力）以及材质识辨觉（如对物品软或硬、光滑或粗糙的识别）。

触觉正常而两点分辨觉障碍见于额叶疾病；图形觉障碍见于脑皮质病变；实体觉功能障碍提示丘脑水平以上的病变。脑卒中和神经炎患者常有复合感觉障碍。

（四）检查注意事项

1. 感觉检查时，患者必须意识清晰、认知状况良好。

2. 感觉检查应在安静、温度适宜的室内进行，患者应保持放松、舒适的体位，检查部位应充分暴露。

3. 检查者应以随机、无规律的时间间隔给予感觉刺激，刺激的部位应位于每一被检查区域的中心点。

4. 皮肤增厚、瘢痕、老茧部位的感觉将有所下降，检查中应注意区别。

5. 患者在回答问题时，检查者忌用暗示性提问。

6. 检查中注意左、右侧和远、近端部分的对比。若发现感觉障碍，则从感觉消失或减退区查至正常区，若有过敏区，则从正常区移向过敏区。根据病变的部位不同，在检查中应有所侧重。

7. 注意感觉障碍的类型（性质）、部位、范围和界线，其界线可用笔在皮肤上画出，最后将结果准确地描绘在感觉记录图上。

8. 检查者必须熟练掌握脊髓节段性神经支配及周围神经感觉支配区域，按其分布的范围有的放矢地进行检查，以获得准确的结果。

9. 应根据各种疾病或创伤的感觉障碍特点选择感觉检查方法。

10. 鉴于感觉障碍将影响运动功能，感觉评定应先于主动运动功能（MMT、AROM、功能性活动）的评定。

11. 感觉功能的首次评定与再次评定应由同一检查者完成。

（殷曼曼　金可卓）

六、日常生活活动能力评定

（一）日常生活活动的定义

日常生活活动（activities of daily living，ADL）的概念由 Sidney Katz 于 1963 年提出，指一个人为了满足日常生活的需要每天所进行的必要活动。ADL 分为基础性日常生活活动（basic activity of daily living，BADL）和工具性日常生活活动（instrumental activity of daily living，IADL）。

1. **基础性日常生活活动（BADL）** 是指人维持最基本的生存、生活需要所必须的每日反复进行的活动，包括自理和功能性移动两类活动。自理活动包括进食、梳妆、洗漱、洗澡、如厕和穿衣等，功能性移动包括翻身、从床上坐起、转移、行走、驱动轮椅和上下楼梯等。

2. **工具性日常生活活动（IADL）** 指人维持独立生活所必须的一些活动，包括使用电话、购物、做饭、家事处理、洗衣、服药、理财、使用交通工具、处理突发事件以及在社区内的休闲活动等。从 IADL 所包含的内容中可以看出，这些活动常需要使用一些工具才能完成，是在社区环境中进行的日常活动。IADL 是在 BADL 基础上实现人的社会属性的活动，是维持残疾人自我照顾、健康并获得社会支持的基础。

BADL 评定的对象为住院患者，而 IADL 评定则多用于生活在社区中的伤残者及老年人。

（二）日常生活活动能力评定方法

常用的 ADL 量表评定方法有改良 Barthel 指数、Katz 指数、修订的 Kenny 自理评定、PULSES 评定及 FIM 等。

本节重点介绍改良 Barthel 指数评定。该法产生于 20 世纪 50 年代中期。改良 Barthel 指数评定简单，可信度高且灵敏度高。它不仅可以用来评定治疗前后的功能状况，而且可以预测治疗效果、住院时间及预后，是康复医疗机构应用最广的一种 ADL 评定方法。

1. **评定内容** 改良 Barthel 指数包括 10 项内容，根据是否需要帮助及帮助的程度分为 0 分、5 分、10 分、15 分 4 个功能等级，总分为 100 分。得分越高，独立性越强，依赖性越小。若达到 100 分，这并不意味着能够完全独立生活，也许不能完成烹饪、料理家务或与他人接触，但生活可以自理，无需他人照顾（表 1-5-8）。

表 1-5-8　改良 Barthel 指数评分标准

项目	评分标准	得分
1　个人卫生	5 分 = 可自行清洗脸、双手、梳头、刷牙，男性能使用剃须刀，包括插入刀片，使用电插头，女性能自行使用化妆品；4 分 = 完成所有个人卫生项目，但在完成操作之前或之后需要协助；3 分 = 在一个或以上步骤需要协助；1 分 = 能够参与，但每一个步骤需要协助；0 分 = 完全依赖他人进行	

	项目	评分标准	得分
2	洗澡	5分＝可用适当的方法自行洗澡，包括浴池、盆池或淋浴；4分＝在调节水温或转移时需要监督；3分＝在转移到沐浴处或浴缸、清洗时需要协助；1分＝能够参与，但整个过程都需要协助；0分＝完全依赖他人进行	
3	进食	10分＝可自行进食，包括佩戴辅助工具及进行相关预备活动；8分＝能独立进行，但在切肉，打开盒装牛奶、瓶盖等情况时需要协助；5分＝在监督下进食，需协助撒入糖、盐，抹黄油和其他预备活动；2分＝能使用餐具，如汤勺、筷子等，但在进食过程中需要他人主动协助；0分＝完全依赖他人进行	
4	使用厕所	10分＝可用适当的方法自行如厕，包括转移、整理衣服及用便纸，如在晚间使用便具，能自行清理；8分＝需在监督下完成，如在晚间使用便具，需协助清理；5分＝能参与大部分，但在整理衣服、转移或洗手时需协助；2分＝能够参与，但整个过程都需要协助；0分＝整个过程完全依赖他人进行	
5	上下楼梯	10分＝独立上下一段楼梯，可使用扶手或助行器；8分＝整体不需协助，但因安全需监督；5分＝患者上下楼梯时需监督及协助，拿助行器；2分＝能够参与，但整个过程都需要协助；0分＝不能上下楼梯	
6	穿衣	10分＝可自行穿衣，包括穿、脱腰封或支具；8分＝需要轻度协助，如系钮扣、拉链、鞋带；5分＝需协助穿上或脱掉衣服；2分＝能够参与，但整个过程都需要协助；0分＝整个过程完全依赖他人进行	
7	大便控制	10分＝完全控制排便，有需要时能自行使用栓剂或灌肠；8分＝能在监督下使用栓剂、灌肠，偶尔失禁；5分＝患者能采取适当的姿势，但需协助进行通便或清洁，常有大便失禁；2分＝需协助采取合适的姿势排便及进行通便；0分＝完全大便失禁	
8	小便控制	10分＝完全控制排便，如需要借助外置或内置便具，能自理；8分＝能保持整日干爽，偶尔失控或需轻度协助使用内置或外置便具；5分＝日间能够保持干爽，需协助使用便具；2分＝经常小便失禁，但能协助使用外置或内置便具；0分＝完全小便失禁，或依赖他人导尿	
9	步行／用轮椅	步行：15分＝独立步行50米，可使用助行器；12分＝在帮助或监督下步行50米；8分＝需协助抓住并操作助行器；5分＝能在一人不断协助下步行；0分＝整个过程完全依赖他人进行 用轮椅：5分＝能以轮椅行走50米，独立停在桌、床、马桶等地方；4分＝能用轮椅在合理时间内行走在常使用的地域，在转狭窄角落时需协助；3分＝将轮椅停在桌前、床时需他人不断协助；1分＝能在短程推动轮椅；0分＝整个过程完全依赖他人进行	

续表

项目	评分标准	得分
10　床椅转移	15分=能独立完成，包括锁轮椅、移脚踏；12分=在监督下转移；8分=能参与大部分，但仍需提供协助才能完成整项活动；5分=能参与，但需大量协助才能完成整项活动；0分=不能参与，需两人或机器协助转移	

2．评定标准　如不能达到项目中规定的标准，为0分。总分60分以上提示被检查者生活基本可以自理，60～40分者生活需要帮助，40～20分者生活需要很大帮助，20分以下者生活完全需要帮助。改良Barthel指数评定40分以上者康复治疗的效益最大。

（三）注意事项

1．在评定时注重观察患者的实际操作能力，而不能仅依赖其口述。

2．患者在帮助下才可完成某种活动时，要对帮助的方法及帮助量予以详细记录（如使用辅助器具、人或动物等）。

3．评定应在适当的时间和地点进行。通常应由治疗师或护士在早上起床时到病房观察患者穿衣、洗漱、刮脸或化妆等各种自理活动，以求真实。若在模拟场所评定，其设置必须尽量接近实际生活情境。

4．为避免因疲劳而失实，必要时评定可分几次完成，但应在同一环境中进行。

5．再次评定ADL的目的是观察疗效、检验治疗方法、为及时调整治疗方案提供依据以及判断预后。因此，再次评定的时间应该安排在1个疗程结束时以及出院前。出现新障碍时应随时进行评定。

（单盼盼　吴治才）

七、生活质量和社会功能评定

生活质量（quality of life，QOL）也称为生命质量、生存质量等，是康复医学在患者康复工作中极为关注的内容，对于骨与关节疾病患者而言，在其疾病转归后，我们应更加关注其功能的恢复以及生活质量的维持和提高，这也是康复医学学科有别与其他临床医学学科的特点之一。生活质量是对人们生活好坏程度的衡量，具体内容一般包括以下几个方面。

1. **躯体功能的评定**　包括睡眠、饮食、行走、大小便自我控制、自我料理、家务操持、休闲能力等。

2. **精神心理功能的评定**　包括抑郁、焦虑、孤独感、自尊、记忆力、推理和应变能力等。

3. **社会功能评定**　包括家庭关系、社会支持、与他人交往、就业情况、经济状况、社会整合、社会角色等。

4. **疾病特征与治疗**　包括疾病病症、治疗副作用等。

康复医学的最终目的是让患者能够最大程度地恢复功能、重返社会。康复过程中，患者恢复良好的躯体功能的同时，拥有完好的社会功能也是必备的。社会功能通常是指个人能否在社会上发挥一个公民应有的功能，以及其在社会上发挥作用的大小。具体内容一般包括社会生活能力、就业情况、社会整合功能等方面，其中社会生活能力包括家庭关系的维护、社会支持网络的建立、社会角色的承担以及与他人的有效交往等内容。

（一）生活质量评定方法

1. **访谈法**　访谈法是访谈员通过和受访人面对面地交谈来了解受访人的心理、行为、健康状况、生活水平等，是综合评价其生活质量的一种方法。

根据访谈进程的标准化程度，可将它分为结构性访谈和非结构性访谈。前者的特点是按定向的标准程序进行，通常是采用问卷或调查表，对所问的条目和可能的反应都有一定的准备；后者指没有定向标准化程序的自由提问和进行的访谈形式。访谈法运用面广，能够简单而迅速地收集多方面的评定分析资料，因而常在日常工作中使用。

访谈法的优点包括：①灵活易实施，调查方式灵活；②访谈双方面对面交谈便于了解量表个别条目无法反映的较深层内容；③资料收集较可靠；④适用人群面广，特别是针对文化程度较低的人群、儿童或存在一定认知障碍的患者。

访谈法的缺点包括：①成本较高，费用大、时间长；②主观性较强，受访谈员的影响较大；③对于访谈记录的分析处理较难；④缺乏隐秘性，受访者可能会对一些敏感问题回避或不做真实的回答。

2. **标准化的量表评价法**　标准化的量表评价法是生活质量评定中采用最为广泛的方法，使用经考察验证具有较好信度、效度和反应度的标准化测定量表，对受试者的生活质量进行多个维度的综合评定。根据评定主题的不同可分为自评法和他评法。此方法具有客观性较强、可比性好、程式易标准化和易于操作等优点，因此在是临床实践，特别是科研中，常被广泛采用。常用的量表包括健康调查量表 36（36-Item Short Form Health Survey，SF-36）、欧洲五维生存质量量表（EQ-5D）、生活质量量表（Quality of Life index，QOL）、关节炎生活质量测量量表 2（AIMS2-SF）等。

（二）生活质量评定量表

1. 简明健康调查问卷（SF-36） 最初由美国医学结局研究组于 1980 年初在兰德公司健康保险项目有关研究的基础上修订而成，20 世纪 90 年代初完成了含有 36 个条目的健康调查问卷简化版，内容包括躯体活动功能、躯体功能对角色功能的影响、躯体疼痛、健康总体自评、活力、社会功能、情绪对角色功能的影响和心理卫生 8 个领域，评定大约耗时 5～10 分钟。SF-36 是目前世界上公认的具有较高信度和效度的普适性生活质量评价量表，Anderson 等将 SF-36 应用于脑卒中后的患者生活质量的研究，发现这类患者对身体和精神健康方面的变化较为敏感，而在社会功能方面表现较差。SF-36 中国版已由我国学者引进翻译并投入使用。

2. 欧洲五维生存质量量表（EQ-5D） 是由英国约克大学 EuroQOL 研发组于 1990 年制定的普适性生活质量测量量表。内容包括移动能力、自理、日常活动能力、疼痛/不适及焦虑/抑郁 5 个部分。量表效度、收敛效度和重测信度好。量表的评测简单、直观，数据来源于类似温度计的目测表，刻度为 0～100，表示被测者当天的健康状态，完成量表耗时 2～3 分钟。EQ-5D 量表更适合于轻、中度症状的各类疾患患者的自评和问卷式调查。

3. 生活质量量表（QOL） 是 Spitzer WO 等于 1981 年为癌症及其他慢性病患者设计的生活质量量表。该量表包括活动能力、日常生活、健康的感觉、家庭及朋友的支持及对整体生活的认知，同时还包括 0～100 分的目测分级量表。我国学者曾对此量表在脑卒中患者使用的效度进行研究，发现该量表可以有效地测量脑卒中患者的生活质量。

4. 关节炎生活质量测量量表 2（AIMS2-SF） AIMS2-SF 是评价关节炎生活质量的量表之一，是 Meenan 教授团队在 AIMS 基础上开发的量表，共 57 个核心条目，归纳为 5 个维度：躯体功能（涵盖活动能力、步行和弯腰、手指功能、上臂功能、自我照顾内容以及家务活动能力）；症状体验

（特指关节炎痛）；角色限制（涉及工作状态）；社会互动（包括社会活动参与、家庭和朋友的支持情况）；情感状态（包括紧张度和心情）。每个条目采用0~4或0~5级表示不同程度。计分时会将每个条目标准化为0~10级，0表示非常健康，10表示非常糟糕。完成该量表的评估大概需要23分钟。

（三）社会功能评定量表

1. **社会生活能力概况评定问卷** 社会生活能力概况评定问卷是一个简易的评定量表，供使用者对患者的社会生活能力进行简单快速的评定（表1-5-9）。

表1-5-9 社会生活能力概况评定问卷

1. 上学或上班情况 　　与伤病前大致相同　是　20分 　　　　　　　　　　　否　　0分
2. 参加社交活动（访亲探友等） 　　从不参加：0分；极少参加：5分；正常参加：10分
3. 参加社团活动（工会、联谊会、学会等） 　　从不参加：0分；极少参加：5分；正常参加：10分
4. 与别人进行打扑克、下象棋、参观旅行、打球、看球赛等文体活动 　　从不参加：0分；极少参加：5分；正常参加：10分
5. 与别人一起看电视、谈话、听音乐、去公园、散步、购物等业余消遣活动 　　从不参加：0分；极少参加：5分；正常参加：10分

注：该表评定的最高得分为60分，最低得分为0分。分级判断标准为：0分代表社会生活能力重度障碍；≤20分代表社会生活能力中度障碍；20~40分代表社会生活能力轻度障碍；60分代表社会生活能力正常。

2. **功能评估调查表** 就业能力是衡量患者社会功能的一个重要部分，不同疾患患者功能康复后，重返工作岗位前均需要进行就业能力的评定，量表式评估是最常用的方式，其中，功能评估调查表是较全面的功能状态评定表，可了解患者就业能力的受损和残存状况。

（吴治才　单盼盼）

八、骨折复位及愈合情况评定

（一）复位情况评定

通过询问病史、体格检查、研读 X 线或 CT 等方法，对骨折对位对线、骨痂形成情况进行评估。对有无延迟愈合或未愈合，有无假关节、畸形愈合，有无感染，有无血管神经损伤及骨化性肌炎等情况作出准确及时的评估。

（二）骨折愈合的标准

1. 局部无压痛和纵向叩击痛。

2. 局部无反常活动。如胫腓骨骨折在小腿如果出现屈伸活动，说明局部形成了假关节，或者有骨折现象，即反常活动。

3. X 线片显示骨折线模糊，有连续性骨痂通过骨折线。

4. 外部固定接触后伤肢能满足以下要求（上肢能向前平举 1kg 重量达 1 分钟；下肢能不扶拐在平地上连续步行 3 分钟，且不少于 30 步）。

5. 最后一次复位后连续观察 2 周，骨折处不变形。

九、肢体长度及周径测评方法

（一）肢体长度的测量

测量工具可选用普通软尺和钢卷尺，在测量前应确保两侧肢体处于对称位置，利用体表的骨性标志作为参照点，来测量肢体或残肢的长度，将两侧肢体测量的结果进行比较。

1. 上肢长度的测量

（1）上肢长

测量体位：坐位或站位，上肢在体侧自然下垂，肘关节伸展，前臂旋后，腕关节中立位。

测量点：从肩峰外侧端到桡骨茎突或中指间的距离。

（2）上臂长

测量体位：坐位或站位，上肢在体侧自然下垂，肘关节伸展，前臂旋后，腕关节中立位。

测量点：从肩峰外侧端到肱骨外上髁的距离。

（3）前臂长

测量体位：坐位或站位，上肢在体侧自然下垂，肘关节伸展，前臂旋后，腕关节中立位。正常人前臂长等于足的长度。

测量点：从肱骨外上髁到桡骨茎突。

（4）手长

测量体位：手指伸展位

测量点：从桡骨茎突与尺骨茎突连线的中点到中指尖的距离。

2．下肢长度的测量

（1）下肢长

测量体位：患者仰卧位，骨盆水平位，下肢伸展，髋关节中立位。

测量点：从髂前上棘到内踝的最短距离，或从股骨大转子到外踝的距离。

（2）大腿长

测量体位：患者仰卧位，骨盆水平位，下肢伸展，髋关节中立位。

测量点：从股骨大转子到膝关节外侧关节间隙的距离。

（3）小腿长

测量体位：患者仰卧位，骨盆水平位，下肢伸展，髋关节中立位。

测量点：从膝关节外侧关节间隙到外踝的距离。

（4）足长

测量体位：踝关节呈中立位。

测量点：从足跟末端到第二趾末端的距离。

3．截肢残端长度的测量　截肢者上肢或下肢残端长度的测量是设计假肢时不可缺少的数值，其测量时采用的标志点与非截肢者的测量点有所不同。

（1）上臂残端长度

测量体位：坐位或站位，上臂残肢自然下垂。

测量点：从腋窝前缘到残肢末端的距离。

（2）前臂残端长度

测量体位：坐位或站位，前臂残肢自然下垂。

测量点：从尺骨鹰嘴沿尺骨到残肢末端的距离。

（3）大腿残端长度

测量体位：仰卧位或用双侧腋杖支撑站立，健侧下肢伸展。

测量点：从坐骨结节沿大腿后面到残肢末端的距离。

（4）小腿残端长度

测量体位：仰卧位或用双侧腋杖支撑站立，健侧下肢伸展。

测量点：从膝关节外侧关节间隙到残肢末端的距离。

（二）肢体周径的测量

常用软尺测量肢体的围度（或周径），通过测量肢体的围度可以了解被测肢体的肌肉有无萎缩、肥大和肿胀。

测量时被测者应充分放松被测患肢的肌肉；对比较长的肢体可以分段测量，以皮尺在皮肤上可稍移动的松紧度为宜（上下移动不超过1cm）。软尺的位置应与肢体的纵轴垂直，不可倾斜，测量点应放在肌肉最粗壮处。同时，为了进行准确的对比，需要用同样的方法，在肢体的同一水平测量健侧肢体的围度，并将两侧的测量数值进行比较。

1．四肢围度的测量

（1）上臂围度

1）肘伸展位

测量体位：上肢在体侧自然下垂，肘关节伸展。

测量点：在上臂的中部、肱二头肌最膨隆部测量围度。

2）肘屈曲位

测量体位：上肢在体侧自然下垂，肘关节用力屈曲。

测量点：在上臂的中部、肱二头肌最膨隆部测量围度。

（2）前臂围度

1）前臂最大围度

测量体位：前臂在体侧自然下垂。

测量点：在前臂近端最膨隆部测量围度。

2）前臂最小围度

测量体位：前臂在体侧自然下垂。

测量点：在前臂远端最细部位测量围度。

（3）大腿围度

测量体位：下肢稍外展，膝关节伸展位。

测量点：分别在髌骨上缘起向大腿中段每隔6cm、8cm、10cm、12cm处测量围度，在记录测量结果时应注明测量的部位。

（4）小腿围度

可以分为最大围度和最小围度。

测量体位：下肢稍外展，膝关节伸展位。

测量点：分别在小腿最粗的部位和内、外踝最细的部位测量围度。

2. **截肢残端围度的测量**　测量截肢残端的围度是为了判断残端的水肿状态和判断与假肢接受腔的适配程度，截肢术前及术后均应在相同的标志点测量。由于接受腔的适合程度与残端周径有密切的关系，因此测量时要尽量减少误差。由于一天当中大腿周径可有 5～10mm 的变化，小腿周径可有 10～15mm 的变化，应注意记录评定时间（上午、下午）。为了提高准确性，应尽量做到每周测量一次。

（1）上臂残端围度：从腋窝直到残端末端，每隔 2.5cm 测量一次围度。

（2）前臂残端围度：从尺骨鹰嘴直到残端末端，每隔 2.5cm 测量一次围度。

（3）大腿残端围度：从坐骨结节直到残端末端，每隔 5cm 测量一次围度。

（4）小腿残端围度：从膝关节外侧间隙起直到残端末端，每隔 5cm 测量一次围度。

3. **躯干围度测量**

（1）头围（通常小儿常测）

测量体位：坐位或站立位或平卧位。用软卷尺齐双眉上缘，后经枕骨结节，左右对称环绕一周。正常成人头围为 54～58cm。胎儿头围为 32～34cm。

（2）颈围

测量体位：坐位或站立位，上肢在体侧自然下垂。

测量点：通过喉结处测量颈部的围度，应注意软尺与地面平行。

（3）胸围

测量体位：坐位或站立位，上肢在体侧自然下垂。

测量点：通过胸中点和肩胛骨下角点，绕胸一周。测量应分别在被测者平静呼气末和吸气末时进行，正常人胸围约等于身高的一半。

（4）腹围

测量体位：坐位或站立位，上肢在体侧自然下垂。

测量点：通过脐或第 12 肋骨的下缘和髂前上棘连线中点的水平线。测量腹围时，应考虑消化器官和膀胱内容物充盈程度对其结果的影响，男性＞85cm 提示肥胖，女性＞80cm 即为肥胖。

（5）臀围

测量体位：站立位，上肢在体侧自然下垂。

测量点：测量大转子与髂前上棘连线中间上臀部的最粗部分。

（吴治才）

十、特殊性检查评定

（一）肩部检查

肩关节功能评定：根据患者肩疼痛（P）、ROM（R）、ADL（A）、肌力（M）和关节局部形态（F）等 5 方面进行综合评估，总分为 100 分，P：根据患者自觉疼痛和影响活动评分，总分 30 分；R：根据患侧肩关节 ROM 评分，总分 25 分；A：根据 7 项 ADL 评分，总分 35 分；M：徒手肌力检查肩关节 5 大肌群（前屈、后伸、内旋、外旋和外展）的肌力后进行综合评分，总分 5 分；F：根据肩关节有无脱位、畸形、假关节形成及其程度进行评分，总分 5 分。治疗前后分别进行评测，通过对比分值变化来评价肩关节功能的改善情况，分值越高，肩关节功能越好（表 1-5-10）。

表 1-5-10 肩关节功能评定内容

项目	评分标准						得分	小计
1. 疼痛 （30分）	无					30		
	有时略微疼痛，活动无障碍					25		
	轻度疼痛，普通活动无障碍					20		
	中度疼痛，能够忍受					10		
	高度疼痛，活动严重受限					5		
	因疼痛而完全不能活动					0		
2. 肩关节活动范围 （25分）		6	5	4/3*	2	1	0	
	前屈	>150	149~120	119~90	89~60	59~30	<30	
	外展	>150	149~120	119~90	89~60	59~30	<30	

续表

项目	评分标准						得分	小计
2. 肩关节活动范围（25分）	外旋		>60	59～40	39～20	19～10	<10	
	内旋		>60	59～40	39～20	19～10	<10	
	后伸			>45	44～30	29～15	<15	
3. 肌力（5分）	5级 5	4级 4	3级 3	2级 2	1级 1	0级 0		
4. 日常生活活动能力（35分）		容易完成		勉强、疼痛、困难		无法完成		
	穿上衣	5		3		0		
	梳头	5		3		0		
	翻衣领	5		3		0		
	系围裙	5		3		0		
	使用手纸	5		3		0		
	擦对侧腋窝	5		3		0		
	系腰带	5		3		0		
5. 局部形态（5分）	无异常	轻度异常		中度异常		重度异常		
	5	3		2		0		
注：*外旋、内旋、后伸为3分。					总分：			分
评定者：				评定日期： 年 月 日				

（二）腕部/手部/手指检查

手的操作功能包括粗大和精细的运动，可以在标准环境下观察患者用电脑和书写、扣纽扣、系鞋带、用钥匙开门等动作，并在上述活动观察勾状抓握、圆柱状抓握、球状抓握和指腹捏、侧捏、三指捏等动作。临床上也可采用一些量表进行评估，常用 Jebsen 手功能试验（表 1-5-11）。

表1-5-11 Jebsen手功能试验评定内容

Ⅰ.写字：给患者一支圆珠笔，将 4 张 20cm×28cm 左右的白纸夹在书写板上，桌子左方书架上放有数张 13cm×20cm 的写有句子但扣起来的卡片。告诉患者每翻开一张卡片，他就要尽快抄完其上的句子。记下每抄完一张卡片所需的时间。

续表

Ⅱ.翻卡片：在距离桌缘 12~13cm 处的左方一字排开 5 张 13cm×18cm 的卡片，每片相距 5cm（左手翻时放右方），让受试者听到口令后，首先使用非利手从左边第一张卡片开始，以最快的速度翻转卡片，然后把翻转后的卡片放回原处，允许翻转后卡片的位置稍有移动。之用利手进行测试。计算左右手翻完 5 张卡片各自所需的时间。对比两侧手的测试结果。
Ⅲ.拾起小物品放入容器内：在桌子中部离桌缘 12~13cm 处放一空罐头筒（直径 8.5cm 左右，高 11.5cm 左右），在筒的左方每隔 5cm 依次排列上两个一分硬币、两个直径 2.5cm 仰着放的瓶盖、两个回形针。让患者听到命令后，尽快逐一地将上述物品放入筒内，计算放完所需的时间。
Ⅳ.模仿进食：在试验板的立板上的左方每隔 5cm 竖着放置一个长 1.6cm 左右的落花生，一共 5 个，桌子中央放一直径 8.5cm 左右，高 11.5cm 左右的空罐头筒，给患者一个不锈钢条匙，让他一听到口令尽快用条匙一一将上述物品掏起放入筒内，然后交换位置把物品放到另一侧，用利手进行测试。计算放完所需的时间，对比两侧手的测试结果。
Ⅴ.堆放棋子：在桌子上放 4 个直径 3cm，厚 1cm 的木质棋子，两个在左、两个在右，让患者听到口令后尽快用非利手将棋子在中线处垛成一堆，然后用利手进行测试。计算放完所需的时间，对比两侧手的测试结果。
Ⅵ.移动大而轻的物体：在桌面上放 5 个直径 8cm，高 10cm 的空罐头筒，开口朝下，彼此相距 5cm，距桌缘上肢远处放上试验板。让患者听到口令后迅速地用非利手将筒一一放在试验板的水平板上，然后用利手进行测试。计算放完所需的时间，对比两侧手的测试结果。
Ⅶ.移动大而重的物品：安排同Ⅵ，但罐头筒口朝上放，并每罐放入 450g 的物品，再让受试者操作。

注：写字项中所用的句子：Ⅰ.老人似乎疲倦了；Ⅱ.老张看见一辆红卡车驶过来；Ⅲ.鲸鱼生活在蓝的海洋中；Ⅳ.鱼跳出水面吸取空气。

（三）髋部检查

目前国际上尚无统一的髋关节功能评分系统，理想的髋关节评分应适用于大部分髋部疾病（如股骨头缺血性坏死、髋关节炎、髋部骨折等），包含髋关节评分的基本要素（功能、疼痛），且客观可靠、简单易行，便于临床应用。目前临床上常用 Harris 髋关节评分系统（Harris hip score，HHS），HHS 是 Harris 于 1969 年提出的一种用于评价人工髋关节置换术前患者功能状态及术后疗效的评分系统。观察指标主要包括疼痛、功能、畸形和关节活动度 4 个方面。满分 100 分，根据最终得分分为优、良、可、差 4 个等级，90~100 分为优，80~89 分为良，70~79 分为可，≤69 分为差（表 1-5-12）。

表 1-5-12　Harris 髋关节评分系统

满分：100 分

疼痛		
程度	表现	评分
无	无痛	44
弱	偶痛，不影响功能	40
轻度	一般活动后不受影响，过量活动后偶有中度疼痛	30
中度	可忍受，日常活动稍受限，但能正常工作，偶服比阿司匹林强的止痛药	20
剧烈	有时剧痛，但不必卧床，活动严重受限，经常服比阿司匹林强的止痛药	10
病废	被迫卧床；卧床也有剧痛；疼痛跛行严重	0
功能			
---	---	---	---
		表现	
日常生活	楼梯	一步一阶，不用扶手	4
		一步一阶，用扶手	2
		用某种方法能上楼	1
		不能上楼	0
	交通	有能力进入公共交通工具	1
	坐	在任何椅子上坐 1 小时而无不适	5
		在高椅子上坐半小时而无不适	3
		在任何椅子上坐均不舒服	0
	鞋袜	穿袜、系鞋方便	4
		穿袜、系鞋困难	2
		不能穿袜、系鞋	0
步态	无跛行		11
	稍有跛行		8
	中等跛行		5
	严重跛行		0
行走辅助器（平稳舒适行走）	不需		11
	单手杖长距离		7
	多数时间用单手杖		5
	单拐		3
	双手杖		2
	双拐		0
	完全不能走		0

续表

距离	不受限	11
	1km 以上	8
	500m	5
	室内活动	2
	卧床或依赖轮椅	0
畸形	无任何畸形（4 分）	4
	固定的屈曲挛缩畸形≥30°（－1 分）	
	固定的内收畸形≥10°（－1 分）	
	固定的伸展内收畸形≥10°（－1 分）	
	肢体短缩＞3.2cm（－1 分）	
活动范围（指数值由活动度数与相应的指数相乘而得分）		
前屈	（0°~45°）×1.0	
	（45°~90°）×0.6	
	（90°~110°）×0.3	
外展	（0°~15°）×0.8	
	（15°~20°）×0.3	
	大于 20°×0	
伸展外旋	（0°~15°）×0.4	
	大于 15°×0	
伸展内旋	任何活动 ×0	
内收	（0°~15°）×0.2	
活动范围的总分为指数值的和 ×0.05		

（四）膝部检查

膝部检查目前常用 Hospital for Special Surgery 评分表，简称 HSS 评分表，主要用于评估膝关节的功能和疾病严重程度（表 1–5–13）。评价内容有7 项，其中 6 项为得分项目，1 项为扣分项目，根据评分体系将临床疗效分为优（＞85 分）、良（70 ~ 84 分）、中（60 ~ 69 分）和差（＜59 分）四级。

表1-5-13 HSS评分表

一、疼痛（30分） HSS评分：左侧（　　），右侧（　　）						
任何时候均无疼痛	30					
行走时无疼痛	15		休息时无疼痛	15		
行走时轻度疼痛	10		休息时轻度疼痛	10		
行走时中度疼痛	5		休息时中度疼痛	5		
行走时严重疼痛	0		休息时严重疼痛	0		
二、功能（22分）						
行走站立无限制	22					
行走2 500～5 000m和站立半小时以上	10		屋内行走，无需支具	5		
行走500～2 500m和站立可达半小时	8		屋内行走，需要支具	2		
行走少于500m	4		能上楼梯	5		
不能行走	0		能上楼梯，但需支具	2		
三、活动度（18分）						
8°＝1分	最高18分					
四、肌力（10分）						
优：完全能对抗阻力	10		中：能带动关节活动	4		
良：部分对抗阻力	8		差：不能带动关节活动	0		
五、屈曲畸形（10分）			六、稳定性（10分）			
无畸形	10		正常	10		
小于5°	8		轻度不稳：0°～5°	8		
5°～10°	5		中度不稳：5°～15°	5		
大于10°	0		严重不稳：大于15°	0		
七、减分项目						
单手杖	1	伸直滞缺5°	2	每5°外翻	1	
单拐杖	2	伸直滞缺10°	3			
双拐杖	3	伸直滞缺15°	5			

填表人：　　　　　　　　　　　　　　填表日期：

（吴铭柯）

十一、疼痛评定

疼痛评定是判断疼痛的发生原因以及进行障碍诊断的必要步骤。通过疼痛评定，可准确地识别疼痛特征，寻找疼痛与解剖结构之间的联系，评估疼痛对运动功能和日常生活活动能力的影响，并为选用最恰当的治疗方法和药物提供依据。此外，疼痛评定还采用定量的方法来判断治疗效果。

（一）疼痛的分类

疼痛的分类相对较为复杂，一般可根据疼痛部位、病因、发作频率、强度、持续时间和病理分类。临床上最为常用的分类方法是以疼痛的持续时间作为依据。

1. **急性疼痛** 由皮肤、深部结构、内脏的损伤和 / 或疾病、肌肉或内脏的功能异常产生的有害刺激所诱发。由于有效的治疗和 / 或疾病、损伤的自限性结果，急性疼痛及其伴随反应通常在数天或数周内消失，普遍可以接受的急性疼痛的时间标准通常为＜30 天。但若治疗不当，则会引起疼痛的持续存在，病理生理学改变增加，致使疼痛发展为亚急性或慢性疼痛。

2. **慢性疼痛** 是指一种急性疾病过程或一次损伤的疼痛时间持续超过正常所需的治愈时间的情况。普遍可以接受的慢性疼痛的时间标准通常为6 个月以上。对于慢性疼痛的确定，更重要的是其并非与急性疼痛一样是疾病的症状之一，而是其本身就成为了一种疾病。

慢性疼痛与急性疼痛相比具有 3 个方面的差别，即：①心理反应不同；②慢性疼痛会产生疼痛之外的各种障碍表现；③一旦形成慢性疼痛，完全疼痛缓解的可能性极小。

慢性疼痛时，除疼痛之外还将伴随如下异常改变：①疼痛组织的代谢改变，如局部血液循环不畅、水肿增加、营养不良、局部肌肉缺血等；②运动控制功能不良，如运动技巧水平降低、本体感觉水平降低等；③自主功能不良，如自主反应不良、交感神经活动性增高、肌张力增高、感觉过敏和刺激过敏等；④中枢神经系统功能不良，如疼痛耐受性、痛阈、内啡肽水平、5- 羟色胺水平降低等；⑤自我感受差，如内疚感、羞耻感和自我价值感降低等；⑥心理障碍，如孤独、抑郁、躯体症状化和失眠等。

3. **亚急性疼痛** 疼痛持续时间介于急性疼痛和慢性疼痛之间，这一过程也可被视为是疼痛可完全治愈的最后机会。在病因学和感受伤害机制方面，亚急性疼痛与急性疼痛极为相似。为了更精确地界定亚急性疼痛的治疗窗口，可进一步以疼痛产生后的第 100 天为界，在疼痛产生的前 100 天，若患者能够接受充分且及时的治疗，有望基本恢复正常状态；若疼痛持续时间超过 100 天，大部分患者虽然可恢复大部分缺失的功能，但不会完全恢复或仍会存在不适感。

4．再发性急性疼痛 为一种间隔较长一段时间后，疼痛再度发作的"复发性"疼痛模式。再发性急性疼痛往往是在慢性病理基础上由外周组织病理的急性发作所致，与慢性疼痛和亚急性疼痛不同，它是不连续的急性发作的再现。持续数周以上的疼痛可能为亚急性疼痛，而在数月或数年中数次有限的发作（如头痛、脊柱退行性椎间盘和关节疾病等），即为典型的再发性急性疼痛。

（二）疼痛的评定

1．了解现病史 在了解现病史的过程中，检查者应思路清晰，按照一定的逻辑程序进行询问。对于疼痛的叙述，患者之间存在个体差异，根据其叙述的特征性表现可以初步推断出存在问题的组织或部位。

2．疼痛部位的评定 一般可应用疼痛示意图等方法，以量化疼痛区域的大小、评定疼痛部位的改变，同时可评定疼痛强度和性质。常用的方法为45 区体表面积评分法，适用于疼痛范围相对较广的患者，如颈痛、腰痛及肌筋膜痛等。

（1）评定方法：采用 45 区体表面积图及颜色笔等。45 区体表面积图将人体表面分为 45 个区域（前面 22 个区域，后面 23 个区域），每一区域有该区号码。让患者用不同颜色或符号将相应疼痛部位在图中标出（图1-5-24）。

（2）评分标准：涂盖一区（即便为局部）为 1 分（每一区不论大小均为1 分，即便只涂盖了一个区的一小部分也评 1 分），未涂处为 0 分，总评分反映疼痛区域。不同颜色或不同符号表示疼痛强度，如用无色、黄色、红色和黑色（或"—""○""□""△"）分别表示无痛、轻度疼痛、中度疼痛和重度疼痛。最后根据各疼痛区域占整个体表面积的百分比计算患者疼痛占体表面积的百分比。

3．疼痛强度的评定 疼痛强度的评定适用于需要对疼痛的强度及强度变化（如治疗前后的对比）进行评定的患者。量化评定疼痛强度及其变化的方法较多，临床常用视觉模拟评分法（VAS）。VAS 通常采用 10cm 长的直

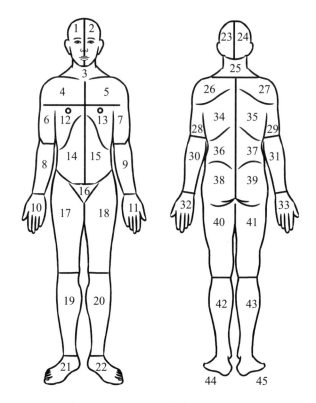

图 1-5-24　45 区体表面积评分法

线（可为横线或竖线），按毫米画格，两端分别表示"无痛"（0）和"极痛"（100）。被测者根据其感受程度，用笔在直线上画出与其疼痛强度相符合的某点，从"无痛"端至记号之间的距离即为痛觉评分分数。一般重复 2 次，取 2 次的平均值。VAS 是目前最常用的疼痛强度评定方法。

VAS 也可采用游动标尺进行评定。游动标尺评定时，游动标尺正面为 0～10 可游动的标尺，背面为从 0～10 数字的 VAS 游动标尺（相应长度的厘米数，可精确到毫米）。患者移动游动标尺至自己认定的疼痛位置时，医生即可在尺的背面看到具体数字。

若在线上的两端分别标上"疼痛无缓解""疼痛完全缓解"，则成为恒定疼痛强度的疼痛缓解目测类比评分法，用于评价疼痛的缓解情况。注意事项包括应提醒患者尽量准确标记，以避免患者随意标记。评定者测量直线长度时应避免测量误差。

4. 疼痛特性的评定　适用于需要对疼痛特性进行评定的患者、合并存在疼痛心理问题者。常采用多因素疼痛调查问卷评分法。疼痛问卷表是根据疼痛的生理感觉、患者的情感因素和认识成分等多方面因素设计而成，因此能较准确的评价疼痛的性质与强度。其中，McGill 疼痛问卷（MPQ）和简化 McGill 疼痛问卷（SF-MPQ）较为常用。SF-MPQ 是在 MPQ 基础上简化而来。由 11 个感觉类和 4 个情感类对疼痛的描述词以及现时疼痛强度（present pain intensity，PPI）和 VAS 组成。所有描述词可根据个人感受选择"无痛""轻度痛""中度痛"和"重度痛"。简化 McGill 疼痛问卷在临床应用上具有简便、快速等特点。

（1）评定方法：采用简化 McGill 疼痛问卷进行评定（表 1-5-14）。

（2）评分内容：疼痛程度分别以无痛（0 分）、轻度疼痛（1 分）、中度疼痛（2 分）和极度疼痛（3 分）的等级记分。受测者根据自己的实际情况进行打分。评定指标包括感觉类分、情感类分和两者相加所得疼痛总分，选词数以及现有疼痛强度（PPI）（采用 6 分法评定，即 0 ~ 5 分）。

表 1-5-14 简化 McGill 疼痛问卷量表

A. 疼痛分级指数				
Ⅰ. 分数_____				
疼痛描述词	无痛	轻度疼痛	中度疼痛	极度疼痛
1. 跳痛	0 分	1 分	2 分	3 分
2. 放射痛	0 分	1 分	2 分	3 分
3. 刺痛	0 分	1 分	2 分	3 分
4. 锐痛	0 分	1 分	2 分	3 分
5. 夹痛	0 分	1 分	2 分	3 分
6. 咬痛	0 分	1 分	2 分	3 分
7. 烧灼痛	0 分	1 分	2 分	3 分
8. 创伤痛	0 分	1 分	2 分	3 分
9. 剧烈痛	0 分	1 分	2 分	3 分
10. 触痛	0 分	1 分	2 分	3 分
11. 割裂痛	0 分	1 分	2 分	3 分
以上 11 项相加，得出疼痛感觉方面总分（S）				_____分
Ⅰ. 分数_____				
疼痛描述词	无痛	轻度疼痛	中度疼痛	极度疼痛
12. 疲劳耗竭感	0 分		2 分	3 分
13. 不适感	0 分		2 分	3 分

14. 恐惧感	0 分		2 分	3 分
15. 受折磨感	0 分		2 分	3 分
以上 4 项相加，得疼痛情感方面总分（A）				＿＿＿＿分
以上 2 项相加（S+A）=疼痛总分（T）				＿＿＿＿分
Ⅱ.选词数：				
B.目测类比评分（VAS）：				
C.现在疼痛状况（PPI）：				
0 分　　无痛		3 分　　痛苦		
1 分　　轻痛		4 分　　可怕		
2 分　　不适		5 分　　极痛		
总结：S=＿＿＿＿；A=＿＿＿＿；T=＿＿＿＿；VAS=＿＿＿＿；PPI=＿＿＿＿				

（三）疼痛评定的注意事项

1. 认知功能明显障碍的患者不适合进行疼痛评定。

2. 评定应在疼痛较为稳定时进行，不宜在疼痛剧烈时进行；不应采用可能导致患者疼痛加重的评定方法进行评定。

3. 评定时周围环境需适宜，尽量安静，室温不可过冷、过热，以免对疼痛程度造成影响。

4. 需由经专业培训的评定者根据患者的主观感受进行评定，避免出现技术误差。

5. 评定最好采取一对一形式，避免他人干扰。

（单盼盼）

第六节　康复医学中常用的中医治疗方法

一、中药外敷

将中药打成粉末状，用温开水或香油调成糊状，平铺于棉纸上，在上面再盖一层棉纸，然后将药外包敷于患处 4~8 小时，每日 1 次。根据用药的不同，此法可治疗热证或寒证骨关节炎（骨痹）。

使用优势：①途径直接，药物直接作用于患处，并通过透皮吸收，使局部药物浓度明显高于其他部位，作用较为直接且强烈；②用药安全，贴敷疗法是以透皮吸收方式发挥药效，较其他给药途径用药较为安全，同时也扩大了用药的范围，尤其是外用给药方法历经长期临床验证，其方药众多，治疗范围广泛，涵盖内、外、妇、儿等多学科疾病，具有较高的医疗和保健价值。

二、外贴膏药

中医外科膏药是运用中药归经原则，运用药物互相协调为用的效能，组成多味药物的大复方，以充分发挥药物的疗效。膏药经皮肤发挥作用，是中医临床常用的外治方法之一，它遵循中医辨证论治及中药的功效、主治与归经原则，利用药物间的协同作用，组成复方以发挥药物的良好效果。贴于体表的膏药能够刺激神经末梢，通过反射扩张血管，促进局部血液循环，从而改善周围组织营养，达到消肿、消炎和镇痛的目的。同时，药物在患处通过皮肤渗透到达皮下组织，在局部产生药物浓度的相对优势，从而发挥较强的药理作用。此外，膏药中一些刺激性较强的药物能够通过神经反射调节机体功能，促进抗体形成，提高人体免疫力。药物穿透皮肤及黏膜后，经过血管或淋巴管进入体循环，也可产生全身性药物作用。常用膏药包括云南白药膏、消痛贴膏、麝香壮骨膏等。现代药理研究显示，黑膏药在吸收、疗效方面优于橡胶膏，但由于黑膏药的制作工艺较为复杂，缺乏统一标准，不易进行质量控制，导致黑膏药的质量参差不齐。因黑膏药的制作费时费力，中医医院多开展中药外敷，即用中草药粉碎后调入蜂蜜、凡士林等基质，调成软膏状外敷于患处，再用棉纸、绷带固定，需每 24 小时换药一次，使用成本较高。相比之下，黑膏药每贴可使用 3 ~ 15 天，揭下后可再次贴敷，且不影响疗效，因此费用较低。

三、中药离子导入

中药离子导入的过程是将配制好的药液均匀涂抹于纱布衬垫，然后将纱布衬垫置于病变关节处，经直流电感应电疗机离子导入治疗患处，每日一次，14 天为 1 个疗程，具有疏松关节，祛邪通络，活血止痛之功。

中药离子导入的特点包括：①局部治疗，药效集中作用于患处；②渗透性强，能有效加速局部代谢；③治疗效果迅速，药物直接作用于病灶；④活血化瘀，舒筋通络；⑤温度适中，有助于扩张毛孔，促进药物吸收；⑥利用磁化效应增强离子导入效果；⑦红外辐射有助于调节免疫功能；⑧电能输导可激发机体功能反应；⑨磁场交变有助于全面调整生理功能；⑩治疗过程中即开始起效，结束见效。该疗法广泛用于多种疾病的治疗，在骨科疾病中，常用于关节炎、肩周炎、颈椎病、坐骨神经痛、风湿类风湿、骨质增生、股骨头坏死、软组织挫伤、腱鞘炎、腰肌劳损、腰间盘突出症、网球肘。

四、中药熏洗治疗

熏洗疗法是利用药物煎汤趁热在皮肤或患处进行熏蒸、淋洗的治疗方法（一般先用药汤蒸气熏，待药液温度适宜时再洗）。该疗法是借助药力和热力，通过皮肤、黏膜作用于肌体，促使腠理疏通、脉络调和、气血流畅，从而达到预防和治疗疾病的目的。本方法无痛苦、无危险，药物直接作用于病变局部，具有活血化瘀、通络止痛、清热解毒、利湿消肿、改善肢体微循环等多种功能。具体操作方法为熏洗方加水煮沸 30 分钟后泡洗患处，每日一次，7 天为 1 个疗程，具有疏松关节，温经散寒，活血通络的作用，适用于风寒湿邪阻滞所致关节肌肉疼痛，以及关节扭伤，骨折后遗症等病症的治疗。

五、中药穴位贴敷

穴位贴敷疗法是以中医经络学为理论依据，将药物研成细末后，用水、醋、酒、蛋清、蜂蜜、植物油、清凉油、药液等作为调和剂，将其调成糊状，或者用呈凝固状的油脂（如凡士林）、黄醋、米饭、枣泥等材料制成软膏、丸剂或饼剂，亦可直接将中药汤剂熬制成膏状，也可直接将药末散于膏药上，再直接贴敷穴位或患处（阿是穴），用来治疗疾病的一种无创痛穴位疗法。现代的穴位贴敷方采用高新生物技术提取而成，打破了传统治疗理念，浓缩治膏精华，能够透皮、透肉、透骨，层层穿透，深层直达病灶，能够快速修复受损的关节骨、半月板，恢复关节软骨、半月板的韧性和弹性。

穴位贴敷常以白芥子、延胡索等药物为处方，粉碎研磨后加姜汁调匀后，涂在专用贴敷膜上，可根据病情选取双肾俞、关元、中脘等 5～6 个穴位进行贴敷，在穴位局部常规消毒后，取药贴于相应穴位，1～2 小时后取下，每日一次，14 天为 1 个疗程。

六、穴位注射

穴位注射法是指将某些中西药物注入腧穴或特定部位的一种疗法，因此也称为水针法，具有针刺和药物的双重作用。穴位注射法的适应证较为广泛，在各系统疾病中都有应用，但以治疗疼痛及炎症性病症更为常用，如三叉神经痛、坐骨神经痛、慢性支气管炎、大叶性肺炎、急性阑尾炎等。在治疗过程中，常选用当归注射液、丹参注射液、鹿瓜多肽注射液等药物，根据患者病情选取双肾俞、双足三里等穴位进行注射，每次 2 穴，每穴 1ml，每日或隔日 1 次，5～7 次为 1 个疗程。穴位注射时注意避免使用某些浓度过高或刺激性过强的药物，此外，某些部位（如关节腔）和穴位（如患儿的合谷穴）不宜应用本法。

七、针刺

针刺疗法是以中医理论为指导，运用针刺防治疾病的一种方法，具有适应证广、疗效明显、操作方便、经济安全等优点。在治疗过程中，根据患者病情选取最为舒适的体位，遵循辨证循经的原则取穴位，或在局部病变选取如血海、犊鼻、肾俞等 10～20 穴，随证施法，留针 30 分钟，每日一次，14 天为 1 个疗程。

在针刺治疗过程中，由于患者心理准备不足等多种原因，可能出现如下异常情况，应及时处理。

1. 晕针　是针刺治疗中较常见的异常反应，主要由于患者心理准备不足，对针刺过度紧张，或者患者在针刺前处于饥饿、劳累等虚弱状态，亦或是患者所取的体位不舒适，术者针刺手法不熟练等。如患者在针刺或留针过程中突然出现头晕、恶心、心慌，面色苍白，出冷汗等表现，应立即停止针刺，起出全部留针，令患者平卧，闭目休息，并饮少量温开水，周围环境应避免噪杂。若症状较重，则可针刺人中、内关、足三里、素髎等穴位以促进恢复。经上述方法处理后如未见缓解，并出现心跳无力、呼吸微弱、脉搏细弱等症状，应采取相应急救措施。为了防止晕针，针刺前应先与患者解释针刺疗法的作用以及可能出现的针感，消除患者的恐惧心理。对于饥饿或体质虚弱患者，应让其先饮水再行针刺；对于从事重体力劳动者，应令其休息片刻后再行针刺。

2．滞针　是指在针刺行针及起针时，术者感到针体在穴位内的针体有涩滞、牵拉、包裹感，导致针体不易被提插、捻转，不易起针。滞针的主要原因是针刺手法不当，使患者针刺处的肌肉发生强直性收缩，致肌纤维缠裹在针体上。出现滞针后，切勿强行行针或起针，应让患者全身放松，并用手按摩针刺部位，使局部肌肉松弛，然后轻缓地向最初行针的相反方向捻转，提动针体，缓慢将针起出。为了防止滞针，针刺前应向患者做好解释工作，避免患者在针刺时紧张，并在针刺前将针体擦净，不可使用针体不光滑、有锈斑或者弯曲的毫针。针刺时一旦出现局部肌肉挛缩导致体位移动时，术者手不可离开针柄，可用左手按摩针刺部位，缓慢使患者恢复原来体位，轻捻针体同时向外起针，不得留针。另外，在行针时应注意避免大幅度向单方向捻转针体，以防止滞针发生。

3．弯针　是指在穴位行针的过程中，针体在皮下或在皮外发生弯曲的现象。皮外的弯针多是由于留针期间被其他物体压弯、扭弯。起针时应注意用手或镊子持住弯针曲角以下的针体，缓慢将针起出。发生在皮下的弯针，多在走针时被发现，是由于患者在留针或行针时改变了体位，或肌肉发生挛缩，导致针刺进入关节腔内、骨缝中、两组反向收缩的肌群中，从而使针体发生弯曲。此外，选穴不准确，手法过重、过猛，使针刺在骨组织上，也会发生针尖弯曲或针尖弯成钩状。当发现皮下弯针时，应先让患者将变动的肢体缓慢恢复到原来进针时的体位，并在针刺穴位旁适当按摩，同时用右手捏住针柄做试探性、小幅度的捻转，找到针体弯曲的方向后，顺着针体弯曲的方向起针。如针尖部弯曲，应一边小幅度捻转，一边慢慢提针，同时按摩针刺部位以减少疼痛。切忌强行起针，以免钩撕肌肉纤维或发生断针。为防止弯针，针刺前应先使患者处于舒适的体位姿势，全身放松。留针时，针柄上方不要覆盖过重的衣物，以免碰撞针柄，同时患者不得随意变动体位、旋转或屈伸肢体。

4．断针　是在行针过程中，针体部分或全部折断在针刺穴位内。常见原因是针根部锈蚀，在针刺时折断。如果折断发生在针根部且部分针体仍暴露在皮肤外，可立即用手或镊子起出残针。另一个导致断针的原因是滞针、弯针处理不当或强行起针，造成部分针体断裂在皮下或肌肉组织中。此时应让患者肢体放松，避免移动体位，对于皮下断针，可用左手拇指和示指垂直下压针孔旁的软组织，使皮下断针的残端退出针孔外，同时右手持镊子捏住断针残端起出断针。若针体折断在较深的部位，则需借助于 X 线定位，手术取针。为了防止断针，应注意在针刺前仔细检查针具，对于针柄松动、针根部有锈斑、针体曾有硬性弯曲的针，应及时剔除不用。针刺时，切忌用力过猛。留针期间患者不应随意变动体位，当发生滞针、弯针时，应及时正确处理。

5. 血肿　是针刺结束后，针刺部位出现皮下出血，导致皮肤隆起的现象。出现皮下血肿时，应先持酒精棉球按压在针孔处的血肿上，轻揉片刻。如血肿未再增大，则无需进一步处理，局部皮肤的青紫现象可逐渐消退。如经上述按压处理后血肿仍继续增大，可加大按压力度并冷敷，然后加压包扎，48 小时后改为热敷，以促进瘀血的消散。为了防止血肿的发生，针刺前应仔细检查针具，确保针尖无钩、无瑕疵，对于针尖有钩的针具不能使用。针刺时一定要注意仔细观察皮下血管走行，避开血管进行针刺。

八、针刀治疗

小针刀疗法的优点是治疗过程操作简单，不受特定环境和条件的限制。治疗时切口小，无需缝合，因此对人体组织的损伤相对较小，且不易引起感染，通常不会引起不良反应，患者也无明显痛苦和恐惧感，术后无需长时间休息，治疗时间和疗程均较短，患者易于接受。小针刀疗法主要适用于软组织损伤性病变和骨关节病变，包括①颈椎病：颈肌劳损、颈椎间盘脱出症、颈椎骨质增生、颈椎综合征等；②腰椎病：慢性腰肌劳损、第三腰椎横突综合症、腰椎间盘脱出症、腰椎骨质增生、腰椎综合征、疲劳性骨膜炎及与脊柱相关的其他疾病等；③骨关节病：肱骨外上髁炎（网球肘）、屈指肌腱狭窄性腱鞘炎（弹响指）、足跟痛（足跟骨刺）、软组织损伤、骨骺炎、增生性关节炎等；④软组织损伤：涵盖慢性软组织损伤、陈旧性软组织损伤急性发作以及部分急性软组织损伤；⑤外伤性滑囊炎、腱鞘炎及肌肉筋膜炎；⑥神经痛：周围神经卡压综合征、骨 - 纤维管卡压综合征等。治疗时，选取病变关节周围的压痛点为治疗点，进行常规消毒并铺无菌巾，用 2% 利多卡因局部麻醉，根据治疗点的具体情况，选择长短、大小合适的针刀迅速刺入皮下。先进行纵行剥离，再进行横向摆动，术毕取刀，纱布压迫止血后用输液贴覆盖术口 48 小时。治疗频率为 5~7 天 1 次，2 次治疗为 1 个疗程。

九、推拿治疗

按摩是以中医的脏腑、经络学说为理论基础，并结合西医的解剖和病理诊断，通过手法作用于人体体表的特定部位，以调节机体生理、病理状况，达到理疗目的的一种物理治疗方法。按摩可分为保健按摩、运动按摩和医疗按摩三大类。按摩优点众多，不仅简单易行，无需特殊设备，而且疗效显著，经济实惠，无副作用，易于学习且操作简便。对于某些患者而言，按摩可使精神振奋，起到类似兴奋剂的作用；同时，也可使患者心情平静，发挥类似镇静剂的作用。按摩对身体的益处较为广泛，不仅能舒活筋骨、减轻压力，还可以缓解偏头痛、促进血液循环、帮助排毒等。由于按摩有利于循环系统和新陈代谢，对于一般慢性病或身体过度虚弱的患者，是一种比较安全可靠的治疗方法。在进行按摩时，应选择合适体位，先采用轻柔的揉、按、拿、一指禅推等手法治疗以舒经通络；然后使用旋转复位法、斜扳法、拔伸松动等手法理筋整复；再局部选穴使用一指禅推、按、揉等手法治疗；最后根据病变部位使用拿法、拍法或擦法等不同的结束手法。每次治疗持续10~15 分钟，每日 1 次，10 次为 1 个疗程。

十、穴位埋线

穴位埋线疗法是使用羊肠线或其他可吸收线体，在针灸经络理论的指导下，精准植入相应穴位区域的一种治疗方法。进行穴位埋线后，线材在体内软化、分解、液化和吸收，可持久、柔和地刺激穴位长达 20 天甚至更久，产生一种缓慢、柔和、持久、良性的"长效针感效应"，发挥疏通经络、调和气血的作用，实现"深纳而久留之，以治顽疾"的目的。穴位埋线作为一种长效、低创伤的针灸疗法，特别适用于各种慢性、顽固性疾病患者，以及时间紧张或畏惧针灸疼痛的人群。相关书籍显示，中医穴位埋线疗法能够治疗 200 多种疾病，对于某些疑难病、慢性病、疼痛病效果显著，如治疗三叉神经痛可以即时止痛，远期疗效佳且不损伤神经，是中医疗法中治疗三叉神经痛比较理想的方法；治疗痛风止痛效果好，且能消除嘌呤酸而达到根治的目的。对于股骨头坏死的早期和中期患者，运用中医穴位埋线，配合中药综合治疗，可取得较为满意的治疗效果，其特点为止疼效果快、安全，创伤小；并能从根本上改善病情、疗效显著，但对于晚期的股骨头坏死患者，建议手术治疗。穴位埋线为 20～30 天治疗一次，可避免传统针灸需频繁就诊的麻烦和痛苦，减少就诊次数。

（范春江　房中华）

第二章

骨折照护
与康复

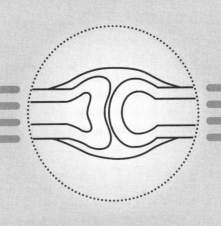

第一节　骨折的基本概念

一、骨折的定义

由于一定强度的外力作用，致使骨质的完整性部分地或完全地断裂，称为骨折，通常伴有软组织损伤。

由于儿童骨骼中的骨小梁结构相对稀疏，使得儿童骨骼在外力作用下更容易发生弯曲，而非完全断裂，所以青枝骨折多见于儿童，而在成人中罕见。然而，成人也可能发生不完全骨折，例如部分骨皮质缺损或单侧骨皮质断裂等。脊柱、肱骨上端、股骨髁和胫骨平台等部位由于松质骨结构丰富，在遭受外力时容易造成骨折端被推挤进入干骺端的松质骨内，形成压缩性骨折。

开放性骨折是指当皮肤、软组织及肌肉等被撕裂，导致骨折端露出体外的情况，与之相对的是闭合性骨折，即在骨折发生时皮肤和周围组织没有明显的损伤或破裂。

在某些情况下，严重的暴力作用会导致广泛皮下剥离，但皮肤表面并无明显外部伤口，同时伴有骨折。这种情况下，皮下剥离的皮肤可能局部或全部坏死，形成潜在性的开放性骨折风险。然而，只要骨折端周围有完整的肌肉组织包裹，且没有与外界相同，即使存在皮肤坏死，也不符合开放性骨折的范畴。

骨折通常是由外界的暴力作用引起，但病理性骨折是由于骨骼疾病或其他疾病导致骨骼结构异常而引起的骨折；而应力（疲劳）骨折则是由于长期反复承受微小的应力作用，导致骨骼逐渐损伤而发生的骨折。

二、骨折的临床特征

大多数骨折往往容易被诊断，一旦出现以下的症状和体征，无论是单独或联合发生，均提醒存在骨折的可能。

1. **疼痛和肿胀**　几乎所有的骨折都会引起疼痛，但严重程度各不相同。例如轻微的椎体压缩性骨折，可能由于疼痛不明显而被患者可能误以为是腰肌劳损，甚至对于运动员、军人等长期进行高强度体力活动的人群，疲劳性骨折在初期没有明显症状。中老年人过度活动后，如果出现足跟疼痛，可能是发生了应力骨折，通常在 2-3 周后的 X 线检查中，通过观察到局部的骨密度增高来确诊。

2．**功能受限**　在大多数骨折中，由于疼痛和杠杆力臂改变会造成功能受限。但在某些特殊情况下，如股骨颈嵌插骨折或不完全骨折，髋关节仍然可以保持一定程度的正常功能。

3．**畸形**　骨折后，由于骨折两端肌肉的收缩方向不同，导致断端移位，从而出现成角或旋转畸形。

4．**异常活动和摩擦音**　骨折后，由于正常结构的中断，骨折断端可能会出现异常活动。断端的摩擦可以引起摩擦感和摩擦音，但这重复这一操作会引起患者剧烈疼痛，甚至可能损伤血管、神经，因此医生在检查时应避免进行这方面的操作。

5．**神经血管损伤**　骨折移位后，断端尖锐的骨皮质可能会对周围的血管和神经造成损伤。所以诊断骨折时一定要对血管和神经功能进行评估，一旦发生了重要的血管神经损伤应及时处理。

（施克勤　王星亮）

第二节　上肢骨折照护与康复

一、锁骨骨折照护与康复

（一）概述

锁骨骨折的发生率在每 10 万人中为 30～60 人，其中男女比例约为 2∶1，占所有骨折的 5%～10%，占肩关节损伤的 44%。锁骨是人体最早发生骨化的骨骼之一，其骨化过程从胚胎第 5 周便已开始，而且是唯一通过膜内成骨方式完成骨化的长管状骨。锁骨的原始骨化中心位于锁骨的中部，负责 5 岁以内儿童锁骨的生长。在锁骨的内外端各存在一个生长骺板，但往往只有内侧的生长骺板能够通过 X 线被观察到。内侧骺板负责锁骨长度生长的 80%，其骨化中心通常要到 13～19 岁才开始出现，而到 22～25 岁才与锁骨的主干部分完全融合。因此在临床上对年轻患者进行胸锁关节脱位的诊断时要注意与锁骨内侧骨骺损伤相鉴别。

（二）损伤机制

锁骨骨折多为间接暴力引起。常见的受伤机制包括侧方摔倒时肩部着地，力量传导至锁骨，导致发生斜形骨折。也可因手或肘部着地，暴力经肩部传导至锁骨，发生斜形或横行骨折。直接暴力常由胸上方撞击锁骨，导致粉碎性骨折，但较少见。

（三）临床表现

锁骨骨折后可出现局部肿胀、疼痛、锁骨中外 1/3 处出现畸形、肩关节活动受限等症状，此外还会出现患肩下垂，患者常以健手扶托患肘以减轻因牵拉造成的疼痛。典型体征为胸大肌牵拉患侧肩关节，使其下沉、前屈并内旋，患者常用健肢托住患肘以对抗重力作用，头常侧向患侧，下颌转向健侧以放松胸锁乳突肌，减少牵拉从而缓解疼痛。

（四）辅助检查

锁骨中段骨折前后位 X 线片可明确锁骨是否存在骨折，但由于锁骨的解剖形态，仅凭单一的前后位 X 线片难以正确判断骨折的移位情况。对于锁骨外 1/3 骨折，通常需要拍摄一系列创伤 X 线片，包括标准的肩关节正位片、肩胛骨侧位片以及腋位线片。而内 1/3 骨折由于位置较为隐蔽，常规 X 线片难以清晰显示，因此需要进行 CT 扫描来进行准确判断。在特殊 X 线拍片方法中，有一种方法是让患者双腕悬吊约 4.5kg（即 10 磅）重物后拍摄双肩关节的前后位片，通过与正常侧对比，如显示患侧喙突到内侧骨折端之间距离增大，则提示存在韧带损伤，这种拍片方法有助于进一步明确骨折及其相关损伤的情况。

（五）诊断

Allman 根据骨折位置将锁骨骨折分为三型。Ⅰ 型为中 1/3 骨折，这一类型的骨折通常发生在锁骨的中段区域；Ⅱ 型为外 1/3 骨折；骨折位于锁骨的远端部分，靠近肩锁关节；Ⅲ 型为内 1/3 骨折，骨折发生在锁骨的近端，靠近胸骨柄。对于锁骨远端骨折，一般采用 Neer 分型。Ⅰ 型骨折发生在喙锁韧带远端，导致微小的骨折移位，而肩锁关节保持完整；Ⅱa 型骨折发生在锥形韧带内侧，Ⅱb 型骨折发生在喙锁韧带中间，并伴有锥形韧带断裂；

Ⅲ型骨折发生在喙锁韧带远端，且累及肩锁关节；Ⅳ型骨折发生于未成年人，特点是干骺端和骺线分离。Ⅴ型骨折是锁骨下方出现小骨折块，这些骨折块仍然连接着喙锁韧带，形成一种特殊的骨折类型。

（六）临床治疗

大多数锁骨骨折可采取保守治疗，对于青枝骨折或无移位的锁骨骨折通常无需手法整复，可给予适当外固定以限制活动，而对于儿童或成人骨折，若存在重叠移位或成角畸形，则应予手法复位及固定。目前一般采用"8"字形锁骨绷带固定，使两侧肩关节保持后伸状态。固定后应注意观察有无血管、神经压迫症状，如出现桡动脉搏动减弱、手麻、疼痛加剧，则说明固定过紧，应适当放松至症状解除为止；对存在重叠移位的骨折，经整复固定后通常需要 4~6 周才能达到临床愈合后，之后方可解除固定。

锁骨骨折手术治疗的绝对适应证包括开放骨折、合并血管损伤、存在进行性神经受损、漂浮肩、移位的病理骨折以及原始骨折短缩＞2cm；而相对适应证则包括合并有多发伤、皮肤受损且存在潜行剥脱风险、双侧锁骨骨折、患者无法忍受长时间制动、对外形美观有较高要求，以及存在帕金森病、癫痫、颅脑损伤等神经精神情况。

（七）照护

1．伤口护理　在伤口彻底愈合之前注意保持伤口清洁和干燥。根据医生的建议进行伤口消毒换药，遵医嘱使用有效抗生素积极控制感染，定期观察伤口愈合情况，注意是否有红肿、渗液或感染等迹象，一旦出现则需要尽快就医。

2．疼痛管理　使用数字评分表动态评估疼痛的部位、性质及程度，运用放松技术、转移注意力（如听音乐、看书或聊天）等方法缓解疼痛。必要时使用镇痛药，观察镇痛效果及不良反应，做好用药护理。对于轻、中度疼痛推荐口服止痛药，如果出现疼痛加重或剧烈疼痛需排除伤口感染、骨折移位等可能，必要时尽早就医。

3．活动护理　避免长时间保持同一姿势，可以每隔一段时间活动肩部，防止关节僵硬。锻炼应循序渐进，既不能怕疼而不锻炼，又不能过于急躁，活动幅度过大、力量过猛，造成软组织损伤，骨折愈合前避免使用患肢进行重力负荷活动，如举重、推拉等动作。

4．**主动运动**　肩关节活动：通过缓慢地上举手臂、向后挥手臂和转动手臂等动作，帮助恢复肩关节的灵活性。肌肉强化：使用轻量级的手臂绷带或橡皮筋进行肌肉强化练习，如屈曲和伸展手臂，避免肌肉萎缩。在局部疼痛允许的范围内，鼓励患者自我照护，做一些力所能及的事情，锻炼肢体的功能，并给予足够的时间来完成各项日常生活活动。

5．**饮食和营养**　保持均衡的饮食，摄入足够的蛋白质、维生素、高钙和丰富膳食纤维的食物，以促进骨骼的愈合和健康。多食粗纤维的食物、新鲜水果和蔬菜，多饮水，利于通便。多饮水，每日 1 500～2 500ml，忌辛辣、燥热、油腻食物，预防便秘。合并骨质疏松或骨密度降低时需补充维生素 D 等营养素和含钙高的食物，如牛奶、海米、虾皮等。

6．**注意事项**　在居家期间，确保环境安全，清除地面杂物，保持通道畅通，必要时可穿防滑鞋，避免跌倒或再次受伤。同时避免承重或过度用力，对于手术内固定后的患者可使用三角巾悬吊来稳定手臂，以减轻重力。注意休息，保持心情愉快和充足睡眠。

7．**康复和随访**　按时进行康复训练，包括物理治疗和康复锻炼，以恢复肌肉力量和关节功能。遵循医生或康复治疗师的指导进行功能锻炼。根据复诊时间表，定期到医院进行复查和评估。

（八）康复

1．**康复功能评定**

（1）视觉观察：观察伤口周围情况，包括红肿、渗出、皮下有无波动感等情况。

（2）疼痛评估：使用视觉模拟评分法、面部表情量表法、压力测痛法、疼痛日记评分法等方法评估患者在不同体位，不同活动状态下，不同时间段有无疼痛及疼痛的剧烈程度。

（3）测量关节活动范围：在保证安全的前提下，在允许限度内测量肩关节各个方向的主、被动活动范围。

（4）ADL 评定：常用的基本 ADL 评定量表有改良 Barthel 指数、Katz 指数、PULSES、修订的 Kenny 自理评定等；常用的工具性 ADL 评定量表有功能活动问卷、快速残疾评定量表等。

2．**康复治疗方案**

（1）外科治疗后急性期的康复：卧床期间将患侧手臂适当垫高，防止因上臂重量对骨折端产生牵拉影响愈合，同时促进患肢血液循环。下床活动时用三角巾或吊带悬吊保护（4~6周），具体保护时间视骨折愈合、疼痛、肌力情况而定。

麻醉消退可进行未受累关节主动活动，即交替张开手掌—握拳—张开手掌练习（"握拳张手"），在不增加疼痛的前提下可尽量多做，同时腕关节及肘关节可以进行全范围屈伸活动，20~30次/组，2组/d。

（2）住院康复方案，见表2-2-1。

表2-2-1　锁骨骨折术后的照护与康复方案

时间	康复计划
术后1周内	肩关节活动度练习：卧位下：可在健手承托下进行90°内的肩关节前屈、外展和水平内收至肩膀的练习，以及在健手保护下的肩关节内、外旋练习 站立位：向前弯腰在健侧手保护下依次进行肩关节前屈、后伸、内收、外展摆动练习，最后进行上述动作结合的划圈动作，逐渐增大活动范围，但向前及向外侧不超过90°，活动强度及要求同上 肌肉力量练习（后期可在以下动作基础上增加负重）：肩胛带周围肌肉等长收缩练习 日常生活动作训练：术后麻醉解除，可在自身疼痛耐受情况下进行力所能及的日常生活活动，如刷牙、洗脸、用餐，接打电话等（此期明显过头动作不宜盲目进行） 负重：术后患肢可轻度负重，但避免用手撑床等动作
术后1~2周	肩关节活动度练习：耸肩、"扩胸""含胸"练习，并且不引起骨折处明显疼痛为限 肩关节周围肌肉力量练习：前平举时，取站立位屈肘90°，手臂在体前抬起至无痛角度（小于90°）；侧平举时，手臂在体侧抬起至无痛角度（小于90°）；后伸时，手臂向身体后方抬起
术后3~6周	活动度练习：继续并强化以上练习，术后4周结合骨折愈合情况，逐渐增加被动活动角度 骨折愈合良好可在肌力练习过程中加载适当负荷（负荷选低强度，即完成30次动作即感疲劳的负荷量），30次/组，组间休息30秒，2~3组连续进行，1~2次练习/d 抗阻内、外旋肌力练习：借助橡皮筋、弹力带及拉力器等阻力单元 明确骨折愈合良好后可进行大部分非负重的、涉及上肢过头动作的日常活动，如洗头、梳头、穿脱套头衫等
术后7~10周	继续加强活动度练习：按照前文所述的方法，肩关节前屈角度在术后10周内逐渐恢复达到全范围活动。为了确保无痛且全关节的活动度，可以与健侧手臂作比较，活动范围基本相同即为正常

时间	康复计划
术后 11～12 周	关节活动：肩关节全方位主动活动 肌肉力量：强化肌力，以绝对力量练习为主，但此期内禁止进行俯卧撑等、卧推等大强度力量训练。选用中等负荷（完成 20 次动作即感疲劳的负荷量），20 次 / 组，2～4 组连续练习，组间休息 60 秒，2～3 次练习 /d。功能活动：自我照顾和功能活动 负重：全负重

（施克勤　王星亮）

二、肱骨近端骨折照护与康复

（一）概述

肱骨近端骨折分为四个部位：肱骨头、肱骨大结节、肱骨小结节以及肱骨上端，其中的任意两个部位之间移位超过 1cm 或成角超 45° 即为骨折移位。如果骨折无移位则为部分骨折，80% 的肱骨近端骨折为部分骨折。

肱骨外科颈位于解剖颈下 2～3cm，相当于大小结节移行于肱骨干的交界处，即肱骨大结节之下、胸大肌止点之上，也是肱骨干皮质骨与肱骨头松质骨交界处，所以此处是肱骨近端最易发生骨折的部位。此外，肱骨外科颈紧靠外科颈内侧有腋神经向后进入三角肌内，臂丛神经、腋动静脉通过腋窝，骨折严重移位时可能造成神经血管损伤。肱骨外科颈骨折以老年人多见，亦可见于儿童与成人。

（二）损伤机制

跌倒时用手或肘关节支撑着地，尤其是骨质疏松的老年人，或由肩部外侧的高能量创伤所致。癫痫发作时强烈的肌肉收缩也可能导致肩部骨折、脱位。

（三）临床表现

外伤后肩部肿胀、瘀斑、疼痛、肩关节活动受限，也可出现患肢短缩、骨擦音、骨擦感，合并臂丛神经损伤时可出现相应体征，主要表现为神经根型分布处的运动、感觉障碍。肱骨干骨折可出现成角或短缩、畸形、异常活动，合并桡神经损伤时会表现为腕下垂等。

（四）辅助检查

对任何怀疑肱骨近端骨折的患者都需要行肩关节正位和肱骨头穿胸位X线片检查。CT和三维重建有助于骨折脱位关节盂骨折、大结节后移位、小结节前移位的评估，在评估慢性脱位时，CT对评估骨折的大小和关节盂继发改变的程度尤其有帮助。MRI较少用于肱骨近端骨折的评估，但有助于了解肩袖等软组织损伤情况和创伤后早期的肱骨头坏死情况。

（五）诊断

目前肱骨近端骨折广泛采用的是Neer分型，根据骨折移位程度的不同分为六型。

1．Ⅰ型　为轻度移位骨折。肱骨上端可为一处骨折（如单一肱骨外科颈骨折、单一大结节骨折或小结节骨折等），也可能是多处骨折，即同时有两处或两处以上部位的骨折（如外科颈骨折合并大结节骨折等）。但任何一处骨折的移位都不大于1cm，骨折端成角不大于45°。从病理损伤考虑，由于这种骨折软组织损伤较轻，或骨折断端之间有紧密的嵌插，因此骨折较为稳定，愈合较快。这种类型骨折占肱骨上端骨折的绝大多数。这种没有明显移位的骨折，由于仍有软组织将骨折块连为一体，因此称为"一部分骨折"。

2．Ⅱ型　为关节段移位骨折，按解剖部位命名即为肱骨解剖颈骨折，且骨折端间移位大于1cm或成角大于45°。此种骨折肱骨头的血液循环受到破坏，常发生肱骨头缺血坏死。这种骨折因有明显的移位（或同时有轻度移位的大、小结节骨折），从而使肱骨头与肱骨干上端形成分离的两部分，因此属于"二部分骨折"。

3．Ⅲ型　为骨干移位骨折，按解剖部位命名即为外科颈骨折。骨折移位大于1cm或成角畸形大于45°。当单一骨干移位时，肱骨上端分成两个分离的部分，因此也属于"二部分骨折"。如同时再合并一个结节骨折且移位也大于1cm以上，肱骨上端则分成三个各自分离的部分，因此应属于"三部分骨折"。如同时合并两个结节的骨折，且均有大于1cm的移位，肱骨上端则分成四个各自分离的骨块，即肱骨头、大结节、小结节和肱骨干上端，这种骨折属于"四部分骨折"。

4．Ⅳ型　为大结节骨折且移位大于1cm以上。大结节有三个面作为冈上肌、冈下肌和小圆肌的附着点。外伤时可造成整个大结节骨折移位，也可为大结节的一个面撕脱骨折。如为部分撕脱骨折且有明显移位时，则说明肩袖有纵行撕裂。如大结节移位骨折同时有外科颈的移位骨折，则关节段骨块可能受附着于小结节的肩胛下肌的牵拉而发生内旋。

5．Ⅴ型　为小结节移位骨折，可为单独小结节撕脱骨折，移位大于1cm以上，即属"二部分骨折"。如同时合并有外科颈骨折且有明显移位，则属于"三部分骨折"。此时关节段由于只受附着于大结节的肩袖牵拉，因此可发生外展、外旋移位。

6．Ⅵ型　为肱骨上端骨折合并盂肱关节脱位。这种骨折脱位是指肱骨上端骨折同时合并盂肱关节的真正完全脱位，而非肱骨头的旋转移位或关节内的半脱位现象。在"二部分"或"三部分"骨折脱位的病例中，肱骨头仍可能有一定的血循环。但如果发生"四部分"骨折脱位，肱骨头血循环则遭受破坏，易造成肱骨头缺血坏死。

（六）临床治疗

1．保守治疗

（1）适应证：无明显移位的骨折，外展型或嵌入型等稳定性且无合并重要神经血管损伤的骨折，或因年龄过大、全身情况不佳（如合并有严重的心、肺、肾、肝等功能障碍）而不能耐受手术治疗的患者。

（2）优缺点：保守治疗在于可避免进一步加重对骨折端血液循环的破坏，但需要一段时间的固定、制动，影响关节活动度。

（3）注意事项：对于肱骨近端骨折，手法复位后保持屈肘90°，用三角巾悬吊上肢于胸前直至骨折临床愈合。在此期间，患肢可使用U形石膏、U形夹板或者悬垂石膏进行固定，2～3周后可视情况换用肩关节功能支具。

2．外固定　
由于肱骨近端的解剖特点，较少使用外固定治疗肱骨近端骨折。但在肱骨干骨折中，外固定治疗适用于开放性骨折伴有广泛软组织挫伤的情况，也适用于骨折部位已发生感染的患者。

3．手术治疗　
手术治疗的适应证包括骨折移位严重、骨折端不稳定并有软组织嵌入；体形肥胖或无法合作（如严重帕金森患者）而不适宜接受手法复位的患者；手法复位失败，或手法复位后骨折畸形愈合严重影响患肢功能；外固定不可靠或青壮年患者的陈旧性骨折不愈合；以及骨折合并重要韧带、神经或血管损伤等情形。在进行复位操作时，需确保骨折端达到解剖对位对线，之后通常使用接骨板和／或髓内钉固定骨折端，术中要注意保护血管神经及肩袖。常见的手术类型有人工肩关节置换术和人工反式肩关节置换术，其中，人工肩关节置换术可细分为人工肱骨头置换术和人工全肩关节置换术，对于肱骨颈粉碎性骨折合并肩关节脱位、肱骨头缺血性坏死等不适宜进行手术内固定的患者，可考虑进行人工肩关节置换术；而人工反式肩关节置换术常在肱骨近端骨折中应用，其适应证主要包括无法修复的肱骨大结节骨折、合并有肩袖功能障碍或严重骨质疏松症的肱骨近端骨折以及内固定失败后需要翻修的病例。

（七）照护

1．**伤口护理**　在伤口彻底愈合之前注意保持伤口清洁和干燥。根据医生的建议定期进行伤口换药。观察伤口愈合情况，注意是否有任何红肿、渗液或感染迹象。一旦出现则需要尽快就医。

2．**疼痛管理**　使用数字评分表动态评估疼痛的部位、性质、程度，运用放松技术，转移注意力，如听音乐、看书或者聊天，必要时使用镇痛药，观察镇痛效果及不良反应，做好用药护理。对于中度疼痛推荐口服止痛药，如果出现疼痛加重或剧烈疼痛需排除伤口感染、骨折移位等可能，必要时尽早就医。

3．**活动护理**　避免长时间保持同一姿势，可以每隔一段时间活动肩部，防止关节僵硬。锻炼应循序渐进，既不能怕疼而不锻炼，又不能过于急躁，避免活动幅度过大、力量过猛造成软组织损伤，骨折愈合前避免使用患肢进行重力负荷活动，如举重、推拉等动作。

4．**主动运动**　肩关节活动：通过缓慢地上举手臂、向后挥手臂和转动手臂等动作，帮助恢复肩关节的灵活性。肌肉强化：使用轻量级的手臂绷带或橡皮筋进行肌肉强化练习，如屈曲和伸展手臂，避免肌肉萎缩。在局部疼痛允许的范围内，鼓励患者自我照护，做一些力所能及的事情，锻炼肢体的功能，并给予足够的时间来完成各项日常生活活动。

5．**饮食和营养**　保持均衡的饮食，摄入足够的蛋白质、维生素、高钙和丰富膳食纤维的食物，以促进骨骼的愈合和健康。多食粗纤维的食物、新鲜水果和蔬菜，多饮水，利于通便。合并骨质疏松或骨密度降低时需补充维生素 D 等营养素和含钙高的食物，如牛奶、海米、虾皮等。

6．**注意事项**　在居家期间，确保环境安全，避免跌倒或再次受伤。清除地面杂物，保持通道畅通。避免承重或过度用力。使用三角巾或支架悬吊来稳定手臂，以减轻重力。

7.**康复和随访** 按时进行康复训练，包括物理治疗和康复锻炼，以恢复肌肉力量和关节功能。遵循医生或康复治疗师的指导进行功能锻炼。根据复诊时间表，定期到医院进行复查和评估。

（八）康复

1.康复功能评定

（1）形态学评定：测量双上肢肘关节上下10cm位置的周长并加以对比，评估患侧肢体有无肿胀以及肿胀的程度。

（2）视觉观察：观察伤口周围情况，包括红肿、渗出、皮下有无波动感等情况。

（3）疼痛评估：使用视觉模拟评分法、面部表情量表法、压力测痛法、疼痛日记评分法等方法评估患者在不同体位，不同活动状态下以及不同时间段有无疼痛及其剧烈程度。

（4）感觉评估：由于切开复位钢板内固定手术存在桡神经损伤的风险，因此需要进行感觉评估以判断有无神经损伤。

（5）关节活动范围测量：在保证安全的前提下，在允许限度内测量肩、肘关节在各个方向上的主、被动活动范围。

（6）肌力评定：采用徒手肌力测量法测量肩前屈肌群、肩后伸肌群、肩内收肌群、肩外展肌群、肩内外旋肌群、伸肘肌群、屈肘肌群。

（7）心肺功能评定：常用心功能评定方法包括对体力活动的主观感觉分级（如心脏功能分级）、超声检查、心电图检查以及心脏负荷实验等；常用肺功能评定方法包括呼吸困难分级、肺容积与肺通气功能测定等。

（8）手功能评定：采用 Carroll 手功能评定和 Jebsen 手功能测试量表评估患者手的精细功能。

（9）ADL 评定：常用的基本 ADL 评定量表有改良 Barthel 指数、Katz 指数、PULSES、修订的 Kenny 自理评定等。常用的工具性 ADL 评定量表有功能活动问卷、快速残疾评定量表等。

（10）心理评估：利用焦虑自评量表和抑郁自评量表等对患者进行心理状态的评估。

2.康复治疗方案

（1）外科治疗后急性期的康复 患者接受保守治疗或手术治疗后，康复的主要目的是保护已固定的骨折部位，在不影响骨折稳定性的前提下为患者减轻疼痛，促进水肿和炎症的消退，加速组织愈合。骨科康复团队需要对患者进行全面评估，并根据评估结果制订康复治疗计划，以协助患者保持或加强健肢的活动能力。对于肱骨近端骨折手术后的患者，早期可以选用肩关节外展支架将肩关节固定在中立位，以限制肩关节的活动并减少骨折部位因上肢重力而受到的牵拉。

除了骨折部位邻近关节处进行必要的限制外，应尽快对患肢进行肌力训练和对其余未受伤关节进行活动度训练，以防止肌肉萎缩、关节僵硬等并发症的发生。康复团队在治疗中要定期检查患者患肢血管和神经功能状况，如果出现疼痛肿胀持续加重及或血管神经损伤等症状，要及时考虑是否出现了骨折移位等异常情况，尽快找出原因并积极处理。

（2）住院康复方案，见表 2-2-2。

表 2-2-2 肱骨近端骨折术后的照护与康复方案

时间	康复计划
术后1周内	关节活动：避免活动肩、肘关节，仅进行腕关节及指关节屈伸练习，严禁做旋转手臂动作 肌肉力量：可进行不涉及肩、肘关节上肢肌群的肌力训练。7天后可开始屈伸腕肌力训练，如可等长锻炼，或利用健侧手辅助固定前臂，练习腕及手指的主动屈伸，以保持肌力 日常生活：用健侧手 负重：患侧肢体不应负重 注意事项：避免活动肩关节，并定期检查神经功能，包括感觉和运动功能
术后2～4周	关节活动：活动肘关节及以下各关节。如为保守治疗，通常在伤后3周，可在不引起疼痛的前提下开始肩关节的垂臂钟摆练习，对于合并肩袖损伤手术修复者，4周内避免主动活动，以防牵拉修复部位 肌肉力量：继续加强腕及手指屈伸肌肌力训练 日常生活：用健侧手 负重：患侧肢体不应负重 注意事项：避免肩关节的旋转动作；注意合并神经血管损伤的相关症状及体征
术后5～6周	关节活动：加大肩关节各方向的主动及被动幅度，慎做肩关节旋转动作。对于合并肩袖损伤手术修复者，应以被动锻炼为主，并继续肘关节及以下关节活动。同时，肘部可增加旋前及旋后动作 肌肉力量：开始加入肩、肘部肌肉力量的练习，但手术涉及三角肌，慎做三角肌力量的练习。同时，继续加强腕、手部肌群的肌力训练 日常生活：可用患肢辅助健侧完成一些轻负重动作 负重：可适度进行部分负重练习 注意事项：避免出现关节黏连

续表

时间	康复计划
术后 7~12周	关节活动：进行肩关节助动、主动活动，鼓励做外展运动 肌肉力量：加强肩关节的等长、等张肌力训练以及耐力训练 功能活动：逐渐恢复正常的生活自理能力和功能活动 负重：可进行全负重练习

（3）居家和社区康复：有效的居家与社区康复是协助患者全面回归社会、预防并发症及再次损伤的重要阶段。在这个阶段中，患者离开医院环境，回到家庭和社区中。为了确保康复进程的顺利进行，骨科康复团队需要定期对患者进行评估并调整康复计划，促进骨折愈合，争取患肢恢复最大的活动范围及功能。患者在居家期间应继续按照指导进行训练，以最大限度地恢复患肢功能，并定期到医院或社区康复中心进行复诊，调整训练计划。

（陆　佩　邱小峰　於静华）

三、肱骨干骨折照护与康复

（一）概述

肱骨干骨折是指在肱骨外科颈以下 1cm 至肱骨髁以上 2cm 之间发生的骨折。肱骨干骨折在全身骨折中占 3%~5%，多见于成年人，肱骨中、上 1/3 骨折多由直接暴力引起，下 1/3 骨折多由间接暴力引起。不同平面骨折表现为骨折断端不同方向的移位。

肱骨上 1/3 段骨折多为横行骨折或粉碎性骨折，如果骨折端位于三角肌止点的上方，骨折近端由于受到胸大肌、背阔肌及大圆肌的牵拉，表现为近端向前内侧移位；而如果骨折端位于三角肌止点以下，骨折近端由于三角肌和喙肱肌收缩牵拉，表现为向前外侧移位。

肱骨中 1/3 骨折多为横行骨折或粉碎性骨折，亦可见斜形骨折或螺旋形骨折，远折端向上移位。由于桡神经走形与肱骨中下段的外侧，故中下段骨折易合并桡神经损伤，临床中发生率约为 2%。

肱骨下 1/3 骨折多为斜形或螺旋形骨折，错位方向因暴力方向、前臂、肘关节的位置不同而不同，多有成角畸形。简单、稳定的肱骨干骨折通过非手术治疗可获得较好的效果，复杂的骨折类型必须进行手术复位、固定治疗才能获得更佳的治疗效果。肱骨下 1/3 骨折的并发症主要是骨不连。

（二）损伤机制

研究发现，肱骨干骨折的发病年龄呈双峰分布，一个高峰主要为21~30岁的年轻男性患者；另一个高峰主要是60~80岁的老年女性患者。大多数年轻患者的骨折由高能量创伤引起，老年女性患者主要由低能量的跌倒所致。

（三）临床表现

外伤后表现为患肢肿胀、瘀斑、疼痛、肩关节活动受限，也可出现患肢短缩、骨擦音、骨擦感，合并臂丛神经损伤时可出现相应体征，主要表现为神经根型分布处的运动、感觉障碍。肱骨干骨折可出现成角或短缩、畸形、异常活动，合并桡神经损伤时会表现为腕下垂等。

（四）辅助检查

对怀疑肱骨骨折的需行肱骨正侧位 X 线检查，一般需要包括肩关节和肘关节。CT 检查可以帮助判断骨折移位情况，指导骨折分型和治疗方案。

（五）诊断

肱骨干骨折的分型主要为 AO 分型。A 型骨折为简单骨折，其中 A1 型是简单螺旋骨折，A2 型是简单斜行骨折，A3 型是简单横断骨折；B 型骨折为合并一附加的骨折块，多为楔形或蝶形骨折块，其中 B1 型是螺旋楔型骨折，B2 是弯曲楔型骨折，B3 型是粉碎楔型骨折；C 型骨折为复杂骨折，如复杂螺旋骨折、双骨折或粉碎骨折，其中 C1 型是螺旋形复杂骨折，C2 型是多段复杂骨折，C3 型是不规则复杂骨折。

（六）临床治疗

肱骨干骨折可采用手法整复外固定或手术治疗。在骨折端移位手法整复满意后固定治疗有以下几种外固定方法：

1．上肢石膏加外展架固定　骨折端复位后于牵引情况下，用上肢石膏加压塑形固定，使骨折端不再移位，再用外展架固定。如为非稳定性骨折，在外展架上可行持续固定。

2．U 形石膏固定　多用于稳定性中、下 1/3 骨折复位后，将石膏绷带做成长石膏条，使伤肢屈肘 90°。用石膏条绕过肘关节经上臂前后侧交接于肩部，外用绷带包扎，加压塑形固定骨折端，并用三角巾悬吊前臂。

3．**夹板固定** 骨折端移位整复后，在牵引情况下用夹板固定，如骨折端仍有轻度侧方或成角移位者，或防止骨折端再移位时，均可用纸压垫加压矫正或维持骨折端的对位。纸压垫安放位置要根据三点挤压力维持骨折端复位原则，结合骨折端移位方向而定。骨干中 1/3 骨折做局部夹板固定，上 1/3 骨折时用超肩关节的夹板固定，下 1/3 骨折时，用超肘关节的夹板固定。夹板固定后，再用一块木托板托起前臂，并用三角悬吊于胸前。

手术治疗的适应证：

1．**闭合性骨折** 因骨折断端间嵌入软组织，或手法复位达不到功能复位的要求或肱骨有多段骨折者。

2．**开放性骨折** 伤后时间在 8 小时以内，经过彻底清创术保证不会发生感染者。

3．同一肢有多处骨和关节损伤者，例如合并肩关节或肘关节脱位，或同侧前臂骨折者。

4．肱骨骨折合并血管或神经损伤，需要手术探查处理者。

手术固定方法一般有如下三种：①锁定加压钢板固定：一般用于肱骨中 1/3 骨折，如横断型骨折或短斜型骨折，骨折两端一般要求至少有三枚螺钉固定；术中尽量避免广泛剥离软组织和骨膜，防止破坏局部血供，影响骨折愈合。在中段骨折，易造成桡神经牵拉和压迫性损伤。术后要加用夹板或上肢石膏托外固定。加压钢板对骨折端有加压作用。断面接触紧密，尤其是自动加压钢板这样的，在上肢肌肉收缩和重力的作用下，其接触面更大更紧，自动加压钢板的螺帽与钢板孔边之间可以滑动而产生自动加压，钢板材料强度坚硬，能承受骨折的张力，使骨折起到了有效的固定作用。因此骨折不易产生分离和移动，有利于骨折早期愈合，外固定可早期解除或不固定，避免了因固定时间过长，造成肌肉萎缩无力、骨质疏松和关节功能障碍。只要手术适应证选择合理，术中不广泛剥离组织和骨膜，避免牵拉桡神经时间过长，根据骨折类型和部位术后给予合适外固定，可以减少并发症的发生。②绞锁髓内钉固定：特别是静力性绞锁髓内钉适用中段及上段骨折，或粉碎性骨折、多节段骨折以及病理性骨折治疗。可以通过闭合复位穿钉，不需剥离组织和骨膜，对骨折端血供影响小骨折愈合率高，感染率低。在生物力学上，绞锁钉除了拉伸刚度与加压钢板接近外，其抗轴向压缩、抗弯曲、抗扭转等性能均优于加压钢板，而没有内锁作用的肱骨髓内钉不能有效控制骨折端的分离和旋转，这是一种比较坚强的内固定，完全能够满足患肢术后早期进行主动功能锻炼的要求。③外固定支架固定：外固定支架固定的优点为创伤小，患者容易接受，住院时间减少，但不足也是非常明显，例如骨不连和延迟愈合发生比例高，小比例的针孔感染，神经损害等，需要有经验的医师定期调整外固定支架。目前外固定支架主要适用于广泛污染或感染的骨折和软组织损伤严重的骨折。

（七）照护

1. **伤口护理** 在伤口彻底愈合之前注意保持伤口清洁和干燥。根据医生的建议定期进行伤口换药。观察伤口愈合情况，注意是否有任何红肿、渗液或感染迹象。一旦出现则需要尽快就医。

2. **疼痛管理** 使用数字评分表动态评估疼痛的部位、性质及程度，运用放松技术，转移注意力，如听音乐、看书或者聊天，必要时使用镇痛药，观察镇痛效果及不良反应，做好用药护理。对于中度疼痛推荐口服止痛药，如果出现疼痛加重或剧烈疼痛需排除伤口感染、骨折移位等可能，必要时尽早就医。

3. **活动管理** 抬高患肢，保持骨折部位固定、功能位，观察末梢血液循环，避免长时间保持同一姿势，可以每隔一段时间活动肩部，防止关节僵硬。锻炼应循序渐进，既不能怕疼而不锻炼，又不能过于急躁，活动幅度过大、力量过猛，造成软组织损伤，骨折愈合前避免使用患肢进行重力负荷活动，如举重、推拉等动作。

4. **主动运动** 肩关节活动：通过缓慢地上举手臂、向后挥手臂和转动手臂等动作，帮助恢复肩关节的灵活性。肌肉强化：使用轻量级的手臂绷带或橡皮筋进行肌肉强化练习，如屈曲和伸展手臂，避免肌肉萎缩。在局部疼痛允许的范围内，鼓励患者自我照护，做一些力所能及的事情，锻炼肢体的功能，并给予足够的时间来完成各项日常生活活动。

5. **饮食和营养** 保持均衡的饮食，摄入足够的蛋白质、维生素、高钙和丰富膳食纤维的食物，以促进骨骼的愈合和健康。多食粗纤维的食物、新鲜水果和蔬菜，多饮水，利于通便。合并骨质疏松或骨密度降低时需补充维生素 D 等营养素和含钙高的食物，如牛奶、海米、虾皮等。

6. **注意事项** 在居家期间，确保环境安全，清除地面杂物，保持通道畅通，穿防滑鞋，避免跌倒或再次受伤。避免承重或过度用力。对于手术内固定后的患者可使用三角巾悬吊来稳定手臂，以减轻重力。注意休息，保持心情愉快和充足睡眠。

7. 康复和随访 按时进行康复训练，包括物理治疗和康复锻炼，以恢复肌肉力量和关节功能。遵循医生或康复治疗师的指导进行功能锻炼。根据复诊时间表，定期到医院进行复查和评估。

（八）康复

1. 康复功能评定

（1）视觉观察：密切观察伤口周围情况，包括红肿、渗出等基本情况。

（2）形态学评定：测量双上肢肘关节上下10cm位置的围度并加以比较，明确患侧肢体有无肿胀以及肿胀的程度。

（3）疼痛评估：使用视觉模拟评分法、面部表情量表法、压力测痛法、疼痛日记评分法等任意一种方法评估患者在不同体位，不同活动状态下，不同时间段有无疼痛及疼痛的剧烈程度。

（4）感觉评估：切开复位钢板固定手术容易损伤桡神经。

（5）关节活动范围测量：在保证患者安全的前提下，在允许限度内，测量肩、肘关节各个方向的主动和被动活动范围。

（6）肌力评定：采用徒手肌力测量法测量肩前屈肌群、肩后伸肌群、肩内收肌群、肩外展肌群、肩内外旋肌群、伸肘肌群、屈肘肌群。

（7）心肺功能评定：常用心功能评定方法包括对体力活动的主观感觉分级（如心脏功能分级）、超声、心电心脏负荷实验等，常用肺功能评定方法包括呼吸困难分级、肺容积与肺通气功能测定等。

（8）手功能评定：采用 Carroll 手功能评定、Jebsen 手功能测试量表评估患者手的精细功能。

（9）ADL 评定：常用的基本 ADL 评定量表有改良 Barthel 指数、Katz 指数、PULSES、修订的 Kenny 自理评等。常用的工具性 ADL 评定量表有功能活动问卷、快速残疾评定量表等。

（10）心理评估：焦虑自评量表、抑郁自评量表等。

2. 康复治疗方案 肱骨干骨折术后的康复时间可分为三个阶段：第一阶段：保护期（术后2周内）；第二段：纤维形成期或骨折稳定期（术后第2~8周）；第三阶段：骨折愈合期（术后第8周~6个月）根据相关康复指南和临床实践经验，将肱骨干骨折术后的康复流程总结见表2-2-3。

表 2-2-3 肱骨干骨折术后的照护与康复方案

时间	康复计划
术后 3 天内	治疗目的：保持患侧上肢处于安全体位，保护修复后或受损的结构，保护伤口，减少感染风险，预防并发症 治疗方法： 1. 密切观察 患者伤口，患肢固定后肿胀及疼痛明显，建议患者卧床休息 2. 保护患肢，减轻负重 术后早期需行外固定保护患肢进行固定，保持患肢抬高，同时可以做向心性按摩患侧上肢远端，促进血液循环，减轻患肢肿胀 3. 鼓励患者做伸指握拳运动 缓慢匀速最大限度地张开手指，保持 2~3 秒，然后用力握拳，达到最大限度，保持 2~3 秒 4. 术后 3 天内 疼痛反应比较明显，在患者无痛情况下可以由单纯的手腕部的主动活动逐渐过渡到前臂旋前旋后活动，同时辅以消肿的 PRICE 原则 5. 冷疗 术后 3 周内每次做完运动治疗后进行 15~20 分钟的冷敷治疗。 注意事项： （1）观察患肢末端血运及感觉，防止骨筋膜间室高压及神经损伤 （2）肿胀明显者可保持患肢抬高消肿 （3）以不引起疼痛为原则的前提下，尽可能地多做患肢远端主动运动 （4）严禁做上臂的旋转运动
术后 3 天~1 周	治疗目的：缓解患侧肢体的肿胀和疼痛，维持肩、肘关节被动活动度，防止关节黏连，增加患肢肌力 治疗方法： 1. 继续加强伸指握拳训练 2. 肿胀未缓解者可局部进行肌内效贴（爪形贴）进行对症处理 3. 增加肩肘关节周围的挤压、分离刺激，恢复本体觉 4. 下地活动时用颈横吊带将前臂悬吊于胸前中立位 5. 肿胀及疼痛反应减轻，此时可以在仰卧位下健侧肢体的帮助下开始肩关节和肘关节的主、被动关节活动训练，10~20 次 / 组，2 组 /d 6. 逐渐过渡到上臂肱二头肌和三头肌主动等长收缩，10~20 次 / 组，2 组 /d 注意事项： 1. 应用肌内效贴技术时进行贴布过敏试验，无过敏者方可使用，贴布必须和伤口保持一定的距离，严禁接触伤口 2. 50 岁以上的老年人鼓励早期全方位活动肩关节
术后 2 周	治疗目的：保证肩、肘关节全范围主动活动度，强化患肢及肩周的整体肌力，独立完成家庭锻炼计划 治疗方法： 1. 继续肱二头、肱三头肌的力量协调训练 2. 站立位，主动耸肩练习 10~20 次，肩关节放松自然下垂，10 次为一组，持续 30 秒

时间	康复计划
术后 2周	3. 三角肌保护性的无阻力收缩练习，维持时间和剂量由治疗师依患者耐受情况决定，以无痛和疲劳度为参考依据 4. 肩部的摆动次数练习，10次为一组，每次2~3组，具体剂量依据患者耐受为度 5. 前臂内外旋活动度训练，10次为一组，每次2~3组，具体剂量依据患者耐受为度 6. 肘关节可开始进行屈伸功能训练，以主动收缩为主，暂时不予阻力或少量阻力，以患者疼痛和疲劳为度 7. 要求患肢参与部分ADL方面的训练，如饮食、穿衣等 注意事项： 1. 下地后注意患肢肿胀情况 2. 只能在指定的安全范围内活动，避免再次摔倒、受伤等 3. 避免过度活动或疲劳活动，否则会引发肿胀和疼痛
术后 3~6周	治疗目的：肩、肘关节全范围活动的基础上强化上肢的整体功能，强化患侧上肢肩、肘、腕多关节三维复合运动功能，提升患肢灵敏性，减少瘢痕黏连，强化ADL 治疗方法： 1. 所有肌群进行PRE（渐进性的抗阻力训练）此阶段可借助一些设备辅助下综合治疗，比如悬吊系统、等速肌力训练系统、MOTOmed、上肢智能反馈训练系统等设备，结合患者具体情况，设置匹配患者情况的参数给予综合性的治疗： （1）悬吊系统辅助下的力量强化训练：患者取坐位，将患肢前屈90°悬吊起来，以肩关节的正上方为悬挂点（hanging point，HP，即悬挂固定的位置），以肩关节为运动轴心（motion axis，MA，即运动的相应关节中心），以时关节和腕关节为支撑点（suspension point，SP，即悬吊在肢体上的位置），通过对HP的调整和选择不同负荷系数的弹力绳来达到提高患者肌力的目的。在悬吊基础上结合PNF技术对于上肢力量的优化效果很明显，比如在以上的体位下无论是用等长收缩强化一块肌肉（主动肌）还是利用动态反转强化一组肌肉（主动肌和拮抗肌），对于治疗师的训练来说都更有利 （2）等速肌力训练系统和MOTOmed训练肌力和耐力是被公认的训练方法，阻力的大小和转速的快慢结合患者具体情况设置，时间为20min/次，也可以根据患者情况调整 （3）在提高整个上肢多关节联合运动灵敏性上，上肢智能反馈训练系统中的三维模式具有独特的优越性。经过系统软件评估完患者患肢的整体情况以后，根据所采集的数据会有一个综合分析，包括肩关节、肘关节、前臂、腕关节ROM，肌力，张力等，自动生成适合此阶段该患者训练强度的参数，结合VR技术随机变换方向和高低远近度，要求患者主动调整自己的控制能力，去提高上肢手的协调功能

续表

时间	康复计划
术后 3~6周	2. 此阶段应该介入瘢痕松解术，预防瘢痕增生　具体方法为治疗师先将患者置于舒适体位，在拆除缝线并切口完全闭合的伤口处进行瘢痕手法松解，了减轻患者疼痛和保护伤口，可先涂抹润滑剂。治疗时分三个步骤： （1）治疗师先在伤口的一侧沿着肌纤维走行顺肌肉纹理进行手法松解，治疗时间5~10分钟，治疗手法轻柔缓慢，由浅入深，在无痛状态下进行 （2）在伤口另一侧进行同样的治疗，治疗时间为5~10分钟，治疗手法轻柔缓慢，要全程无痛 （3）在以上两个操作完成后，根据患者情况在允许的情况下，双手拇指分别置于伤口两侧，相对的进行垂直于肌纤维的Z形松解手法，治疗时间为5~10分钟，手法轻柔缓慢，起到调整肌纤维排序，减少瘢痕堆积，预防瘢痕黏连的作用。此阶段要求患肢完全参与日常生活，要求ADL基本正常 注意事项： 1. 定期复查X线片，密切观察骨折愈合情况，发现异常请及时门诊复查 2. 治疗过程中全程要求无痛或微痛，出现明显不适请及时与专科医师沟通，以免出现治疗性损伤 3. 禁忌患肢超负荷负重和暴力性动作 4. 大剂量训练完给予安全冷敷，防止渗出
术后 7~8周	治疗目的： 强化患肢肌力、优化患肢灵敏度；控制瘢痕增生；ADL完全正常；加大家庭自我训练方法剂量 治疗方法： 1. 此阶段基本治疗方法和术后3~6周的方法相似，但考虑到多数患者没有条件够一直坚持来医院进行专业治疗，所以重点应该放到以家庭康复为主的训练方法上，可以借助弹力带进行PRE（渐进性的抗阻力训练），力量强度可以加大，尝试大负荷多重复性的肌力耐力提升训练 2. 瘢痕松解手法治疗结束后可以佩戴压力袖，控制瘢痕增生 3. 此阶段应该达到患肢ADL完全正常 4. 保质保量完成家庭训练计划，适当接触与自己工作有关的工作性动作，为即将步入工作岗位做好衔接工作 注意事项： 1. 复查X线片，密切观察骨折愈合情况，发现异常请及时门诊复查 2. 治疗过程中全程要求无痛或微痛，出现明显不适请及时与治疗师沟通，以免出现治疗性损伤 3. 禁忌患肢超负荷负重和暴力性动作

续表

时间	康复计划
术后 9周~6个月内	大部分患者已回到社区，这一阶段的主要治疗目的是为了帮助患者尽快恢复正常功能和生活，继续强化患肢肌力，保证肩、肘关节全功能活动范围和全功能的肌力、耐力，使患者能够完成所有功能活动、工作和休闲活动 治疗方法： 1. 保质完成第二阶段（术后7~8周）训练任务的基础上，加强家庭训练剂量，利用大负荷系数弹力带给予患肢肩、肘关节全范围全方向的抗组训练，剂量大小根据患者耐受情况制订 2. 利用拉力器、弹力带等进行小剂量重复进行患肢的耐力提升训练 3. 直接介入全面正常生活能力层面，结合工作性质，达到正常化模式，完全融入社会 注意事项： 1. 定期复查X线片，密切观察骨折愈合情况 2. 治疗过程中全程要求无痛或微痛，出现明显不适请及时与治疗师沟通，以免出现治疗性损伤 3. 复评患者心理状态，必要时给予心理指导

（施克勤   陈   铭）

四、尺桡骨骨折照护与康复

（一）概述

尺桡骨两根长骨并行共同组成前臂，尺骨上端膨大，下端细小，桡骨则上端细小，下端膨大。尺桡骨上端互相构成上尺桡关节，并与肱骨下端构成肱桡关节和肱尺关节；尺桡骨下端互相构成下尺桡关节：桡侧下端与腕骨构成桡腕关节；上下尺桡关节主前臂旋转活动，前臂的旋转活动包括桡骨的自转和桡骨围绕尺骨的公转活动。前臂旋转的轴线位于自桡骨头中心到尺骨下端中心的连线上。从前臂掌侧正面观，见尺骨较直，桡骨中部约有9°的弧度凸向背侧，尺桡骨的弧度均有利于前臂旋转活动。前臂旋转活动是桡骨围绕着尺骨活动，两骨之间有骨间膜紧密相连，可以任意做旋前或旋后活动。

前臂骨折应作为关节内骨折，因为桡骨和尺骨矢状位方向微小的偏差将造成前臂旋转范围显著降低，继而损害手的定位和功能。应特别重视前臂骨折及合并损伤的治疗，而不应按照一般的骨干骨折来处理。前臂骨折治疗不当将导致运动功能丧失、肌力不平衡和手功能障碍。

（二）损伤机制

前臂骨折的受伤机制中多以直接的撞击最常见，其次就是与交通事故有关的损伤，前臂骨折多合并软组织损伤，包括韧带、肌肉、神经和血管。

（三）临床表现

主要表现为局部肿胀、畸形、压痛、活动受限。可有骨擦音及异常活动，有时会合并正中神经或尺神经、桡神经损害。

（四）辅助检查

为统一描述的需要，均在前臂中立位拍摄 X 线片，肘关节正位时前臂为侧位，肘关节侧位时前臂为正位。

前臂骨折后拍摄 X 线片时，为减少患者的痛苦，不能强求上述前臂与肘关节的一致，须按如下要求拍摄：①包括上、下尺桡关节；②以肘关节正、侧位为标准，不纠正前臂所处的位置。

（五）诊断

以损伤部位可分为尺桡骨骨干双骨折、尺骨干骨折、桡骨干骨折、Monteggia 骨折和 Galeazzi 骨折。

（1）尺桡骨骨干双骨折：根据尺桡骨骨折位置分为：骨折线在同一水平线；尺骨骨折线高于桡骨骨折线；尺骨骨折线低于桡骨骨折线。一般情况下，尺桡骨骨折线在同一水平面，骨折线多为横形或粉碎性；尺骨骨折线低于桡骨骨折线时，桡骨骨折线多为锯齿状，尺骨骨折线呈短斜形；尺桡骨呈螺旋形双骨折时，多数由尺骨内上斜向桡骨外下，骨折线方向一致。

（2）尺骨干骨折：多数发生在尺骨下 1/3，骨折线为横形或斜形。诊断尺骨干骨折时需仔细排除有无关节脱位。

（3）桡骨干骨折：较为少见的一种骨折类型，多由间接暴力所致。主要表现为局部疼痛、肿胀、骨擦音、旋转功能受限。骨折部位完全由受外力的大小情况所决定，无规律可循。

（4）Monteggia 骨折：即尺骨上 1/3 骨折，合并骨头脱位，1814 年意大利外科医生 Monteggia 最早报道了这类型骨折，故称 Monteggia 骨折。根据其不同的受伤机制，损伤类型也有所不同。损伤类型可分为伸直型、屈曲型、内收型、外展型。

（5）Galeazzi骨折：即桡骨中下1/3骨折，合并下尺关节脱位，1934年Galeazzi详细描述了这种损伤，故称Galeazzi骨折。多数在跌倒时，前臂旋后，腕部背侧着地所致。骨折错位明显者，桡侧出现短缩与成角畸形，下尺桡关节处压痛，尺骨头膨出。

（六）临床治疗

尺桡骨骨折后的处理方法大致分为两种：保守治疗手法复位外固定和切开复位内固定。前臂的旋转功能取决于桡骨围绕尺骨旋转的能力。桡骨力线上的错位很容易影响前臂的旋转，因此轴线上的精准旋转复位是必要的。简单骨折大多都采取手法复位外固定的方法处理，对于相对复杂的骨折类型，必须进行切开复位内固定的方法进行处理。

1. **保守治疗** 适应证：①无明显移位，或稳定的复位；②孤立的尺骨干骨折而无桡尺关节损害。其他情况下，如果由于严重的软组织损害或患者不适合手术而需要非手术治疗，功能结果将不可避免地受到影响。

成人前臂骨干骨折非手术治疗的基本原则：

（1）腕关节和肘关节必须包括在石膏中；

（2）石膏内应填充良好，沿其整个长度分开，以防出现渐进性肿胀；

（3）前臂的一般形态应恢复；

（4）肘关节屈曲90°固定，远端不超过掌指关节，拇指不应包括在石膏中。

保守治疗过程中必须注意观察患肢疼痛、活动等情况，特别是被动拉伸受影响间室的肌肉，避免出现骨筋膜隔室综合征。

2. **手术治疗** 近年来对前臂以外的长管状骨骨折的治疗由偏心的钢板固定转向为轴心的髓内固定，并且由坚强内固定转变为生物学固定，复位要求也从严格解剖复位转变为维持长度、不出现成角与旋转移位的功能复位，其目的是尽可能保护骨折部位的血运，达到利于骨折愈合的目的。但对尺桡骨骨折的治疗，由于前臂特有的旋转功能甚至有人将前臂视为"关节"，从而仍主张解剖复位，因尺桡骨解剖学上的特点，临床仍以锁定钢板固定为主。当然，对患者的评估、治疗及骨折所采取的手术类型对治疗效果起着决定性作用。手术入路包括前方入路、背外侧手术入路、尺骨入路。对于一些较为特殊的骨折需要外科医生在临床工作当中根据病情进行术式改良，以提高手术疗效和减少并发症。常用各种手术入路的优缺点见表2-2-4。

表 2-2-4　常用各种手术入路优缺点比较

手术入路	优点	缺点
前方入路	前方入路可向两侧延伸，可广泛显露桡骨全长； 前臂旋后可避免损伤骨间背侧神经； 近侧分离需在二头肌肌腱的外侧	易损伤肱桡肌下方的桡动脉和桡神经； 近端分离时容易损伤骨间背神经； 容易损伤到桡神经浅支造成疼痛性神经瘤
背外侧入路	最适合前臂中 1/3 部位的骨折，便于骨折的固定； 可完全显露桡骨背侧； 25% 的患者骨间背侧神经位于骨膜外区域	背外侧入路不能伸展，远近端显露困难； 此入路应用在近端骨折时必须暴露骨间背神经； 切口延伸面积太大； 容易损伤桡神经浅支造成疼痛性神经瘤
尺骨入路	可显露尺骨全长； 前臂手术中最简单的手术入路	远端分离时易损伤尺神经； 手术分离时容易损伤尺动脉

近年来随着医学的迅速发展，前臂骨折的治疗方法也不断增多。对于尺、桡骨骨折来说虽然有些患者适合非手术治疗，但大多数前臂骨折还是选择比较可靠的手术内固定方法，可以使骨折部位达到良好的复位，因为结构与功能的关系非常密切，结构决定功能，功能影响结构。从理论上来说，能够提供最佳解剖复位的方法可获得最好的功能复位，然而功能复位也取决于合并伤如何处理，软组织损伤的治疗和康复如何实现等。因此，选择最恰当的治疗方法时，必须考虑到损伤的所有方面。表 2-2-5 是对前臂骨折不同治疗方法的优缺点比较，可供大家参考。

表 2-2-5　前臂骨折不同治疗方法优缺点

治疗方法	优缺点
非手术治疗法	1. 无法固定碎骨块 2. 再移位发生率高 3. 骨折愈合时间不确定 4. 大多数病例功能恢复差 5. 畸形愈合和骨不愈合的发生率较高 6. 对合并神经、血管损伤的患者无法进行探查

续表

治疗方法	优缺点
髓内钉治疗法	1. 无法固定碎骨块 2. 解剖复位困难 3. 骨折不愈合发生率较高 4. 不满意结果发生率较高 5. 探查神经血管组织困难
切开复位钢板固定治疗法	1. 碎骨块能良好的固定 2. 精确解剖复位率最高 3. 可对合并伤同步进行处理 4. 畸形愈合和骨不愈合的发生率很低 5. 能够探查损伤的神经血管组织 6. 良好的功能恢复结果 7. 术后结果可预见

由此看来，前臂骨折临床处理的各种方法中，切开钢板内固定有着较高的愈合率、较低的并发症发生率、迅速的功能恢复等优势，是目前尺桡骨骨折首选的治疗方法。不过论选择何种治疗方式和固定方法，这只是成功治疗的第一步，要想做到真正意义上的康复就必须尽早进行康复治疗，这样才能加快恢复进程，还原前臂在日常生活中的实用性功能。

（七）照护

1. 伤口护理 在伤口彻底愈合之前注意保持伤口清洁和干燥。根据医生的建议进行伤口消毒换药。定期观察伤口愈合情况，注意是否有任何红肿、渗液或感染迹象。一旦出现则需要尽快就医。

2. 疼痛管理 疼痛的部位、性质、程度及使用数字评分表动态评估，运用放松技术，转移注意力，如听音乐、看书或者聊天，必要时使用镇痛药，观察镇痛效果及不良反应，做好用药护理。对于轻、中度疼痛推荐口服止痛药，如果出现疼痛加重或剧烈疼痛需排除伤口感染、骨折移位等可能，必要时尽早就医。

3. 活动护理 抬高患肢，保持骨折部位固定、功能位，观察末梢血液循环，避免长时间保持同一姿势，可以每隔一段时间活动肘、腕部，防止关节僵硬。锻炼应循序渐进，既不能怕疼而不锻炼，又不能过于急躁，活动幅度过大、力量过猛，造成软组织损伤，骨折愈合前避免使用患肢进行重力负荷活动，如举重、推拉等动作。

4．**主动运动**　肘关节活动：通过缓慢地屈伸、旋转前臂等动作，帮助恢复肘关节的灵活性；通过旋转腕关节和屈伸指间关节，保持腕关节和指间关节的灵活性。肌肉强化：使用轻量级的手臂绷带或橡皮筋进行肌肉强化练习，如屈曲和伸展手臂，避免肌肉萎缩。在局部疼痛允许的范围内，鼓励患者自我照护，做一些力所能及的事情，锻炼肢体的功能，并给予足够的时间来完成各项日常生活活动。

5．**饮食和营养**　保持均衡的饮食，摄入足够的蛋白质、维生素、高钙和丰富膳食纤维的食物，以促进骨骼的愈合和健康。多食粗纤维的食物、新鲜水果和蔬菜，多饮水，利于通便。合并骨质疏松或骨密度降低时需补充维生素 D 等营养素和含钙高的食物，如牛奶、海米、虾皮等。

6．**注意事项**　在居家期间，确保环境安全，清除地面杂物，保持通道畅通，穿防滑鞋，避免跌倒或再次受伤。避免承重或过度用力。对于手术内固定后的患者可使用三角巾悬吊来稳定手臂，以减轻重力。注意休息，保持心情愉快和充足睡眠。

7．**康复和随访**　按时进行康复训练，包括物理治疗和康复锻炼，以恢复肌肉力量和关节功能。遵循医生或康复治疗师的指导进行功能锻炼。根据复诊时间表，定期到医院进行复查和评估。

（八）康复

1．康复功能评定

（1）视觉观察：密切观察伤口周围情况，包括红肿、渗出等基本情况。

（2）形态学评定：测量双上肢肘关节上下 10cm 位置的围度并加以比较，明确患侧肢体有无肿胀以及肿胀的程度。

（3）疼痛评估：使用视觉模拟评分法、面部表情量表法、压力测痛法、疼痛日记评分法等任意一种方法评估患者在不同体位，不同活动状态下，不同时间段有无疼痛及疼痛的剧烈程度。

（4）感觉评估：切开复位钢板内固定手术可能损伤前臂神经，需要测试前臂神经感觉区域。

（5）关节活动范围测量：在保证患者安全的前提下，在允许限度内，测量肩、肘、腕关节各个方向的主动和被动活动范围。

（6）肌力评定：采用徒手肌力测量法测量肩前屈肌群、肩后伸肌群、肩内收肌群、肩外展肌群、肩内外旋肌群、伸肘肌群、屈肘肌群。

（7）心肺功能评定：常用心功能评定方法包括对体力活动的主观感觉分级（如心脏功能分级）、超声、心电心脏负荷实验等；常用肺功能评定方法包括呼吸困难分级、肺容积与肺通气功能测定等。

（8）手功能评定：采用 Carroll 手功能评定、Jebsen 手功能测试量表评估患者手的精细功能。

（9）ADL 评定：常用的基本 ADL 评定量表有改良 Barthel 指数、Katz 指数、PULSES、修订的 Kenny 自理评等。常用的工具性 ADL 评定量表有功能活动问卷、快速残疾评定量表等。

（10）心理评估：焦虑自评量表、抑郁自评量表等。

2. 康复方案　前臂骨折后治疗的指导原则就是实现骨折部位的解剖复位，实现前臂及邻近关节的实用性功能。一切治疗都应与骨折愈合、伤口愈合等具体情况相关联，所有早期干预技术都应该在安全范围内进行，达到安全有效的治疗效果。

前臂骨折术后的康复流程：

前臂骨折术后康复时间分为三个阶段：第一阶段：保护期（术后 2 周内）；第二阶段：纤维形成期或骨折稳定期（术后第 2～8 周）；第三阶段：骨折愈合期（术后第 8～12 周）。根据相关康复指南和临床实践经验，我们将前臂骨折术后的康复流程总结为下表 2-2-6。

表 2-2-6　前臂骨折术后照护与康复方案

时间	康复计划
术后 3 天内	治疗目的： 保持患侧上肢处于安全体位；保护修复后或受损的结构；保护伤口，避免减少感染风险，预防并发症 治疗方法： 1. 密切观察患者伤口，患肢被固定后，因肿胀及疼痛明显，建议患者卧床休息 2. 保护患肢，减轻负重。术后一般会辅以石膏固定或热塑性夹板给予外固定，患肢下垫垫子以抬高患肢促进远端回血，减轻患肢肿胀。密切观察肢体肿胀程度、感觉运动功能及血液循环情况，以防发生骨筋膜隔室综合征 3. 外固定后即可鼓励患者做伸指握拳运动，缓慢匀速最大限度张开手指，保持 2～3 秒，然后用力握拳，达到最大限度，保持 2～3 秒

时间	康复计划
术后 3天内	4. 术后3天内疼痛肿胀反应比较明显，在患者无痛情况下可以由单纯的伸指握拳运动主动活动逐渐过渡到由健侧手辅助患侧上肢做肩关节的内收、外展、前屈、后伸活动，以及无痛下的肘关节小范围屈、伸活动，同时辅以消肿的PRICE原则 5. 冷疗　术后每次做完运动治疗后进行15～20分钟的冷敷治疗 注意事项： 1. 抬高患肢，密切观察患肢末端血运及感觉，防止骨筋膜间室高压及神经损伤 2. 肿胀明显者及时告知专科医师，结合临床对症处理 3. 鼓励患者主动训练患肢远端手、腕关节的自主训练，加强肌肉收缩，有利于前臂消肿 4. 严禁做前臂的旋转运动 5. 注意查看外固定和前臂接触的骨突部位，防治压疮的发生
术后 3天～1周	治疗目的： 减轻患侧肢体的肿胀和疼痛；维持肩、肘、腕关节充分活动范围，防止关节黏连；增加患肢肌力 治疗方法： 1. 继续加强伸指握拳训练 2. 肿胀未缓解者可局部进行肌内效贴"爪形"导引贴进行对症处理 3. 增加肘、腕关节周围的挤压、分离刺激，保持本体觉。下地活动时用颈横吊带将前臂悬吊于胸前中立位 4. 肿胀及疼痛反应减轻，此时可以在健侧肢体的帮助下开始肘关节和腕关节的主、被动ROM训练，10～20次/组，2组/d 5. 加大肘、腕关节活动度，可借助健手的力量配合患肢肘、腕关节的屈、伸训练，10～20次/组，2组/d 6. 单纯前臂骨折的患者肩关节是不会受到影响的，如合并肩部的损伤，依照损伤程度给予相应的处理 7. 此阶段对肘关节的活动应根据骨折情况酌情给予干预，鼓励患者做小范围的自主屈伸训练，活动度以不引起骨折部位疼痛为参考依据 8. 术后前1周不主张做前臂的旋前旋后活动 注意事项： 1. 应用肌内效贴技术时进行贴布过敏试验，无过敏者方可使用，贴布必须和伤口保持一定的距离，严禁接触伤口 2. 50岁以上的老年人鼓励早期全方位活动肩关节 3. 继续密切观察患肢末端肿胀、血运及感觉情况，防止骨筋膜间室高压及神经损伤 4. 鼓励患者进行肘、腕关节的屈伸训练
术后 2周	治疗目的：保证肩关节全范围主动活动度，肘、腕关节无痛范围内最大活动度；逐渐进行前臂的旋前、旋后运动；独立完成家庭锻炼计划 治疗方法： 1. 无痛范围内进行患肢肩、肘、腕关节活动度训练

时间	康复计划
术后2周	2. 保持肌腱的滑动训练，防止肌腱黏连在骨折部位 3. 强化肘、腕关节的抗阻训练，10 次为一组，每天 2 ~ 3 组，具体剂量依据患者耐受度为参考标准 4. 逐渐加强前臂旋转的主动辅助活动范围练习，10 次为一组，每天 2 ~ 3 组，注意此动作在患者无痛或微痛范围内进行 5. 此阶段可要求患肢参与部分 ADL 方面的训练，如饮食、穿衣等 注意事项： 1. 下地后注意患肢肿胀情况 2. 只能在指定的安全范围内活动 3. 避免过度活动或疲劳活动，否则会引发炎症和疼痛 4. 注意复查 X 线检查，判断内固定的稳定性和骨折愈合情况，如有异常，及时报告专科医师
术后3 ~ 6 周	治疗目的： 保证腕关节和前臂在无痛范围内达到最大活动度；强化患侧上肢肩、肘、腕多关节三维复合运动功能，提升患肢灵敏性；减少瘢痕黏连；强化 ADL 治疗方法： 1. 此阶段腕关节和前臂活动度恢复最为重要，尽管在第三阶段可应用大剂量的被动的活动范围和夹板固定术来进一步增进活动度，但是获得活动度的最佳时机是第二阶段。治疗干预重点是恢复活动度以及增进功能。几项研究确定的前臂功能活动度为：旋前 50° 旋后 50° 腕背伸 30° ~ 40° 2. 在屈肘 90° 且上臂贴近身体时进行前臂旋转练习，以防止肩关节代偿前臂旋转。此动作前期以主动练习为主，等适应训练强度以后可以应用 PNF 技术里的动态反转技术或者等张组合进行无痛范围内的抗阻训练，加强前臂旋转力 3. 提高整个上肢多关节联合运动灵敏性，利用上肢智能反馈训练系统中的三维模式，经过系统软件评估患者患肢的整体情况以后，根据所采集的数据会有一个综合分析，包括肩关节、肘关节、前臂、腕关节的关节活动度、肌力、张力等，自动生成适合此阶段该患者训练强度的参数，结合 VR 技术随机变换活动方向和高低远近度，要求患者主动调整上肢的控制能力，去提高整个上肢的协调功能 4. 此阶段应该介入瘢痕松解术，预防瘢痕增生，有研究表明，贴硅凝胶片，可防止和改善肥大型瘢痕和瘤状瘢痕 5. 此阶段要求患肢完全参与日常生活，要求 ADL 基本正常 注意事项： 1. 复查 X 线片，密切观察骨折愈合情况，发现异常请及时门诊复查 2. 治疗过程中全程要求无痛或微痛，出现明显不适请及时与治疗师沟通，以免出现治疗性损伤 3. 禁忌患肢超负荷负重和暴力性动作 4. 大剂量训练完给予安全冷敷，防止渗出

续表

时间	康复计划
术后 7~8 周	治疗目的： 保证肘、腕关节以及前臂的正常活动度。强化患肢肌力、优化患肢灵敏度；控制瘢痕增生；ADL 完全正常；加大家庭自我训练方法剂量 治疗方法： 1. 此阶段基本治疗方法和术后 2~6 周的方法相似，但考虑到多数患者没有条件一直坚持来医院进行专业治疗，所以重点应该放到以家庭康复为主的训练方法上，可以借助弹力带进行 PRE（渐进性的抗阻力训练），力量强度可以加大，尝试小负荷多重复性的肌力耐力提升训练 2. 瘢痕松解手法治疗结束后可以佩戴压力袖，控制瘢痕增生 3. 前臂旋前、旋后活动度力争恢复正常。如有活动障碍，给予关节松动术，增加活动度 4. 此阶段应该达到患肢 ADL 完全正常 5. 保质保量完成家庭训练计划，适当接触与自己工作有关的工作性动作，为即将步入工作岗位做好衔接工作 注意事项： 1. 复查 X 线片，密切观察骨折愈合情况，发现异常请及时门诊复查 2. 治疗过程中全程要求无痛或微痛，出现明显不适请及时与治疗师沟通，以免出现治疗性损伤 3. 禁忌患肢超负荷负重和暴力性动作
术后 9~12 周	治疗目的： 继续强化患肢肌力；保证受累关节全功能活动范围；保证患肢的肌力、耐力，完成所有功能活动、工作和休闲活动 治疗方法： 1. 保质完成第二阶段（术后 6~8 周）训练任务的基础上，加大家庭训练剂量，利用大负荷系数弹力带给予患肢肩、肘关节全范围全方向的抗组训练，剂量大小根据患者耐受制订 2. 利用拉力器、弹力带等进行小剂量多重复的患肢耐力提升训练 3. 直接介入全面正常生活能力层面，结合工作性质，达到正常化模式，完全融入社会 注意事项： 1. 定期复查 X 线片，密切观察骨折愈合情况 2. 治疗过程中全程要求无痛或微痛，出现明显不适请及时与专科医师沟通，以免出现治疗性损伤 3. 理论上来说，前臂骨折内固定术后一般在 1 年以后才考虑拆除内固定，具体要结合 X 线复查结果确定拆除内固定的时间 4. 复评患者心理状态，必要时给予心理指导

　　以上总结的仅仅是前臂骨折术后康复的一个常规流程，临床应用时可以结合每位个案的实际情况，灵活调整治疗计划和治疗方法，给患者制订出个体化的康复方案。

3．康复过程中对术后异常情况的分析和处理方案

（1）康复训练过程中若出现疼痛，则应立即停止训练，观察 2～3 天。如果疼痛随着训练的停止而消失，则可以原强度继续进行康复训练；如果疼痛未随着训练的停止而消失，则需要及时就医（锁定内钉术后会出现植入部位的疼痛，这种现象属于正常情况）。

（2）前臂骨折最容易引发骨筋膜隔室综合征，术后早期应该高度重视前臂的异常情况。一旦出现疼痛持续加重、肿胀持续性加重应立即进行前臂减压，严重者必须进行手术切开减压治疗。

（3）术后康复治疗过程中需定期进行 X 线复查，如发现检查结果不符合骨折愈合周期请及时请专科医生确诊，避免出现对病情的延误。

（4）前臂骨折术后发生的深部感染，采用常规的治疗原则，但一定要留意由于患者基础病（如糖尿病）引起的感染。

（5）术后肿胀通常在 3～5 天自行消退，给予抬高患肢、冷疗、加压处理基本都会减退。如果肿胀持续不退甚至加重则需要慎重对待。

（6）术后如若发现骨折部位有异常活动，立即进行专科检查。以防内固定失败。

（7）术后骨不连、内固定松动或脱落者，需及时联系专科医生进行二次手术处理。

4．康复过程中注意事项

在整个康复治疗期间，除了进行康复治疗以外，早期需要对患者进行保护。在康复过程中必须注意如下几点：

（1）术后当天将患肢于中立位悬吊于胸侧并高于胸廓，患肢下垫垫子以抬高患肢促进行端回血。

（2）术后根据骨折的部位不同可选择石膏固定或者矫形器固定。一般骨折在上 1/3 可用长臂筒形矫形器；骨折在中或远 1/3 可选用短臂筒形矫形器；尺骨中断骨折可选用全固定尺骨矫形器。不同肘关节矫形器的固定体位：长臂筒形矫形器早期可允许肘关节和腕关节有节制运动，若要把肘关节固定在 90° 则需要配合肩吊带和矫形器一起使用，至于矫形器前臂需要固定的位置则应视骨折的情况而定，例如近端骨折前臂应固定于旋前位，中段骨折前臂固定于正中位；短臂筒形矫形器：在应用短臂剪形矫形器时，要考虑骨折裂纹的方向，以决定金属铰链的类别，手腕的活动幅度及腕关节的侧偏角；尺骨矫形器：前臂处于中立位，沿着格尺骨纵轴方向加压固定。肘关节矫形器的作用如下：长臂筒形矫形器；限制或维持肘关节有节制的活动、防止前臂

旋转，保护和维持骨折的正确对位；短臂筒形矫形器：限制或维持腕关节有节制的活动、防止手尺偏或桡偏、保护和维持骨折的正确对位；尺骨矫形器：保护骨折和维持骨折的正确对位。需要注意的是患者在装配带铰链的矫形器时，尤其注意在骨折早期一定在医生和治疗师的指导下进行活动，切忌做不正确的自主活动。同时检查矫形器佩戴过程中是否造成软组织压迫。

（3）早期下地活动时用颈横吊带进行患肢减重保护。

（4）前臂骨折术后发生的深部感染，采用常规的治疗原则，但一定要留意由于患者基础病（如糖尿病）引起的感染。

（5）术后6周前避免患者进行可引起骨体扭转的动作。

（6）功能训练中以不引起患侧手术部位疼痛或明显不适为度。训练量由小到大，循序渐进，避免过度疲劳。

（施克勤　王星亮　王　洁）

第三节　下肢骨折照护与康复

一、股骨颈骨折照护与康复

（一）概述

股骨颈骨折占全部骨折的3.58%，常见于老年人，随着人类寿命的延长，老年人骨质疏松及各项功能退化，其发病率日渐增高。老年人在股骨颈骨折患者中占90%以上，其中又以老年女性为主。青壮年股骨颈骨折主要是高能量暴力所致，例如车祸、高空坠落等。其临床治疗中存在骨折不愈合（15%左右）和股骨头缺血坏死（20%～30%）两大并发症。股骨颈为铁桶状结构，是连接股骨头与股骨干的桥梁。股骨颈与股骨干之间形成2个重要的角度：颈干角与前倾角。颈干角：股骨颈与股骨干之间形成的角度，正常为110°～140°，平均127°，颈干角的存在使粗隆部及股骨干远离髋臼，使关节可以大幅度活动。前倾角：下肢中立位时股骨头与股骨干在冠状面上形成角度，由于颈干角与前倾角的存在使股骨颈内侧产生压应力，在股骨颈外侧产生较小的张应力，另外使股骨颈还承受一定剪切应力。

将股骨头颈沿冠状面剖开后可见有两种不同排列的骨小梁系统。一个系统起自股骨干上端内侧骨皮质，向股骨颈上侧呈放射状分布，最后终于股骨头外上方 1/4 的软骨下方，此为承受压力的内侧骨小梁系统；另一系统起自股骨颈外侧皮质，沿股骨颈外侧上行与内侧骨小梁系统交叉，止于股骨头内下方 1/4 处软骨下方，此为承受张力的外侧骨小梁系统。在上述两种骨小梁系统在股骨颈交叉的中心区形成一个三角形脆弱区域，即 Ward 三角区。在老年人骨质稀疏时，该处仅有脂肪充填其间，更加脆弱。从股骨干后面粗线上端内侧的骨密质起，由很多骨小梁结合成相当致密的一片骨板，向上通过小粗隆前方，向外侧放散至大粗隆，向上与股骨颈后方皮质融合，向内侧与股骨头后内方骨质融合，以加强干颈之间连接与支持力，称为股骨距。大粗隆下方股骨干外侧皮质薄，向下逐渐增厚，故股骨颈骨折的内固定物所处的部位与其固定强度有密切关系，如正位于股骨颈中的 Ward 三角区，且尾端正在大粗隆下股骨干皮质最薄处，就不能起到良好固定作用。如内固定物从大粗隆下方沿骨皮质厚处，与股骨干纵轴成 30° 左右的方向，紧贴于股骨距处钉入，此内固定物正在牢固致密的内侧骨小梁系统中与髋关节负重力线相平行。此位置所受剪力小，内固定物尾端嵌在较厚的骨皮质中，可起到较坚强的固定作用，所以有人称股骨距为"真性股骨颈"。有它存在，不仅增强了颈干连接部对应力的承受能力，而且它还明显加强了抗压力与抗张力两组骨小梁最大受力处的连接，在股骨上段形成一个完整合理的负重系统。股骨距在股骨颈发病机制及治疗中，以及股骨头假体的置换技术方面，均具有重要意义。

股骨头、颈部的血供主要来自三条路径。①关节囊小动脉是股骨头颈血供的主要来源，从旋股内动脉、旋股外动脉和闭孔动脉的吻合部到关节囊的附着部，分为上下两组进入股骨颈。上组称为上干骺端动脉，在滑膜与骨膜之间走行，进入股骨颈基底部的上外侧，其分支为外动脉，供应股骨头的外上部分，下组称为下干骺端动脉，进入股骨颈基底部的下内侧，供应股骨颈内下部；②股骨干滋养动脉：此路血供仅到达股骨颈基底部，小部分与关节囊的小动脉有吻合支；③圆韧带小动脉：由闭孔动脉发出的一只小动脉，比较细，称为内骺动脉，仅能供给股骨头内下部分的血运，与外骺动脉之间有吻合支。股骨头颈部血供来源在股骨颈骨折后常受到破坏，导致血供减少或者中断。股骨颈骨折头下型血供减少最多，其次是经颈型，血运破坏最少的是基底型。骨折后股骨头坏死主要与残存的血供和代偿能力有关，因此股骨颈骨折应早期行复位和固定手术，以便于受压扭曲和痉挛的血管得到及时恢复。所选内固定物也应选对血供损害小，固定牢固的类型。

髋关节是人体最大且最稳定的关节，能在三个平面上运动：矢状面屈伸运动，冠状面的外展内收运动，横切面的内旋外旋运动。髋关节又是下肢最近端的连接，往往被拿来与肩关节比较。相对而言肩关节以活动为主，而髋关节则以承重稳定为主。在步行和日常涉及下肢的活动中，来自下肢的力量经关节上传至骨盆及躯干，同时髋关节也支撑着头部、躯干和双上肢的重量。因此腰椎、骨盆和髋关节功能会影响到整个下肢生物力学和功能。因此髋关节既要保持相应灵活度也要具有对应的稳定性。当股骨颈骨折或者其他疾病导致髋关节活动度受限或者功能障碍时，邻近的腰椎、骨盆和膝关节会发生代偿，失去稳定性而容易损伤，通过链式反应进而影响到整个人体的正常功能。因此髋关节在术后进行功能康复是非常重要的。

（二）损伤机制

造成老年人发生骨折有两个基本因素，内因骨强度下降，多由于骨质疏松，双光子密度仪证实股骨颈部张力骨小梁变细，数量减少甚至消失，最后压力骨小梁数目也减少，加之股骨颈上区滋养血管孔密布，均可使股骨颈生物力学结构削弱，使股骨颈脆弱。另外，因老年人髋周肌群退变，反应迟钝，不能有效地抵消髋部有害应力，加之受到应力较大（为体重的 2 ~ 6 倍），局部应力复杂多变，因此不需要多大的暴力，如平地滑倒，由床上跌下，或下肢突然扭转，甚至在无明显外伤的情况下都可以发生骨折。而青壮年股骨颈骨折，往往由于严重损伤如车祸或高处跌落致伤，偶有因过度过久负重劳动或行走，逐渐发生骨折者，称之为疲劳骨折。

（三）临床表现

老年人跌倒后主诉髋部疼痛，不敢站立走路，需要考虑股骨颈骨折。移位骨折的患者在伤后就不能坐起或站立，但是部分无移位的线状骨折或嵌插骨折患者，在伤后仍能步行或骑车。对于这类的患者要避免漏诊，导致无移位的稳定骨折变成移位的不稳定骨折。骨折后，患侧髋部剧烈疼痛，患肢多有轻度屈髋屈膝及外旋畸形。股骨颈骨折多为关节囊内骨折，骨折后出血不多，又被关节外强有力的肌群所包围，因此在局部不容易看到肿胀。髋部除了有自发疼痛以外，在移动患肢时疼痛程度将会加剧。在患肢足跟部或大粗隆叩击时，髋部也感到疼痛。此外在腹股沟韧带中点下方常有压痛。部分患者骨折后可以闻及骨擦音。在移位骨折中，远端受肌群牵拉向上发生移位，患侧大粗隆升高，患肢缩短。大粗隆位置的测量方法有三种：Nelaton 线、Bryant 线和 Shoemaker 线。

（四）辅助检查

股骨颈骨折的确诊需要进行髋关节正侧位 X 线检查，可以明确骨折的类型和移位的情况，尤其对线状骨折或嵌插骨折更为重要，X 线检查在骨折分类和治疗上必不可缺。部分无移位骨折的患者伤后即刻拍摄 X 线片可能看不见骨折线，所以在临床上怀疑股骨颈骨折时可行 CT、MRI 检查。CT 能清晰显示骨折碎片的数目及骨折面的情况，CT 三维重建图像逼真可以任意角度旋转图像获得最佳暴露部位以便更好指导患者的治疗及预后。MRI 能够清楚显示骨折断端以及确定外伤后有无髋关节周围软组织损伤，如韧带、血管及神经的损伤。如果条件有限无法行 CT 或者 MRI 检查，临床上又怀疑股骨颈骨折，可以按照嵌插骨折处理三周后拍 X 线片复查。在骨折 2～3 周后，骨折处部分骨质发生吸收现象后，骨折线才清晰显现出来。青年在发生交通事故或高处坠落等高能量暴力造成多发损伤时，由于股骨干骨折等一些明显损伤掩盖了股骨颈骨折，容易漏诊，所以对此类患者需同时检查髋部。

（五）诊断

国际上常用的分类是 Garden 分型法，还有 Pauwels 分型和 AO 分型等。

1. Garden 分型法　根据骨折移位程度分为Ⅰ～Ⅳ型：Ⅰ型：不完全骨折，或股骨头呈外展嵌插骨折；Ⅱ型：无移位的完全骨折；Ⅲ型：部分移位的完全骨折；Ⅳ型：完全移位的完全骨折，两骨折端完全分离。

Ⅰ型和Ⅱ型骨折断端无移位或者移位程度轻微，骨折损伤程度较小，是稳定性骨折。Ⅲ型和Ⅳ型骨折断端移位明显，骨折损伤比较大，是不稳定性骨折。

2. Pauwels 分型　根据骨折线和水平面形成的角度，以及所受暴力的机制把骨折分为三种类型：Ⅰ型：骨折线与水平面成 0°～30°，轴向压缩应力是主要暴力；Ⅱ型：骨折线与水平面成 30°～50°，损伤过程中有剪切暴力作用，可能对骨折愈合有不良影响；Ⅲ型：骨折线走行更加接近垂直，超过水平面 50°，损伤过程中剪切暴力起主要作用，并且合并明显的内翻暴力，致骨折明显移位和内翻畸形。Pauwels 角对治疗方法的选择起到至关重要的作用。

3. AO 分型

B1：头下型股骨颈骨折，轻度移位。分为①嵌插并有≥15°外翻；②嵌插并有＜15°外翻；③无嵌插。

B2：经颈型股骨颈骨折。分为①基底部；②颈中部并内收；③颈中部并剪切。

B3：有移位无嵌插的股骨颈骨折。分为①内收、外旋的中度移位；②垂直、外旋位的中度移位；③有明显移位。

4. 根据 X 线片骨折线的位置，可分为头下型、经颈型和基底型；后者由于血供损伤比较轻，出现骨折不愈合和股骨头坏死的概率较低，但因不能描述移位程度应用比较少。

（六）临床治疗

1. **非手术治疗**　对于身体状况差、无移位的 Garden Ⅰ 或 Ⅱ 型骨折可以非手术治疗，卧床皮牵引配合使用丁字防旋鞋，8～12 周后摄片骨折愈合良好后，挂双拐下地免负重直到骨折完全愈合。非手术治疗需定期摄片，如有移位，按照移位处理。非手术治疗虽然避免了手术风险，可以减少患者的疼痛，但容易发生再移位、骨不连、股骨头坏死、下肢短缩等，其中发生再移位风险高达 50% 以上。非手术治疗卧床制动时间比较长，尤其对老年人来说易发生肺炎、压疮及血栓等并发症，造成患者死亡率升高。因此除了伴有严重的基础性疾病或无法耐受手术的患者外，均需手术治疗。

2. **手术治疗**　股骨颈骨折最佳治疗方法是手法复位后内固定，可使骨折引起的血管扭曲、受压及痉挛得到迅速恢复，也能让血管的连续性得到尽快重建。只要成功复位，大多数内固定方法均可获得 80%～90% 的愈合率。股骨颈骨折治疗原则应该是早期无创复位，合理内固定，早期康复。精准良好的复位是内固定成功、骨折愈合与减少并发症的先决条件。手术治疗股骨颈骨折可以分为三种类型：闭合复位内固定、切开复位内固定和髋关节置换。目前越来越多的学者推荐对老年股骨颈骨折行髋关节置换术，关节置换适用于年龄较大、骨质疏松严重且移位明显的股骨颈骨折患者。虽然髋关节置换术手术时间长、创伤大，但较少出现骨不连、股骨头坏死等并发症，且患者可早期负重，及早进行功能锻炼，避免长期卧床产生的并发症，并且几乎可避免二次手术。

（1）闭合复位内固定：闭合复位内固定是股骨颈骨折治疗的首选方法，如复位和内固定得当，80% 的骨折可以获得愈合。闭合复位内固定适用于各种类型骨折，包括无移位或有移位的类型。准确良好的复位是内固定成功的关键，骨折内固定后 75% 的应力由骨骼自身承受，内固定只承受 25% 的应力。复位方法主要有三种：① Whitman 法：牵引患肢，同时在大腿根部加反牵引，待肢体原长度恢复后，行内旋外展复位；② Leadbetter 改良了 Whitman 法，主要是在屈髋屈膝 90° 位牵引；Flymn 法则是在屈膝超过 90° 位牵引。三种复位方法疗效并无差别，在 C 形臂 X 线机监视下进行，各种手法只要操作得当（足够的牵引及内旋），绝大部分骨折可以达到良好复位，复位的好坏与预后密切相关。股骨颈骨折闭合复位内固定方法简单，对血供破坏少，能够抗剪切力、抗剪曲力，同时负重时能够承受一定张力和抗压缩力，符合局部生物力学特征，临床上常采用空心加压螺钉固定。

（2）切开复位内固定：切开复位内固定适用于闭合复位失败者（闭合复位失败可能是近侧骨折端插入关节囊，或者有撕裂的关节囊碎片嵌插在骨折线之间，此类情况见于青壮年患者）；陈旧性股骨颈骨折不愈合者；无床旁 X 线拍摄系统和 C 形臂 X 线监视系统的情况。

（3）常用内固定方式

1）空心加压螺钉内固定：是将 3 或 4 枚空心加压螺钉以等腰三角形位置打入股骨颈形成品字形或钻石形支撑，其抗剪、抗扭效果较好。该术式适用于移位小、关节无明显退变的骨折，目的在于尽可能保留患者的髋关节。空心螺钉内固定可经皮操作，手术创伤小，对股骨头血运破坏少，且保留了自身股骨头，逐渐成为内固定主流选择。但该术式缺陷在于骨折愈合时间较长、术后可能需禁止负重、可能出现股骨头坏死及内固定松动等。对于股骨颈骨折，空心螺钉内固定术后翻修率明显高于髋关节置换术。

2）滑动螺钉加侧方钢板：以动力髋螺钉（dynamic hip screw，DHS）为代表，其设计符合股骨近端的生物学特点，具有手术创伤小、手术时间短、动力加压等优点，同时其静力固定的稳态作用可减少术后内固定失败等并发症。DHS 内固定与空心螺钉内固定在术中失血量、手术时间等方面无显著性差异。但 DHS 内固定术后并发症发生率远低于空心螺钉内固定。尽管采用抗旋螺钉可改变 DHS 大直径螺钉插入股骨头时可能造成股骨头坏死的缺陷，但由于 DHS 的钉板结构，股骨侧承受压力较大，主钉易发生切割断裂，导致内固定失败。此外，滑动螺钉加侧方钢板内固定术中所需术野较大也是其缺陷之一。因此，目前该术式在老年股骨颈治疗中的应用逐渐减少。

3）股骨近端锁定钢板治疗 Pauwels Ⅲ 型骨折：在生物力学方面优于空心钉和加压螺钉，有很好的角稳定性，可以维持股骨颈长度并防止短缩。然而，锁定钢板固定后骨折块无滑动加压，一旦骨折端骨质吸收出现骨折间隙，骨折愈合将受到影响，也存在引起周围骨折的情况。

（七）照护

1．伤口护理　在伤口彻底愈合之前注意保持伤口清洁和干燥。根据医生的建议定期进行伤口换药。观察伤口愈合情况，注意是否有任何红肿、渗液或感染迹象。一旦出现则需要尽快就医。

2．疼痛管理　疼痛的部位、性质、程度及使用数字评分表动态评估，运用放松技术，转移注意力，如听音乐、看书或者聊天，必要时使用镇痛药，观察镇痛效果及不良反应，做好用药护理。对于中度疼痛推荐口服止痛药，如果出现疼痛加重或剧烈疼痛需排除伤口感染、骨折移位等可能，必要时尽早就医。

3．导管护理　观察各类导管情况，如导尿管、伤口引流管，妥善固定各类导管，保持引流通畅，观察其色、质、量并记录。如有牵引，做好牵引护理，保持牵引有效性。

4．活动护理　避免长时间保持同一姿势，可以每隔一段时间活动未固定的关节，如膝关节、踝关节、足趾关节，防止关节僵硬。锻炼应循序渐进，既不能怕疼而不锻炼，又不能过于急躁，活动幅度过大、力量过猛，造成软组织损伤，骨折愈合前避免使用患肢进行重力负荷活动。

5．主动运动　当无外固定时，可适当进行关节和主被动的肌肉收缩锻炼，通过缓慢地屈伸髋膝关节，踝关节做转圈、踝泵运动，足趾进行跖屈和背伸运动，保持关节灵活性同时避免肌肉萎缩。主被动的股四头肌、腓肠肌等肌肉收缩训练可以预防下肢静脉血栓形成。肌肉强化：使用轻量级的绷带或橡皮筋进行肌肉强化练习，如屈曲和伸直髋膝关节，避免肌肉萎缩。在局部疼痛允许的范围内，鼓励患者自我照护，并给予足够的时间来完成各项日常生活活动。

6．饮食和营养　保持均衡的饮食，摄入足够的蛋白质、维生素、高钙和丰富膳食纤维的食物，以促进骨骼的愈合和健康。多食粗纤维的食物、新鲜水果和蔬菜，多饮水，利于通便。合并骨质疏松或骨密度降低时需补充维生素 D 等营养素和含钙高的食物，如牛奶、海米、虾皮等。

7．注意事项　在居家期间，确保环境安全，避免跌倒或再次受伤。清除地面杂物，保持通道畅通，穿防滑鞋。卧床期间保持皮肤、会阴部清洁，预防压力性损伤和泌尿系统感染。避免承重或过度用力。休息时尽量保持下肢抬高，避免出现下肢肿胀。髋关节术后注意预防下肢静脉血栓形成，必要时可服用预防血栓药物，并观察用药后的不良反应。

8．康复和随访　按时进行康复训练，包括物理治疗和康复锻炼，以恢复肌肉力量和关节功能。遵循医生或康复治疗师的指导进行功能锻炼。根据复诊时间表，定期到医院进行复查和评估。

（八）康复

1．康复评定

（1）骨折类型、手术方式、骨折术后对位对线、骨质疏松状况以及手术医生建议评估。

（2）肢体围度（测量双下肢髌骨上缘 10cm 小腿最膨隆处的围度并加以比较，明确患侧肢体有无肿胀以及肿胀的程度）与双下肢长度的评估。

（3）感觉与疼痛的评估：髋部骨折有合并坐骨神经和（或）股神经损伤的可能，因此感觉检查十分重要，可以根据不同区域感觉评估确定。

（4）关节活动度与肌力评估：对患侧下肢各关节活动度及下肢关键肌肌力进行评估。

（5）关节功能评估：常用的评估有 Harris 髋关节评分系统、JOA 髋关节评分系统和 Charnley 髋关节评分系统。

（6）功能性动作系统评估：FMS 和 SFMA 评估。

2．康复治疗

（1）非手术治疗康复：牵引术后患者置于仰卧位，患肢处于中立位或者外展 10°~15°，穿丁字鞋防止肢体旋转。牵引期间进行股四头肌等长收缩、踝泵运动，保持 5s/ 次，15~30 次 / 组，3 组 /d。健肢可使用沙袋或弹力带进行抗阻运动，保持关节活动度增强肌肉力量为使用助行器或者拄双拐步行做好准备。躯干进行不影响患髋的方法进行呼吸训练和核心肌群训练，重建脊椎稳定系统。牵引 8 周后复查 X 线片评估骨折的位置和愈合情况，如愈合良好且无并发症可去除牵引，进行髋关节周围肌群的等长收缩，逐渐坐起。在确保髋关节安全稳定的前提下，膝关节主动屈伸活动，例如使用膝关节多角度训练装置。在床旁使用助行器站立，患肢从无负重逐渐过渡到部分负重，直至骨折愈合。3 个月后根据 X 线复查愈合情况开始拄双拐步行，6 个月后弃拐步行。

（2）手术治疗康复：术后康复方案见表 2-3-1。

表 2-3-1　股骨颈骨折照护与康复

时间	康复计划
术后当天	康复目标： 避免患肢旋转，预防术后并发症 治疗方法： 1. 仰卧位，维持患肢外展 10°~15°，避免旋转，可用毛巾卷或枕头固定，也可将患肢置于有软性内衬的布朗架上 2. 进行踝泵运动预防小腿肌肉萎缩和踝关节僵硬，促进血液回流。踝背屈保持 5 秒然后跖屈曲保持 5 秒为一次，20~30 次 / 组，3 组 /d
术后 第 1 天	康复目标： 减轻患侧下肢的肿胀，保持肌肉张力，防止肌肉萎缩，增强双上肢力量和心肺功能 治疗方法： 1. 仰卧位，维持患肢外展 10°~15°，避免患肢旋转，可用毛巾卷或枕头固定 2. 运用踝泵运动，压力袜促进下肢血液循环 3. 股四头肌等长收缩，每次收缩保持 5 秒，20~30 次 / 组，3 组 /d 4. 呼吸训练，引导患者学习正常呼吸模式 5. 健肢主动活动，双上肢主动全范围活动
术后 第 2 天	康复目标： 缓解患侧肢体的肿胀和疼痛，维持踝、膝关节被动活动范围，防止关节黏连，增强健肢肌力以便早期拄拐步行 治疗方法： 1. 继续第一天的治疗 2. 开始髌骨松动，双手轻轻按住髌骨上下两端，向下推动保持 5s，自然回缩为一次，30 次 / 组，2~3 组 /d。双手轻轻按住髌骨内外侧，反复内外推动髌骨 20~30 次，最后使髌骨偏离中线 2~3cm，30 次 / 组，2~3 组 /d 3. 继续股四头肌等长收缩的同时增加臀大肌等长收缩，训练量与股四头肌相同 4. 上肢肌力训练，使用弹力带进行渐进抗阻训练 5. 理疗　使用冰疗和中频电疗以缓解肿胀和疼痛 注意：所有床上活动都在下肢外展、足中立位的状态下完成
术后 第 3~7 天	康复目标： 减少肿胀和疼痛，增加关节活动度，提高患肢肌力

续表

时间	康复计划
术后 第3~7天	治疗方法： 1. 继续第2天治疗 2. 治疗师被动活动关节的屈伸和外展运动 3. 治疗师自关节起始端开始小范围被动活动关节，在确定无痛范围后使用CPM持续髋、膝关节被动活动，每天增加5°~10°，30min/次，2次/d 4. 鼓励患者在无痛范围内练习膝的主动屈伸和内收外展等长收缩 5. 使用床将患者躯干摇起开始坐位训练，在此过程中保证患者无痛，关节不发生旋转 6. 鼓励患者借助床旁双侧扶手起身坐起
术后 第2~4周	康复目标： 以主动活动为主，增加关节活动度，提高肌力，无负重站立行走到部分负重 治疗方法： 1. 在床上或者站立位主动进行关节屈伸和外展训练，小于90°，保持膝和踝的正常活动范围 2. 在无痛前提下，逐渐从床上主动坐起 3. 助行器下无负重站立训练 4. 应用本体感觉平衡评估训练系统在站立位双手扶设备扶手，进行踝、膝的本体感训练，刚开始时由健侧完全负重，逐渐控制增加负重，训练系统会直观显示负重值 5. 开始下地挂双拐练习步行，采用四点步态，足尖点地开始，患肢从无负重逐渐到分负重，负重值参考本体感觉平衡评估训练系统检测结果 注意：治疗均在无痛范围内进行，在没有不适的情况下逐渐增加训练量和难度
术后 第5~12周	康复目标： 关节活动度恢复正常，主要相关肌力达到三级或以上，进一步增加负重 治疗方法： 1. 脊柱核心稳定系统与健肢肌力强化 2. 患髋关节主动活动范围恢复，屈曲、后伸及外展达到三级以上 3. 患肢由双拐过渡到单拐部分负重步行 4. 坐位主动进行的内旋与外旋训练，动作轻柔
术后 第13~16周	康复目标： 在肌力训练基础上，强化运动感知觉训练，负重能力由部分负重过渡到完全负重治疗方法： 1. 关节周围肌群的渐进抗阻训练 2. 运动感知觉训练，患肢部分负重下控球训练 3. 扶单拐步行，遵循循序渐进负重原则，从足尖着地开始，逐渐过渡到前脚掌着地再逐渐过渡到大部分脚掌至全脚掌，最后全负重 注意： 训练都必须在骨折临床良好愈合的前提下进行

续表

时间	康复计划
术后 第16周后	康复目标： 完全负重行走，全面恢复身体各项功能 治疗方法： 1. 影像学证实骨折完全愈合，独立全负重行走 2. 进行功能动作系统评估，建立良好动作模式，功能康复 3. 评估下肢缩短长度，必要时装配支具，如鞋垫

（施克勤　吴治才）

二、股骨粗隆间骨折照护与康复

（一）概述

股骨粗隆间骨折又名股骨转子间骨折，是老年人常见的低能量损伤。随着社会的老龄化，人均寿命的延长，股骨粗隆间骨折的发生率呈上升趋势。髋部是老年骨质疏松性骨折的好发部位，粗隆间骨折患者平均年龄比股骨颈骨折患者高5~6岁，90%发生于65岁以上老人，70岁以上发病率急剧增加。

股骨粗隆部位于大粗隆及小粗隆之间。大粗隆呈长方形，在股骨颈的后上部，位置表浅，可以触知，是非常明显的骨性标志。上部为转子窝，大粗隆上有梨状肌、臀中小肌、闭孔内外肌、股外侧肌、股方肌附着。小粗隆呈锥状突起，位于股骨干的上后内侧，有髂腰肌附着其上髋关节囊附着于粗隆间线。股骨粗隆部主要为骨松质构成，旋股外侧动脉与旋股内侧动脉在股骨粗隆间关节囊除附着处之外股骨颈基底形成动脉环，发出四组支持带动脉，供应股骨粗隆部及股骨头。由于粗隆部血供丰富，骨折后极少不愈合，但甚易发生髋内翻。

Ward最早描述了股骨颈和股骨粗隆间骨小梁的支撑结构，有助于理解骨折复位以及内固定放置。压力骨小梁起于股骨头，扇形分开止于股骨颈内侧，是股骨颈近端最致密的骨松质系统。也是重力传导的区域。因此内固定放置在这里，将增加固定的把持力，避免内固定切割股骨颈和松动脱出。张力骨小梁起于股骨头凹，弧形止于大粗隆远端。次级压力骨小梁和大粗隆骨小梁分布于股骨颈外侧皮质。Ward三角位于骨小梁结构相对缺乏的区域，随着年龄增加该区域逐渐被脂肪组织填塞。

（二）损伤机制

老年人原发性骨质疏松分为两个型，绝经后骨质疏松和老年性骨质疏松，因此粗隆间骨折多为女性，男女比例为1∶（4~6）。老年人的视觉、听觉、运动感知觉与运动功能下降，各个系统的综合反应能力下降，发生意外创伤的概率增加，同时粗隆间以松质骨为主，即使低能量的轻微暴力即可造成不同类型股骨粗隆间骨折，高龄患者由于制动引发并发症多，死亡率为15%~20%。虽然转子区血运丰富，骨折很少不愈合，但是容易发生髋内翻畸形。这个年龄阶段的患者多数存在着不同程度的内科系统疾病，例如心脑血管疾病、高血压和糖尿病等。在治疗过程中，除了要选择创伤小，骨折能良好复位固定，患者能早期活动的方法外，还需要考虑这些内科系统和其他疾病的治疗，并防止制动引起并发症。

（三）临床表现

老年患者有明显的外伤史，下肢活动受限，伤后不敢站立和行走髋部疼痛。患者平卧可见大腿近端和髋部出现肿胀、淤血、瘀斑，患肢屈曲，内收（轻度），外旋畸形明显，可达到90°，两侧肢体不等长，股骨粗隆间有压痛，足跟轴向叩击痛，可闻及骨摩擦音。

（四）辅助检查

影像学检查X线拍摄双髋正位片和患髋侧位片，一般可以明确骨折的类型和移位的状况，健侧正位有助于了解正常股骨颈干角。髓腔宽度及骨质疏松的情况，侧位片有助于了解骨折的移位程度，后侧壁的粉碎程度。但是，一些特殊类型的骨折，如不完全性骨折、疲劳性骨折，由于没有骨折移位，仅有不规则裂隙，X线片上不能显示。此外，X线片重叠了股骨大、小转和转子间线、转子间嵴等骨褶皱影，及软组织影，骨折极易漏诊。CT可明显降低股骨颈基底或转子间隙骨折的漏诊率，能显示骨皮质连续性及骨折断层层面的内部结构。但由于股骨颈基底或转子间骨不规则、滋养血管影干扰、漏扫层面等因素，也给诊断造成了一定的困难。MRI可以确定外伤后有无韧带、神经、血管等关节周围软组织损伤。MRI对于股骨颈基底或转子间隙骨折的不完全性骨折、疲劳性骨折等X线无法检查发现的特殊骨折类型具有明显优越性。X线不能显示的轻微骨折，MRI显示的是骨髓变化，但要注意轻微损伤，局部出导致类似骨折的信号影。

（五）诊断

根据骨折部位、骨折线的形状及方向以及骨折块的数目等情况，股骨粗隆间骨折常用的分类方法有以下几种：AO 分型、Evans 分型和 Jensen 分型。

1．AO 分型　1981 年 AO 将股骨粗隆间骨折纳入其整体骨折分型系统中并归为 A 类骨折。

A1 型：经转子的简单骨折（两部分），内侧骨皮质仍有良好的支撑，外侧骨皮质保持完好。①沿转子间线；②通过大转子；③通过小转子。

A2 型：经转子的粉碎骨折，内侧和后方骨皮质在数个平面上破裂，但外侧骨皮质保持完好。①有一块内侧骨折块；②有数块内侧骨折块；③在小转子下延伸超过 1cm。

A3 型：反转子间骨折，外侧骨皮质也有破裂。①斜形；②横形；③粉碎。

AO 分型便于进行统计学分析，既对于股骨转子间骨折具有形态学描述，又可对于预后作出判断，同时在内固定物的选择方面也可给出建议。

2．Evans 分型　Evans 根据骨折线方向分为两种主要类型：Ⅰ型，骨折线从小粗隆向上外延伸；Ⅱ型，骨折线是反斜形。其中Ⅰ型 1 度和Ⅰ型 2 度属于稳定型，占 72%；Ⅰ型 3 度、Ⅰ型 4 度和Ⅱ型属于不稳定型，占 28%。

Evans 观察到稳定复位的关键是修复股骨转子区后内侧皮质的连续性，其简单而实用并有助于理解稳定性复位的特点，准确地预见股骨转子间骨折解剖复位和穿钉后继发骨折移位的可能性。

3．Jensen 分型　Jensen 对 Evans 分型进行了改进，基于大小粗隆是否受累及复位后骨折是否稳定而分为五型。

Ⅰ型：2 骨折片段，骨折无移位。

Ⅱ型：2 骨折片段，骨折有移位。

Ⅲ型：3 骨折片段，因为移位的大粗隆片段而缺乏后外侧支持。

Ⅳ型：3 骨折片段，由于小粗隆或股骨距骨折缺乏内侧支持。

Ⅴ型：3 骨折片段，缺乏内侧和外侧的支持，为Ⅲ型和Ⅳ型的结合。

Jensen 研究发现，Ⅰ、Ⅱ型骨折 94% 复位后稳定；Ⅲ型骨折 33% 复位后稳定；Ⅳ型骨折 21% 复位后稳定；Ⅴ型骨折 8% 复位后稳定。Jensen 指出大小粗隆的粉碎程度与复位后骨折的稳定性呈反比。Jensen 等在 Evans 分

型的基础上进行改良，应用更广。研究表明 Jensen 等改良的 Evans 分型为
判断复位后的稳定性和骨折再次移位的风险提供了最为可靠的预测。

（六）临床治疗

老年股骨粗隆间骨折的治疗可分为非手术治疗和手术治疗，前者住院时
间长，并发症发生率和死亡率高，愈合后较多发生髋内翻、髋外翻及短缩畸
形或膝关节僵硬。近年来，更多国内外医生主张若无手术禁忌证，应早期内
固定治疗。内固定手术不仅能降低死亡率，还可以减少髋内翻的发生。内固
定治疗主要有髓外固定和髓内固定。

1. 非手术治疗　非手术治疗的优点是：方法简单易行，对患者生理干
扰小，不破坏骨折处血运，也能及时调整颈干角和前倾角的角度。对稳定性
骨折、骨折严重粉碎或骨质疏松者不适宜内固定及患者要求用牵引者，可采
用胫骨结节或股骨髁上外展位骨牵引，8 ~ 12 周后逐渐扶拐下地活动。对不
稳定性骨折，也可在骨牵引下试行手法复位，用牵引力矫正短缩畸形，侧方
挤压矫正侧方移位，外展位维持牵引避免发生髋内翻。临床常用 Russell 牵
引法，置患肢于带有屈膝附件的 Thomas 架上外展位牵引治疗。Russell 牵引
的优点是可控制患肢外旋，但须注意保证足够重量，维持足够时间，一旦髋
内翻畸形，矫正后不可减重太早太多。非手术治疗的缺点是住院周期长，并
发症、发生率及患者死亡率高，愈合后多伴随髋内翻、髋外旋和患侧肢体缩
短等畸形。由于牵引时间长导致许多患者膝关节功能障碍，更多丧失了独立
生活的能力，需要很好的康复治疗以恢复膝关节功能。

2. 手术治疗　稳定或不稳定性骨折、年龄较大、无明显手术禁忌者，
采用切开复位内固定方法治疗。手术治疗的目的是使其尽可能达到解剖复
位，矫正髋外翻畸形，固定骨折部位便于患者早期康复治疗，减少并发症的
发生。近年来，用于治疗股骨粗隆间骨折的方法、器械很多，均取得了满意
的疗效，各有优缺点。手术治疗可分为外固定治疗和内固定治疗两大类，内
固定又分为髓外固定和髓内固定两种。常用方法如下：

（1）外固定治疗：外固定治疗是一种介于手术治疗与非手术治疗之间的
半侵入式穿针治疗。外固定治疗股骨粗隆间骨折具有手术切口小，对人体干
扰小，操作简单，手术时间短，患者痛苦小，局部麻醉下手术，失血量少，
术后可早期离床活动，不需要二次手术取出内固定装置等优点。其缺点是支
撑体系远离骨折断端，抗内翻应力能力差，固定强度不够：螺钉穿过阔筋膜

及股外侧肌固定，活动时牵涉痛以及外固定架本身对患者产生的生理压力，妨碍了患者术后功能锻炼，阻碍了髋和膝的屈伸活动，从而导致经此法治疗的患者大多存在不同程度的甚至是永久性的膝关节屈伸受限，钢针外露，患者不方便正常穿衣，易合并钉道感染导致骨髓炎。

（2）内固定治疗：内固定治疗包括髓外固定和髓内固定。常用的手术方法和优缺点见表2-3-2。

表2-3-2　内固定治疗髓外固定和髓内固定手术方法优缺点比较

手术方式	优缺点
髓外　动力髋螺钉固定（DHS）	优点： 1. 螺钉在股骨头内固定作用强，即使在骨质疏的情况下亦能有效固定 2. 套筒内滑行机制可避免钉端穿透股骨头或髋臼，负重力直接传导至骨 3. 动力滑行装置保持骨折复位嵌紧，减少不愈合 4. 有加压和滑动的双重功能，具有动静加压作用 缺点： 1. 抗旋能力较差，术后常穿丁字鞋或高分子托外固定 2. 术中骨膜损伤大、广泛剥离软组织，破坏血供，头颈部骨质因固定螺钉较粗致骨缺损较大，影响头颈部血运循环，拆除内固定后易导致再次骨折 3. 固定时需要在粗隆下开槽，绞刀损伤骨质较大，其头颈固定螺钉粗大，直径约为15mm，故不能多次开道，以免头颈钉固定不起作用，内固定失败 4. 其颈干角固定为130°或135°，无法根据患者自身的实际颈干角进行调整
LISS解剖钢板	优点： 1. LISS系统使用体外螺钉孔瞄准器，使手术对软组织的损伤降低到最低程度 2. 具有成角固定作用的自钻螺钉可以提供更可靠的固定 3. 适合于粉碎性骨折的固定，尤其对骨质疏松患者和假体周围骨折的固定更有其独特的优势 4. 锁定性固定有利于骨折复位后的更好固定与维持 5. 肌肉下置入减少了伤口的并发症与感染率 缺点： 1. 术中骨膜损伤大、广泛剥离软组织，破坏血供 2. 头颈部骨质因固定螺钉较粗致骨缺损较大，影响头颈部血运循环，拆除内固定后易导致再次骨折

续表

手术方式	优缺点
髓外 固定 动力髁螺钉 （DCS）	优点： 1. 它可根据骨折的具体情况正确选择螺钉的入点，手术操作方便 2. 动力加压拉力螺钉与钢板呈近直角，符合髋部的生物力学要求 3. 负重时负重力首先作用于钢板的短臂，然后再分散至各螺钉上，应力分散，固定异常牢固 4. DCS 螺钉骨折处数量稍多，增加了牢固性，骨折区可桥接固定，从而降低术后并发症发生率 缺点： 1. 术中骨膜损伤大、广泛剥离软组织，破坏血供 2. 头颈部骨质因固定螺钉较粗致骨缺损较大，影响头颈部血运循环，拆除内固定后易导致骨折发生
髓内 股骨近端带 固定 锁髓内钉 （PFN）	优点： 1. 钉体直径较小（一般为 9mm），可以不扩髓打入（优于 Gamma 钉的粗大尾端） 2. PFN 的近端有一个大概是 6° 的外倾角，外翻角度减小，牵引时不必强内收 3. 上端可置入 2 枚螺钉进入股骨头，增加了防旋螺钉，股骨颈内双钉承载，抗疲劳能力增大 4. 远端锁孔与主钉远端（锥形延长）距离较长，可减少股骨干应力集中 5. 相对创伤小 缺点： 1. 在股骨颈内平行插入两枚螺钉有一定难处，尤其在身材较矮、股骨颈较短的一些中老年女性人群，要使这样的股骨颈能容纳两枚较粗的螺钉（11.5mm 的股骨颈螺钉和 6.5mm 髋部螺钉），必须迫使在手术期间不断地调整钉子的位置，在实施调整的过程中，最初复位的正确性有可能丢失。同时骨松质的保持能力也是一大顾虑。而且两根动力髋螺钉间的骨质容易退化并有出现股骨头坏死的危险 2. 由于 PFN 的髓内钉弧度大、长度长，不宜用于股骨干过度前弓的患者，否则髓内钉的尖端会压迫、穿出股骨干的前方皮质，造成远端的骨折。若为此而改变髓内钉的位置以纠正尖端的错位，会造成髓内钉的近端太靠近外侧皮质 3. 辐射量大，手术器械昂贵，对外科医生的技术要求较高
Gamma 钉	优点： 1. 微创髓内固定方法，切口小、创伤小 2. Gamma 钉通过髓内钉和拉力螺钉的结合，使股骨上段和股骨颈牢固结合成一体，通过远端自锁钉固定髓内钉，可防止旋转和短缩移位，固定可靠 缺点： 1. 抗旋转能力差

续表

手术方式		优缺点
髓内 固定	Gamma 钉	2. Gamma 钉外翻角度过大有明显应力集中，容易出现髓内钉远端股骨干骨折及锁钉断裂 3. 股骨头坏死的发生及并发症率高 4. 骨质疏松、过早负重及拉力螺钉偏离股骨头中心等情况下拉力螺钉容易从股骨头颈切出 5. Gamma 钉主钉粗大的尾端（17mm）要求对近端进行充分扩髓，对股骨颈的血运的影响较大
	股骨近端 髓内钉 （PFNA）	优点： 1. 对于不稳定型股骨粗隆间骨折是一种理想的内置物 2. 可牢固地固定股骨头和股骨颈，防止骨折端旋转 3. 防止内侧支撑缺失后骨吸收导致的塌陷、内翻畸形以及内置物切出股骨头等并发症 4. 适用于几乎所有的粗隆间骨折，特别适用于不稳定型骨折（如反转子间骨折）及合并骨质疏松者 缺点： 存在锁钉穿出股骨头的可能

（七）照护

1. **伤口护理** 在伤口彻底愈合之前注意保持伤口清洁和干燥。根据医生的建议定期进行伤口换药。观察伤口愈合情况，注意是否有任何红肿、渗液或感染迹象。一旦出现则需要尽快就医。

2. **疼痛管理** 疼痛的部位、性质、程度及使用数字评分表动态评估，运用放松技术，转移注意力，如听音乐、看书或者聊天，必要时使用镇痛药，观察镇痛效果及不良反应，做好用药护理。对于中度疼痛推荐口服止痛药，如果出现疼痛加重或剧烈疼痛需排除伤口感染、骨折移位等可能，必要时尽早就医。

3. **导管护理** 观察各类导管情况，如导尿管、伤口引流管，妥善固定各类导管，保持引流通畅，观察其色、质、量并记录。如有牵引，做好牵引护理，保持牵引有效性。

4. **活动护理** 避免长时间保持同一姿势，可以每隔一段时间活动未固定的关节，如膝关节、踝关节、足趾关节，防止关节僵硬。锻炼应循序渐进，既不能怕疼而不锻炼，又不能过于急躁，活动幅度过大、力量过猛，造成软组织损伤，骨折愈合前避免使用患肢进行重力负荷活动。

5.**主动运动**　当无外固定时，可适当进行关节和主被动的肌肉收缩锻炼，通过缓慢地屈伸膝关节，踝关节做转圈、踝泵运动，足趾进行跖屈和背伸运动，保持关节灵活性同时避免肌肉萎缩。主被动的股四头肌、腓肠肌等肌肉收缩训练可以预防下肢静脉血栓形成。肌肉强化：使用轻量级的绷带或橡皮筋进行肌肉强化练习，如屈曲和伸直膝关节，避免肌肉萎缩。在局部疼痛允许的范围内，鼓励患者自我照护，并给予足够的时间来完成各项日常生活活动。避免长时间保持同一姿势，可以每隔一段时间活动四肢关节，防止关节僵硬。

6.**饮食和营养**　保持均衡的饮食，摄入足够的蛋白质、维生素、高钙和丰富膳食纤维的食物，以促进骨骼的愈合和健康。多食粗纤维的食物、新鲜水果和蔬菜，多饮水，利于通便。合并骨质疏松或骨密度降低时需补充维生素 D 等营养素和含钙高的食物，如牛奶、海米、虾皮等。

7.**注意事项**　在居家期间，确保环境安全，避免跌倒或再次受伤。清除地面杂物，保持通道畅通，穿防滑鞋。卧床期间保持皮肤、会阴部清洁，预防压力性损伤和泌尿系统感染。避免承重或过度用力。休息时尽量保持下肢抬高，避免出现下肢肿胀。髋关节术后注意预防下肢静脉血栓形成，必要时可服用预防血栓药物，并观察用药后的不良反应。

8.**康复和随访**　按时进行康复训练，包括物理治疗和康复锻炼，以恢复肌肉力量和关节功能。遵循医生或康复治疗师的指导进行功能锻炼。根据复诊时间表，定期到医院进行复查和评估。

（八）康复

1.**康复评定**

（1）骨折类型、手术方式、骨折术后对位对线、骨质疏松状况以及手术医生建议评估。

（2）肢体围度（测量双下肢髌骨上缘 10cm 小腿最膨隆处的围度并加以比较，明确患侧肢体有无肿胀以及肿胀的程度）与双下肢长度的评估。

（3）感觉与疼痛的评估　髋部骨折有合并坐骨神经和／或股神经损伤的可能，因此感觉检查十分重要，可以根据不同区域感觉评估确定损伤部位。

（4）关节活动度与肌力评估：对患侧下肢各关节活动度及下肢关键肌肌力进行评估。

（5）关节功能评估：常用的评估有 Harris 关节评分系统、JOA 关节评分系统和 Chamley 髋关节评分系统。

（6）功能性动作系统评估：FMS 和 SFMA 评估。

2．非手术治疗康复方案 牵引术后患者采取仰卧位，患肢置于中立位外展 10°~15°，应用 Russell 牵引会将患肢放在具有屈膝装置的托马斯架上，防止患肢旋转。患肢牵引术后在患者可耐受程度下及时开始踝泵运动以及踝关节各个方向运动训练、患肢股四头肌等长收缩训练，10~20 次 / 组，至少 3 组 /d。治疗师实施髌骨各个方向松动，保持髌骨灵活度。躯干和其余健肢的活动根据患者年龄、身体状况确定活动量，但要确保髋关节稳定，且在无痛下进行。术后 8~12 周行 X 线片检查骨折位置及愈合情况，骨折初步愈合后去除牵引，在床上练习髋关节和膝关节的主动屈伸运动，切勿外加暴力。16 周后 X 线片证实骨折愈合良好后开始床旁无负重站立执双拐无负重行走逐渐过渡到部分负重直至完全负重。老年人合并骨质疏松者愈合时间更长，影像学检查证实愈合良好后方能开始负重。

3．手术后康复治疗（表 2-3-3）

表 2-3-3 股骨粗隆骨折术后康复治疗方案

时间	康复计划
术后当天	康复目标： 避免患肢旋转，预防术后并发症 治疗方法： 1. 仰卧位，维持患肢外展 10°~15°，避免旋转，可用毛巾卷或枕头固定，也可将患肢置于有软性内衬的布朗架上 2. 进行踝泵运动预防小腿肌肉萎缩和踝关节僵硬，促进血液回流。踝背屈保持 5 秒，然后跖屈保持 5 秒为一次，20~30 次 / 组，3 组 /d
术后第 1 天	康复目标：减轻患侧下肢的肿胀，保持肌肉张力，防止肌肉萎缩，增强双上肢力量和心肺功能 治疗方法： 1. 仰卧位，维持患肢外展 10°~15°，避免患肢旋转，可用毛巾卷或枕头固定 2. 运用踝泵运动，压力袜促进下肢血液循环 3. 股四头肌等长收缩，每次收缩保持 5 秒，20~30 次 / 组，3 组 /d 4. 呼吸训练，引导患者学习正常呼吸模式 5. 健肢主动活动，双上肢主动全范围活动
术后第 2 天	康复目标：缓解患侧肢体的肿胀和疼痛，维持踝、膝关节被动活动范围，防止关节黏连，增强上肢肌力以便早期拄拐步行 治疗方法： 1. 继续第一天的治疗

时间	康复计划
术后 第2天	2. 开始髌骨松动，双手轻轻按住髌骨上下两端，向下推动保持5s，自然回缩为一次30次/组，2~3组/d。双手轻轻按住髌骨内外侧，反复内外推动髌骨20~30次，最后使髌骨偏离中线2~3cm，30次/组，2~3组/d 3. 继续股四头肌等长收缩的同时增加臀大肌与臀中肌等长收缩，训练量与股四头肌相同 4. 治疗师自髋关节起始端开始小范围被动活动关节，在确定无痛范围后使用CPM持续髋、膝关节被动活动，2次/d，20~30min/次 5. 上肢肌力训练　使用弹力带渐进抗阻训练 6. 理疗　使用冰疗和中频电疗以缓解肿胀和疼痛
术后 第3天~2周	康复目标：减少肿胀和疼痛，增加关节活动度，提高患肢肌力 治疗方法： 1. 继续第二天治疗 2. 治疗师被动活动髋关节的屈伸和外展运动（0°~30°） 3. 应用CPM继续膝关节活动度被动训练，每天增加5°~10°，每天建议至少2小时 4. 鼓励患者在无痛范围练习髋膝的主动屈伸 5. 使用床将患者躯干摇起开始坐位训练，在此过程中保证患者无痛，髋关节不发生旋转 6. 鼓励患者借助床旁双侧扶手起身坐起 7. 根据患者骨折的类型及手术医生建议使用助行器在床旁开始无负重站立训练
术后 第3~4周	康复目标：以主动活动为主，增加关节活动度，提高肌力，无负重站立行走到部分负重 治疗方法： 1. 在床上或者站立位主动进行关节屈伸和外展训练，屈髋小于90°，保持膝和踝的正常活动范围 2. 在无痛范围逐渐从床上主动坐起 3. 应用本体感觉平衡评估训练系统在站立位双手扶设备扶手，进行踝、膝的本体感觉训练，刚开始时由健侧完全负重，逐渐控制增加负重，负重值可以每天增加体重的1%，训练系统会直观显示负重值 4. 开始下地拄双拐练习步行，患肢可逐渐部分负重，负重值参考本体感觉平衡评估训练系统检测结果 注意： 治疗均在无痛范围能进行，在没有不适的情况下逐渐增加训练量和难度
术后 第5~12周	康复目标：下肢主要肌群肌力达到三级以上，关节活动度恢复正常，步行由双拐过渡至单拐，负重进一步增加 治疗方法： 1. 脊柱核心稳定系统与健肢肌力强化，患肢主要相关肌力达到三级以上 2. 患肢由双拐过渡到单拐部分负重步行 3. 主动进行髋的内旋与外旋训练，动作轻柔

续表

时间	康复计划
术后 第 13 ~ 16 周	康复目标：在肌力训练基础上，强化运动感知觉训练，负重能力由部分负重过渡到完全负重治疗方法： 1. 关节周围肌群的渐进抗阻训练 2. 运动感知觉训练，患肢部分负重下控球训练 3. 扶单拐步行，遵循渐序负重原则，从足尖着地开始，逐渐过渡到前脚掌着地，再逐渐过渡到大部分脚掌至全脚掌，最后全负重 注意： 训练都必须在骨折临床良好愈合的前提下进行
术后 第 16 周后	康复目标： 完全负重行走，全面恢复身体各项功能 治疗方法： 1. 影像学证实骨折完全愈合，独立全负重行走 2. 进行功能动作系统评估，建立良好动作模式，功能康复 3. 评估下肢缩短长度，必要时装配支具，如鞋垫

（王星亮　陈　铭）

三、股骨干骨折照护与康复

（一）概述

　　股骨干骨折是临床最常见的骨折之一，约占全身骨折 6%。股骨是人体最长、最坚固的管状骨。骨干由骨皮质构成，表面光滑，后面有股骨粗线，是骨折切开复位对位的标志。股骨干在人体步行、跳跃和奔跑等下肢活动中起重要的传导和支撑作用，可承受较大应力。如果治疗不当，将会引起下肢畸形和功能障碍，继发造成全身性的姿势异常。股骨干通常是指位于股骨小转子下 2 ~ 5cm 至股骨踝上 2 ~ 5cm 的部分，呈轻度向前外侧突的弧形弯曲，髓腔略呈圆形，上、中 1/3 的内径大体一致，以中上 1/3 交界处最窄。股骨两端有较多的松质骨。而骨干致密，所以股骨干骨折需要较长的塑形时间才能恢复正常的强度。

　　股骨干为三组肌肉所包围，其中伸肌群最大由股神经支配；屈肌群次之，由坐骨神经支配；内收肌群最小，由闭孔神经支配。由于大腿的肌肉发达，股骨干直径相对较小，故除不完全性骨折外，骨折后多有错位及重叠。

　　股骨干周围的外展肌群，与其他肌群相比其肌力稍弱，外展肌群位于臀部附着在大粗隆上，由于内收肌的作用，骨折远端常有向内收移位的倾向，已对位的骨折，常有向外弓的倾向，这种移位和成角倾向，在骨折治疗中应注意纠正和防止。否则内固定的髓内针、钢板，可以被折弯曲折断螺丝钉可以被拔出。

股骨干的血液供应来自干端、骨膜和骨营养血管。在股骨干后外侧有四根股深动脉分支，沿股骨粗线进入股骨干的近侧。在股骨上 1/3 骨折时，由于有肌肉相隔不易被损伤。而在其 1/3 骨折时，由于血管位于骨折的后方，而且骨折断端常向后成角，故易刺伤该处的动、静脉。股骨的滋养动脉来自四根穿通动脉的分支，沿股骨嵴进入股骨，因此手术时应避免损伤股骨后侧。

（二）损伤机制

股骨干骨折多数由强大的直接暴力所致，如撞击、挤压等。一部分骨折由间接暴力所致，如杠杆作用，扭转作用，由高处跌落等。前者多引起横断或粉碎性骨折，而后者多引起斜面或螺旋形骨折。儿童的股骨干骨折可能为不全或青枝骨折：成人股骨干骨折后，内出血可达 500～1 000ml，出血多者，在骨折数小时后可能出现休克现象。由挤压伤所致股骨干骨折，有引起挤压综合征的可能。

股骨干上 1/3 骨折时，骨折近段因受髂腰肌，臀中、小肌及外旋肌的作用，而产生屈曲、外展及外旋移位；骨折远端则向后上、内移位。股骨干中 1/3 骨折时，骨折端移位无一定规律性，视暴力方向而异，若骨折端尚有接触而无重叠时，由于内收肌的作用，骨折向外成角。股骨干下 1/3 骨折时，由于膝后方关节囊及腓肠肌的牵拉，骨折远端多向后倾斜，有压迫或损伤动、静脉，以及胫、腓总神经的危险，而骨折近端内收向前移位。

（三）临床表现

除病理性骨折外，一般股骨干骨折的患者往往有明确的外伤史，伤后患肢剧痛，活动障碍，部分患者同时可伴有血压下降、面色苍白等出血性休克表现。如合并其他脏器的损伤，休克的表现可能更加明显。视诊患者患肢大腿明显肿胀，出现皮下瘀斑，远端肢体多表现外旋。骨折部位压痛明显，用手触摸可有异常活动，可闻及骨擦音。患肢伸直位，沿其纵轴叩击足跟，骨折部位出现疼痛。测量可以发现患肢长度及围度变化。股骨下 1/3 骨折，应注意检查足背动脉、足趾活动及皮肤感觉情况，以确定有无神经血管伴随损伤。同时要检查髋关节与膝关节情况，如髋关节脱位、股骨颈骨折及韧带损伤，因为股骨干骨折有时与髋部骨折（主要是股骨颈骨折）同时发生。

（四）辅助检查

X 线片可明确骨折的类型和移位的情况，检查时应包括股骨全长及髋膝关节，同时需拍摄骨盆的前后位片，检查是否伴发股骨颈、股骨转子间骨折以及髋关节脱位。怀疑有多发创伤的患者，应常规行腰椎、胸椎及颈椎的 X 线检查。对于轻微外力引起的骨折，行 CT 检查排除病理性骨折的可能。MRI 则用于确定外伤后有无韧带、神经、血管损伤等髋膝关节周围的软组织损伤。

（六）临床治疗

1. **儿童股骨干骨折** 儿童股骨干骨折的愈合比较快，塑形能力强，应以非手术治疗为主。在治疗中主要防止成角和旋转畸形。成角小于 15°、重叠小于 2cm 者在生长发育过程中可以自行矫正。儿童股骨干骨折的治疗取决于患儿的年龄、体重，此外还需要考虑损伤机制、伴发损伤、软组织条件等。儿童股骨干骨折可选用传统的小夹板固定、悬吊皮牵引、水平皮牵引、骨牵引、Pavlik 支具、人字石膏固定等保守治疗方法或采用外固定架、弹性髓内钉固定、接骨板固定等手术治疗方法。但随着 20 世纪 80 年代弹性髓内钉的问世无论国际还是国内，对于儿童股骨干骨折的治疗发生了较大的改变，越来越趋向于手术干预。

2009 年美国矫形外科医师协会（American Academy of Orthopaedic Surgeons，AAOS）制定了儿童股骨干骨折治疗指南，2015 年 AAOS 循证医学专家组按照原指南文献检索策略和纳入排除标准审阅了新发表文献，使用系统的循证医学方法对原指南进行更新，以消除偏见提高指南表述的明确性和可重复性。新版指南根据现有文献未增加新的推荐建议，剔除了原版指南中"尚不能确定的推荐建议"，保留了 7 项推荐建议，具体内容如下：

（1）对<6 个月的股骨干骨折患儿：推荐使用 Pavlik 支具或人字石膏固定。

（2）对<36 个月的股骨干骨折患儿：应评估是否由虐待所致。

（3）对 6 个月至 5 岁缩短<2cm 的股骨干骨折患儿：推荐使用早期人字石膏固定或牵引后延期使用髋人字石膏固定。

（4）制作石膏时，推荐使用防水衬垫。

（5）对 5~11 岁的股骨干骨折患儿：推荐选用弹性髓内钉治疗。

（6）对 11 岁至骨骺成熟阶段儿童的股骨干骨折：推荐使用经转子开口的刚性髓内钉、接骨板固定和弹性髓内钉治疗。

（7）对儿童股骨干骨折患者推荐进行局部疼痛控制以改善围手术期舒适度。

2．成人股骨干骨折治疗

（1）非手术治疗：随着医学技术的发展，成人的股骨干骨折不建议采用非手术治疗，倾向于手术治疗。成人非手术治疗的缺点在于需要长时间卧床制动，并发症多，且大多数股骨干骨折为不稳定性骨折，非手术治疗的失败风险较高。股骨干骨折的骨牵引非手术疗法目前也已逐渐少用。然而骨牵引可用于以下情况：

1）骨折移位不明显的老年患者，自身可能合并较多基础疾病，不能耐受手术且不完全要求骨折解剖愈合。

2）合并其他脏器损伤的多发伤患者，不能耐受手术打击，早期行骨牵引治疗替代内固定手术同样能取得满意的治疗效果。

3）常规的术前准备：由于股骨干骨折部位软组织容易肿胀，先予骨牵引，待肿胀消退后再行手术治疗，可避免因组织水肿导致局部皮肤愈合困难。石膏、支具和牵引等非手术治疗方法在围手术期的治疗中也是必需和有益的，尤其是骨牵引能为手术带来诸多好处，使术中复位方便，减少血管、神经的牵拉伤等。

（2）手术治疗：成人股骨干骨折手术分为外固定和内固定两大类。随着近年来内固定器械的改进，手术技术的提高以及人们对骨折治疗理念的改变，股骨干骨折多趋于手术治疗。骨折手术治疗，除了必须从骨折的部位、类型、软组织损伤程度，有无合并伤及患者全身状况等因素考虑外，还需要根据两大原则来选择，一是要有足够强度的内固定材料，使固定后能早期进行康复治疗而不至于骨折愈合前发生内固定器材断裂及失效；二是骨折固定方法上要提倡微创，尽量减少骨折局部血供的破坏及内固定器材不应有应力集中，符合生物固定原则，以促进骨折愈合。成人股骨干骨折的治疗，在 20 世纪 90 年代，治疗理念由 AO 加强固定向 BO 生物学接骨术转变，其原则是尽量使骨折愈合按照骨折后生物自然愈合过程来进行，骨外膜和软组织在骨折愈合过程中起重要作用，骨髓内血供也是重要因素。髓内钉固定为轴心固定，其生物力学较骨外钢板偏心固定更优越。因此股骨干骨折 BO 治疗不剥离或者少剥离骨外膜，不扩髓，尽量采用髓内固定，以允许骨折上下关节早日活动，以提高骨折愈合率。髓内钉的发展从梅花髓内钉、扩髓髓内锁钉，到不扩髓髓内锁钉，现在的髓内扩张自锁钉，更符合生物学接骨术的原则。

（七）照护

1．**伤口护理**　在伤口彻底愈合之前注意保持伤口清洁和干燥。根据医生的建议定期进行伤口换药。遵医嘱使用有效抗生素积极控制感染，观察伤口愈合情况，注意是否有任何红肿、渗液或感染迹象。一旦出现则需要尽快就医。

2．**疼痛管理**　疼痛的部位、性质、程度及使用数字评分表动态评估，运用放松技术，转移注意力，如听音乐、看书或者聊天，必要时使用镇痛药，观察镇痛效果及不良反应，做好用药护理。对于中度疼痛推荐口服止痛药，如果出现疼痛加重或剧烈疼痛需排除伤口感染、骨折移位等可能，必要时尽早就医。

3．**导管护理**　观察各类导管情况，如导尿管、伤口引流管，妥善固定各类导管，保持引流通畅，观察其色、质、量并记录。如有牵引，做好牵引护理，保持牵引有效性。

4．**活动护理**　避免长时间保持同一姿势，可以每隔一段时间活动未固定的关节，如膝关节、踝关节、足趾关节，防止关节僵硬。锻炼应循序渐进，既不能怕疼而不锻炼，又不能过于急躁，活动幅度过大、力量过猛，造成软组织损伤，骨折愈合前避免使用患肢进行重力负荷活动。

5．**主动运动**　当无外固定时，可适当进行关节和主被动的肌肉收缩锻炼，通过缓慢地屈伸髋膝关节，踝关节做转圈、踝泵运动，足趾进行跖屈和背伸运动，保持关节灵活性同时避免肌肉萎缩。主被动的股四头肌、腓肠肌等肌肉收缩训练可以预防下肢静脉血栓形成。肌肉强化：使用轻量级的绷带或橡皮筋进行肌肉强化练习，如屈曲和伸直髋膝关节，避免肌肉萎缩。在局部疼痛允许的范围内，鼓励患者自我照护，并给予足够的时间来完成各项日常生活活动。

6．**饮食和营养**　保持均衡的饮食，摄入足够的蛋白质、维生素、高钙和丰富膳食纤维的食物，以促进骨骼的愈合和健康。多食粗纤维的食物、新鲜水果和蔬菜，多饮水，利于通便。合并骨质疏松或骨密度降低时需补充维生素 D 等营养素和含钙高的食物，如牛奶、海米、虾皮等。

7．注意事项　在居家期间，确保环境安全，避免跌倒或再次受伤。清除地面杂物，保持通道畅通，穿防滑鞋。避免承重或过度用力。休息时尽量保持下肢抬高，避免出现下肢肿胀。卧床期间保持皮肤、会阴部清洁，预防压力性损伤和泌尿系统感染。股骨干骨折患者易发生脂肪栓塞综合征，严密观察患者意识、有无呼吸困难、低氧血症等。

8．康复和随访　按时进行康复训练，包括物理治疗和康复锻炼，以恢复肌肉力量和关节功能。遵循医生或康复治疗师的指导进行功能锻炼。根据复诊时间表，定期到医院进行复查和评估。

（八）康复

1．非手术康复治疗

（1）新生儿骨折：新生儿产伤骨折，骨折愈合能力强，合理固定后无需特殊康复措施。学龄前儿童配合程度差，康复治疗措施以被动治疗为主。固定后 1~6 天，抬高肢体，轻柔缓慢被动活动足趾与踝关节。1 周后肿胀疼痛减轻，患儿自主活动明显增多，能够起到锻炼全身未固定关节的作用。儿童外固定 6 周不会引起关节僵硬。5 岁以下儿童牵引期间应密切注意双下肢末梢循环及感觉。在保证患肢固定与牵引效果的情况下活动其他肢体。牵引3 周后去除牵引使用低温热塑板支具固定 3 周。在此期间治疗人员轻柔进行膝关节和关节的屈伸活动。6 周后拍片检查，骨折愈合后逐渐负重和步行。5 岁以上儿童股骨干骨折康复可参照成人。

（2）成人骨折：成人股骨干骨折非手术治疗作为常规的术前准备，康复目标是减少疼痛，控制肿胀，改善患肢血液循环，预防深静脉血栓发生，为手术和术后康复做好预备。骨牵引后即可开始踝关节背屈、屈活动，5~10min/ 次，至少 3 次 /d。股四头肌等长收缩练开始缓慢进行，在无痛收缩情况下保持 5 秒，然后放松，15~20 次 / 组，2~3 组 /d。从第四周开始可扶床架练习站立。待骨折临床愈合后，去除牵引逐渐扶拐步行直至 X 线检查证明骨折已愈合。

2.术后康复治疗

（1）康复评估

1）骨折对位对线、骨痂形成情况检查。

2）肢体围度（测量双下肢髌骨上缘 10cm 小腿最膨隆处的围度并加以

比较，明确患侧肢体有无肿胀以及肿胀的程度）与双下肢长度的评估。

　　3）关节活动度与肌力评估：对患侧下肢各关节活动度及下肢关键肌肌力进行评估。

　　4）评估下肢深静脉血栓的风险水平和血管损伤：Autar 量表，足背动脉触诊。

　　5）疼痛评估：视觉模拟评分法、面部表情量表法、压力测痛法。

　　6）运动与感觉评估：确定是否存在神经损伤。

　　7）功能性动作系统评估。

　　（2）成人股骨干骨折以手术治疗为主，康复治疗方案见表 2-3-4：

表 2-3-4　股骨干骨折照护与康复方案

时间	康复计划
术后当天	康复目标：避免患肢旋转，预防术后并发症 治疗方法： 1. 仰位维持患肢外展 10°~ 15°，避免旋转，可用毛巾卷或枕头固定，也可将患肢置于有软性内衬的布朗架上 2. 进行患侧肢体向心按摩，促进血液循环，预防下肢静脉血栓的发生 3. 进行踝泵运动和踝关节环绕运动，预防小腿肌肉萎缩和踝关节僵硬，促进血液回流。踝背屈保持 5 秒，然后跖屈保持 5 秒为一次，20 ~ 30 次 / 组，3 组 /d 4. 健肢主动活动 注意： 观察肿胀情况及末梢血供和感觉运动，有引流管者注意引流量
术后第 1 天	康复目标：减轻患侧下肢的肿胀，保持肌肉张力，防止肌肉萎缩，增强双上肢力量和心肺功能 治疗方法： 1. 仰卧位，维持患肢外展 10°~ 15°，避免患肢旋转，可用毛巾卷或枕头固定 2. 患肢继续踝泵运动，压力袜促进下肢血液循环 3. 股四头肌、臀大肌、臀中肌等长收缩，每次收缩保持 5 秒，20 ~ 30 次 / 组，3 组 /d 4. 呼吸训练，引导患者学习正常呼吸模式 5. 健肢主动活动，双上肢主动全范围活动 注意： 所有的运动都应在无痛范围内完成
术后第 2 天	康复目标：缓解患侧肢体的肿胀和疼痛，维持髋膝关节被动活动范围，防止关节黏连，增强上肢肌力以便早期拄拐步行

时间	康复计划
术后第 2 天	治疗方法： 1. 仰卧位时，仍维持患肢外展 10°~15°，避免患肢旋转，可用毛巾卷或枕头固定 2. 患肢继续向心按摩，运用踝泵运动，压力袜促进下肢血液循环 3. 开始髌骨松动，双手轻轻按住髌骨上下两端，向下推动保持 5s，自然回缩为一次，30 次 / 组，2~3 组 /d。双手轻轻按住髌骨内外侧，反复内外推动髌骨 20~30 次，使骨偏离中线 2~3cm，30 次 / 组，2~3 组 /d 4. 在使用支具保护骨折部位的情况下，治疗师近端手自腘窝轻轻托起膝关节，远端手握住胫骨远端，被动或者辅助膝关节活动，膝关节活动控制在 30° 内，5 次为 1 组，3 组 /d 5. 在使用支具保护骨折部位和保持膝关节伸直位情况下，治疗师轻柔地进行髋关节的被动活动，活动以不引起不适为宜 6. 膝关节被动活动，首次膝关节活动度应设定在患者无痛范围内，2 次 /d，20~30min/ 次 7. 上肢肌力训练，使用弹力带渐进抗阻训练 8. 理疗使用冰疗和中频电疗以缓解肿胀和疼痛 注意：所有床上活动都在下肢外展中立位的状态下完成
术后第 3 天~2 周	康复目标：减少肿胀和疼痛，增加关节活动度，提高患肢肌力 治疗方法： 1. 仰卧位时，放置患肢于中立位，避免旋转 2. 进行股四头肌及腘绳肌等长收缩训练 3. 在外固定支具保护下进行被动或辅助关节活动训练 4. 应用 CPM 继续膝关节活动度被动训练，每天增加 5°~10°，每天建议至少 2 小时，1 周内到达 90° 5. 呼吸训练，建立腹内压，避免卧床导致脊柱功能障碍，方法是让患者吸气保持腹内压治疗师双手在腹股沟处检测此处腹内压是否增加 6. 健肢主动活动，双上肢继续弹力带抗阻训练 7. 股骨中上段稳定性骨折绞锁髓内钉固定术后 3 天可以拄双拐下床动，逐渐负重
术后第 3~4 周	康复目标：以主动活动为主，增加关节活动度近全范围，提高肌力，无负重站立行走到部分负重治疗方法 1. 继续进行 CPM 训练，至本期末至少到达 120° 以上 2. 在外固定支具保护下，在患肢下方放股四头肌训练板，从 30° 开始，进行等张伸膝训练，保持 5 秒，15~30 次 / 组，2~3 组 /d 3. 在外固定保护下，应用悬吊系统进行、膝主动关节活动度训练，刚开始时可在去除重力情况下进行主动活动 4. 在外固定保护情况下，应用本体感觉平衡评估训练系统在站立位，双手扶设备扶手，进行踝、膝的本体感觉训练，刚开始时由健侧完全负重，逐渐控制增加负重，负重值可以每天增加体重的 1%，训练系统会直观显示负重值

续表

时间	康复计划
术后 第 3～4 周	5. 开始下地拄双拐练习步行，患肢可逐渐部分负重，负重值参考本体感觉平衡评估训练系统检测结果 注意： 治疗均在无痛范围内进行，在没有不适的情况下逐渐增加训练量和难度
术后 第 5～8 周	康复目标：下肢主要肌群肌力达到三级以上，关节活动度恢复正常，步行由双拐过渡至单拐，负重步增加 治疗方法： 1. 在外固定保护下，脊柱核心稳定系统与健肢肌力强化，患肢主要相关肌力达到三级以上 2. 有条件可继续应用本体感觉平衡评估训练系统 3. 患肢外固定保护，单拐部分负重步行注意：加压钢板、髓内钉固定相对是非常稳固的，但是本阶段最好依然使用外固定支具给予保护，预防并发症发生
术后 第 9～12 周	康复目标：在肌力训练基础上，强化运动感知觉训练，负重能力由部分负重过渡到完全负重治疗方法 1. 运动感知觉训练，患肢部分负重下控球训练 2. 在没有外固定支具保护下扶单拐步行，遵循循序渐进负重原则，每阶段一周时间，即从足尖着地开始，逐渐过渡到前脚掌着地，再逐渐过渡到大部分脚掌至全脚掌，最后全负重 注意：训练都必须在骨折临床愈合的前提下进行
术后 第 4～6 个月	康复目标：全面恢复日常活动能力和工作能力 治疗方法： 1. 进行功能性动作系统评估，针对性治疗和功能康复训练 2. 职业技能再教育

1）关于外固定支具的使用问题：一些专家认为加压钢板内固定、带锁髓内钉固定、外固定支架固定，可以不用使用外固定支具保护进行康复训练，但是为了降低早期康复的不良事件，建议使用。

2）关于何时开始负重、何时完全负重的问题：何时开始负重和实现完全负重，要考虑到患者的整体状况、骨折的类型、手术的方式、骨科医生的意见，最主要的依据是骨折愈合的情况，只有在临床和 X 线片都证实骨折已愈合时才能完全负重。

（施克勤 陈 铭 沈 琴）

四、胫骨平台骨折照护与康复

（一）概述

膝关节是下肢负重关节之一，胫骨平台骨折影响膝关节的功能和稳定性。胫骨平台骨折占所有骨折的 1%，老年人骨折的 8%，其中外侧平台骨折多见，占 55%~70%，单纯内侧平台骨折占 10%~23%，而双侧平台受累的占 10%~30%。总体来说，胫骨平台骨折可由交通事故、严重撞击伤等高能量损伤所致，而运动伤、摔伤及其他低能量损伤也可造成此类骨折，尤其易发于老年骨质疏松症患者。近年来，高能量损伤所致的胫骨平台骨折伴脱位有增加趋势。骨折的合并伤、并发症及预后与骨折类型密切相关，对低能量损伤所致的胫骨平台骨折，特别是老年人，采用保守和手术治疗均取得了满意疗效，但对中等以上能量损伤所致的年轻人骨折，一般不宜采用非手术治疗。

（二）损伤机制

大多数胫骨平台骨折继发于车祸和高处坠落伤。膝关节受到侧方应力、轴向应力、轴向与侧方应力混合的作用而造成股骨平台形态多样的骨折。在这种损伤机制中，股骨髁对其下方的胫骨平台同时施了剪切和压缩应力，产生常见的劈裂骨折、塌陷骨折，或两者皆有的裂塌陷骨折。患者因素如年龄、骨密度等影响骨折类型。年轻患者由于骨质致密，承受轴向载荷能力强，易造成劈裂性骨折。而老年人由于胫骨髁骨松质密度降低，承受轴向载荷能力下降，常发生劈裂压缩性骨折，多来自低能量损伤。

（三）临床表现

常见症状是患膝疼痛、肿胀、膝关节保持在屈曲位，任何伸膝的动作均可导致剧痛，患者常不能用患肢行走，体检可发现有张力性关节积血，并有明显的活动受限。骨折无移位者症状较轻，在临床检查时，骨折部位常有明显压痛，结合 X 线片即可做出诊断。有移位的骨折，骨折部常有明显血肿，渗入至关节腔及周围肌肉、筋膜和皮下组织中，造成膝关节和小腿上段严重肿胀，并伴有广泛瘀斑，皮肤可产生张力性水疱。

（四）辅助检查

X 线片是评估骨折类型和严重性的重要方法，包括前后位、侧位和内外斜位。单纯前后位和侧位像是不够的，内外斜位片常常可以提供前后位上被遗漏的信息。内侧斜位主要显示外侧平台，而外侧斜位主要显示内侧平台。牵引下的 X 线片是必不可少的，它可以帮助明确牵引的效果和韧带间接复位的可能性，有助于正确设计手术切口的位置和范围。CT 和三维重建可以描绘出髁部骨折线的位置、范围和骨折的严重程度，能发现在 X 线片上无法显示的骨折，尤其是平台塌陷的部位、程度和范围，对采用微创技术进行间接复位时非常有用，可避免暴露骨折线。MRI 对软组织损伤的评估比 CT 更具优越性，如半月板的破裂和韧带的损伤。有些外伤患者在 X 线和 CT 均无骨折表现，但在 MR 上可显示有骨的挫伤。

（五）诊断

胫骨平台骨折分型较多，其中 Schatzker 分型和三柱分型在临床中最常使用。胫骨平台骨折的分型多是以 X 线片上胫骨平台骨折的形态为依据的。Schatzker 分型比较强调骨折的局部特性，6 种骨折分型体现了递增的损伤程度，不仅从受伤机制上反映了能量消耗的递增，而且分型越高代表预后越差。Schatzker Ⅰ、Ⅱ、Ⅲ型骨折通常是低能量损伤机制的结果，而高能量损伤所致骨折较为复杂，通常为 Schatzker Ⅳ、Ⅴ、Ⅵ型。

Ⅰ型：单纯劈裂骨折。典型的楔形非粉碎性骨折块向外下劈裂移位，此型骨折常见于无骨质疏松的年轻患者。

Ⅱ型：劈裂合并压缩骨折。侧方楔形骨块劈裂分离，并有关节面向下压缩陷入干骺端。此型骨折最常见于老年患者。

Ⅲ型：单纯中央压缩骨折。关节面被压缩陷入平台，外侧皮质完整，易发生于骨质疏松者。

Ⅳ型：内髁骨折。此型骨折可以是单纯的楔形劈裂或是粉碎和压缩骨折，常累及胫骨棘。

Ⅴ型：双髁骨折。两侧胫骨平台劈裂，干骺端和骨干仍保持连续性。

Ⅵ型：伴有干骺端与骨干分离的平台骨折，除单髁或双髁及关节面骨折外，还存在胫骨近端横行或斜行骨折。

三柱分型是基与胫骨平台骨折 CT 检查结果的分型，是取胫骨平台俯面观，A 点为胫骨结节，O 点为胫骨嵴连线中点，C 点位腓骨头前缘，D 点为胫骨平台后内侧嵴（图 2-3-1）。

胫骨平台被 OA、OC、OD 三条线分割为三个部分，分别定义为外侧

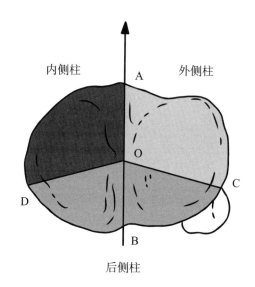

图 2-3-1　三柱分型

柱、内侧柱及后侧柱，将累及皮质破裂定义为柱骨折。每个柱都是三维的结构，由部分关节面及支撑的干骺端骨质组成。

零柱骨折：损伤机制为伸膝或屈膝时轻度的内翻或外翻暴力。

内侧柱骨折：损伤机制为伸膝时内翻暴力。

外侧柱骨折：损伤机制为伸膝时外翻暴力。

后侧柱骨折：损伤机制为屈膝时垂直暴力或内、外翻暴力。

双柱骨折（内侧＋外侧）：损伤机制为伸膝时垂直暴力

双柱骨折（内侧＋后侧）：损伤机制为屈膝时内翻暴力。

双柱骨折（外侧＋后侧）：损伤机制为屈膝时外翻暴力。

三柱骨折：损伤机制较为复杂，可以是伸膝损伤，也可以是屈膝损伤，往往垂直暴力较大，也可伴有内、外翻暴力。

（六）临床治疗

胫骨平台骨折治疗原则是获得一个稳定的、对线和运动良好以及无痛的膝关节，而且最大限度地减少创伤后骨关节炎的发生。关节轴向对线不良或不稳定时，可以加速膝关节退变性过程。进行骨折复位时，首先要恢复膝关节的力线，避免出现膝关节的内外翻畸形同时要尽可能地复位好关节面，尽量达到解剖复位，使关节面平整。

1．**非手术治疗**　包括闭合复位、骨牵引或石膏制动。主要适用于低能量损伤所致的外侧平台骨折。相对适应证包括：①无移位的或不全的平台骨折；②轻度移位的外侧平台稳定骨折（即平台骨折下陷<2mm，分离、裂开<5mm）；③某些老年人骨质疏松患者的不稳定外侧平台骨折；④合并严重的内科疾病患者。

（1）粉碎骨折或不稳定骨折：可采用骨牵引治疗，在胫骨远端穿针。为使在牵引过程中膝关节有部分功能活动，需将下肢放在牵引架上，牵引重量 4.5 ~ 6.8kg。牵引通过韧带的张力对骨折有复位作用。但是，无法复位关节内的骨折塌陷，因为它们没用软组织附着。牵引治疗的主要作用是恢复下肢的轴线和关节活动，不能接受在冠状面上超过 7° 的对线异常。牵引治疗易出现内翻及内旋畸形，其原因是患侧髋关节易处于外旋位，而牵引在中立位。牵引时间在 6 周左右，依据骨愈合情况改为支具固定，并开始主动功能锻炼。对移位的胫骨平台骨折采用牵引治疗，无法恢复关节面的解剖复位。

（2）无移位的胫骨平台骨折：可采用石膏固定，固定时间以 4 ~ 6 周为宜。超过 6 周固定，易出现关节僵硬，使膝关节的功能康复延长。

2．**手术治疗**　对平台骨折的关节面塌陷超过 2mm，侧向移位超过 5mm；合并有膝关节韧带损伤及有膝内翻或膝外翻超过 5° 的患者均需手术治疗。

（1）手术时机：掌握手术时机对胫骨平台骨折的预后非常重要。对软组织损伤严重的胫骨平台骨折采用早期手术，术后易出现皮肤坏死深部感染、骨筋膜间室综合征，有文献报道发生率高达 73.1% ~ 85%。低能量损伤引起的胫骨平台骨折，软组织条件允许，可考虑早期手术内固定。对于高能量损伤所致的胫骨平台骨折，软组织损伤严重，建议先行骨牵引。当软组织修复后，手术就可安全进行。

（2）固定物的选择：对于胫骨平台骨折，外固定支架通常用作分期手术的一期固定物，或处理软组织情况较差的患者。3.5mm 或 4.5mm 的拉力螺钉可用来固定关节面骨块，也可用作复杂关节面骨折的软骨下排钉支撑。钢板固定是通过一块 3.5mm 或 4.5mm 的锁定钢板来实施，其可用作桥接钢板或支撑钢板。非锁定钢板（例如有限接触 - 动力加压钢板）可用于骨质良好并需要支撑固定的 B 型骨折。较小的 2.4mm 或 2.7mm 锁定钢板可用作复位钢板或张力带钢板，有时也可用于固定某特定的骨块。螺钉单独固定（排钉技术）可以用于单纯塌陷型骨折中（Schatzker Ⅲ 型）。

（七）照护

1. 伤口护理　在伤口彻底愈合之前注意保持伤口清洁和干燥。根据医生的建议进行伤口消毒换药。遵医嘱使用有效抗生素积极控制感染，定期观察伤口愈合情况，注意是否有任何红肿、渗液或感染迹象。一旦出现则需要尽快就医。

2. 疼痛管理　疼痛的部位、性质、程度及使用数字评分表动态评估，运用放松技术，转移注意力，如听音乐、看书或者聊天，必要时使用镇痛药，观察镇痛效果及不良反应，做好用药护理。对于中度疼痛推荐口服止痛药，如果出现疼痛加重或剧烈疼痛需排除伤口感染、骨折移位等可能，必要时尽早就医。如伴有患肢肿胀、感觉麻木或消失等需警惕骨筋膜隔室综合征的可能。

3. 活动护理　避免长时间保持同一姿势，可以每隔一段时间活动未固定的关节，如髋关节、踝关节、足趾关节，防止关节僵硬。锻炼应循序渐进，既不能怕疼而不锻炼，又不能过于急躁，活动幅度过大、力量过猛，造成软组织损伤，骨折愈合前避免使用患肢进行重力负荷活动。

4. 主动运动　当无外固定时，可适当进行关节和主被动的肌肉收缩锻炼，通过缓慢地屈伸髋膝关节，踝关节做转圈、踝泵运动，足趾进行跖屈和背伸运动，保持关节灵活性同时避免肌肉萎缩。主被动的股四头肌、腓肠肌等肌肉收缩训练可以预防下肢静脉血栓形成。肌肉强化：使用轻量级的绷带或橡皮筋进行肌肉强化练习，如屈曲和伸直髋膝关节，避免肌肉萎缩。在局部疼痛允许的范围内，鼓励患者自我照护，并给予足够的时间来完成各项日常生活活动。

5. 饮食和营养　保持均衡的饮食，摄入足够的蛋白质、维生素、高钙和丰富膳食纤维的食物，以促进骨骼的愈合和健康。多食粗纤维的食物、新鲜水果和蔬菜，多饮水，利于通便。合并骨质疏松或骨密度降低时需补充维生素 D 等营养素和含钙高的食物，如牛奶、海米、虾皮等。

6. 注意事项　在居家期间，确保环境安全，避免跌倒或再次受伤。清除地面杂物，保持通道畅通，穿防滑鞋。避免承重或过度用力。休息时尽量保持下肢抬高，避免出现下肢肿胀。卧床期间保持皮肤、会阴部清洁，预防压力性损伤和泌尿系统感染。观察石膏固定处皮肤有无卡压。注意休息，保持心情愉快和充足睡眠。

7．康复和随访　按时进行康复训练，包括物理治疗和康复锻炼，以恢复肌肉力量和关节功能。遵循医生或康复治疗师的指导进行功能锻炼。根据复诊时间表，定期到医院进行复查和评估。

（八）康复

有计划地、科学地进行早期康复是患者重获术前功能的保障。在没有得到康复的情况下很多患者遗留不同程度的功能障碍。疼痛也是术后常见的症状，使用银针尖刺电针疗法对术后疼痛的治疗有积极的作用（表 2-3-5）。

表 2-3-5　胫骨平台骨折照护与康复方案

时间	康复计划
术后 1~2 天	治疗目标： 1．控制肿胀和疼痛 2．预防下肢深静脉血栓的形成 3．减少肌肉萎缩，重获膝关节附近肌肉的控制 治疗方法： 1．股四头肌等长收缩（绷腿）训练，1~2 次 /d 2．踝泵训练，踝关节的屈伸运动以及环绕运动，3~4 组 /d，20 个 / 组 3．患肢直腿抬高训练，3~4 组 /d，20 个 / 组 4．膝关节冷敷，10min/ 次，视肿胀情况增减冷敷频率
术后 第 3~7 天	治疗目标： 1．减轻肿胀、控制疼痛 2．继续预防下肢深静脉血栓的形成 3．提高膝关节活动度至 90° 治疗方法： 1．继续上阶段的训练 2．CPM 机上关节活动度训练，0°~30° 或可耐受开始，每天增加 5°~10°，每天 2 次，每次 60 分钟 3．髌骨各个方向松动，10min/ 次 4．关节活动训练后冷敷，10~15min/ 次
术后 第 2~7 周	治疗目标： 1．患者重获对股四头肌的控制 2．提高膝关节活动范围 3．提高患者日常生活活动能力，鼓励患者不负重情况下下地 治疗方法： 1．直腿抬高练习，20 个 / 组，3~4 组 /d 2．侧抬腿练习，3~4 组 /d，20 个 / 组 3．蛤式运动练习，3~4 组 /d，20 个 / 组 4．挂双拐不负重下地练习

时间	康复计划
术后 第2~7周	5. 俯卧主动屈膝训练，3~4组/d，20个/组 6. 主动/助力主动关节活动度训练，患者可自行在无痛范围内用健腿勾住患腿向后方拉动靠近臀部，3~4组/d，20个/组
术后 第8周	治疗目标： 1. 提高患者负重能力（在骨科医生指导下） 2. 提高患者下肢肌力 3. 恢复患者膝关节活动度至受伤前90%以上 4. 指导患者自我康复 治疗方法： 1. 继续上阶段的练习并提高训练强度 2. 坐位伸膝，渐进性抗阻训练，3~4组/d，20个/组 3. 功率自行车练习 4. 渐进性负重训练（骨科医生指导下），10kg开始，每周递加5kg 5. 水中减重状态下进行步态训练 6. 超声波0.2W/MHz每天治疗患者骨折部位8分钟，促进骨折愈合 7. 指导患者进行家庭康复
出院后	通常需要在家继续进行以上的康复，以维持下肢活动能力 1. 下肢各个方向力量练习　直腿抬高练习、侧抬腿练习，俯卧后伸腿练习、俯卧屈膝练习，30次/组，每日每项2组 2. 主动/助力主动关节活动度练习　仰卧位屈髋屈膝训练，脚后跟尽量靠近臀部，无痛范围内用健腿勾住患腿向后方拉动靠近臀部 3. 消肿　患者在训练过程中可能出现肿胀的情况，可以嘱患者冷敷患处并抬高患肢 4. 注意不可暴力活动关节

（施克勤　沈　琴）

五、胫腓骨骨折照护与康复

（一）概述

胫腓骨是长管状骨中最常发生骨折的部位，占全身骨折的8%~10%。约40%的胫腓骨骨折为交通事故所致，手术治疗是现阶段针对胫腓骨骨折最重要的治疗手段。胫骨是连接股骨下方的支撑体重的主要骨骼，腓骨是附连小腿肌肉的重要骨骼，并承担1/6的承重。胫骨上1/3骨折移位，易压迫后方的腘动脉，造成小腿下段严重缺血坏死。胫骨中1/3骨折，淤血潴留在小腿的筋膜间室，增加间室内压力导致筋膜间室综合征，处理不及时会引起缺血性肌挛缩。胫骨中下 1/3 是解剖结构移行区域，此处易发生骨折，容易使滋养动脉断裂，导致骨折延迟愈合。

（二）损伤机制

胫腓骨由于部位的关系，遭受直接暴力打击压轧的机会较多。又因胫骨前内侧紧贴皮肤，所以开放性骨折较多见。直接暴力多见为压砸、冲撞、打击致伤，骨折线为横断或粉碎型。有时两小腿在同一平面折断，软组织损伤常较严重，易造成开放性骨折；间接暴力多见为高处跌下，跑跳的扭伤或滑倒所致的骨折，骨折线常为斜型或螺旋型，胫骨与腓骨多不在同一平面骨折。

（三）临床表现

骨折后往往表现为局部疼痛、肿胀，畸形较明显，表现为成角和重叠移位。应注意是否伴有腓总神经损伤，胫前、胫后动脉损伤，胫前外侧和腓肠肌区张力是否增加。往往骨折引起的并发症比骨折本所产生的后果更严重。

（四）辅助检查

对怀疑胫腓骨骨折的患者进行 X 线检查非常必要，早期见胫腓骨断裂，骨皮质不连续，移位者见骨骼畸形。对于怀疑可能有动脉损伤的病例要及时行血管彩超检查，是常用的无创性检查手段，能在床旁进行，操作便捷，对肢体的血供范围及血管损伤的情况多能有初步了解，这对于急诊手术方案的及时制订具有重要意义。对于仍不能明确诊断的患者必要时可行下肢增强 CT 或血管造影检查。但这两项检查需反复搬动患者，对于全身多发伤的患者较为不便，相对费时、危险，可能会耽误救治时机。

（五）临床治疗

1. **手法复位外固定** 无移位或整复后骨折面接触稳定，无侧向移位趋势的横断骨折、短斜行骨折等，在麻醉下行手法复位及外固定，即长腿石膏固定，如复位不满意，可改行手术复位固定。麻醉后，助手分别在膝部和踝部做对抗牵引，术者两手在骨折端根据透视下移位的方向，推压挤捏骨断端来复位，复位后可用小夹板或长腿石膏固定。膝关节应保持 20° 左右轻度屈曲位，2~3周后可开始去拐练习部分负重行走。

　　闭合复位外固定的要点是在充分的麻醉，合理的步骤及熟练的手法下，应使复位尽量达到解剖位。从生物力学的概念出发，即使在胫骨对位达到4/5，由于力线的改变，踝关节也会出现载荷传导紊乱，从而诱发骨关节炎。如果确实由于某种原因或困难所致复位难以满意时，反复多次甚至是暴力式地整复绝不可取。因其会引发的严重并发症，如筋膜间隔综合征、神经血管损伤原为潜在性的开放骨折演变为实际的开放骨折等。

　　2．骨牵引　斜行、螺旋形或轻度粉碎性的不稳定骨折，单纯外固定不可能维持良好的对位，或有严重软组织损伤的胫腓骨骨折，或合并筋膜间室综合征的患者可在局麻下行跟骨牵引，用螺旋牵引架牵引复位，术后用4~6kg重量持续牵引3周左右。待纤维愈合后，除去牵引，用长腿石膏继续固定直至骨愈合。

　　3．外固定支架　外固定支架已广泛应用于四肢长骨骨折的治疗，而对小腿骨折则更显示出其优越性：以最小的损伤取得较理想的复位和早期功能恢复的效果。因此，外固定支架的使用范围越来越广。以下情况可以考虑使用骨外固定：

　　（1）易复位而不能维持对位的骨折：通过手法复位，在骨折端不切开的情况下闭合穿针，使用简单的外固定架，即能稳定维持骨折对位。

　　（2）胫腓骨严重粉碎性骨折：对于胫腓骨严重粉碎性骨折，采用切开复位内固定很难获得理想的对位和稳定的固定。另外，广泛的软组织剥离会导致骨折延迟愈合或不愈合，尤其是靠近胫骨上、下端的粉碎骨折，内固定物植入困难甚至无法置入。而闭合穿针外固定远、近端固定针可以置入关节面下，采用稳定性较好的双平面外固定器，通过纵向牵引，在C形臂透视下，利用间接复位技术对粉碎骨折进行功能复位，主要恢复胫腓骨长度、轴线，矫正旋转。由于固定效果确切，可早期进行功能锻炼，是治疗胫腓骨严重粉碎性骨折较理想的方法。

　　（3）作为阶段治疗过渡：一些患者因牵引或石膏固定效果不佳，或不能耐受长期卧床及关节制动的痛苦，又不愿意接受切开复位内固定手术，骨外固定可作为阶段治疗的过渡手段。近年出现的无针骨外固定，是骨折早期某些情况下，作为骨折阶段性固定的一种更加简单的方法，数周后再更换为终极治疗，例如带锁髓内钉固定。但是外固定架治疗费用昂贵，患者携带不方便，需要保证清洁避免接口处感染。

（4）切开复位内固定治疗：手术切开复位内固定是目前最常用的方法，切开复位后利用钢板固定骨折处，坚强固定允许早期功能锻炼，能够有效减少肌肉萎缩的情况。

（5）闭合复位内固定：在胫骨中段以上的横形骨折或短斜形骨折常用髓内针固定。髓内针固定的优点是：髓内针本身比较坚实牢靠，术后可以少用或不用外固定，有利于伤肢的早期活动锻炼；皮肤切口较小，骨膜剥离范围有限，损伤较小；髓内针长而有不同形状棱角，嵌入髓腔，可以达到牢靠的内固定，能够避免旋转、侧移及成角移位的发生。

（六）照护

1. **伤口护理**　在伤口彻底愈合之前注意保持伤口清洁和干燥。根据医生的建议进行伤口消毒换药。遵医嘱使用有效抗生素积极控制感染，定期观察伤口愈合情况，注意是否有任何红肿、渗液或感染迹象。一旦出现则需要尽快就医。

2. **疼痛管理**　疼痛的部位、性质、程度及使用数字评分表动态评估，运用放松技术，转移注意力，如听音乐、看书或者聊天，必要时使用镇痛药，观察镇痛效果及不良反应，做好用药护理。对于中度疼痛推荐口服止痛药，如果出现疼痛加重或剧烈疼痛需排除伤口感染、骨折移位等可能，必要时尽早就医。如伴有患肢肿胀、感觉麻木或消失等需警惕骨筋膜隔室综合征的可能。

3. **活动护理**　避免长时间保持同一姿势，可以每隔一段时间活动未固定的关节，如膝关节、踝关节、足趾关节，防止关节僵硬。锻炼应循序渐进，既不能怕疼而不锻炼，又不能过于急躁，活动幅度过大、力量过猛，造成软组织损伤，骨折愈合前避免使用患肢进行重力负荷活动。

4. **主动运动**　当无外固定时，可适当进行关节和主被动的肌肉收缩锻炼，通过缓慢地屈伸髋膝关节，踝关节做转圈、踝泵运动，足趾进行跖屈和背伸运动，保持关节灵活性同时避免肌肉萎缩。主被动的股四头肌、腓肠肌等肌肉收缩训练可以预防下肢静脉血栓形成。肌肉强化：使用轻量级的绷带或橡皮筋进行肌肉强化练习，如屈曲和伸直髋膝关节，避免肌肉萎缩。在局部疼痛允许的范围内，鼓励患者自我照护，并给予足够的时间来完成各项日常生活活动。

5. **饮食和营养**　保持均衡的饮食，摄入足够的蛋白质、维生素、高钙和丰富膳食纤维的食物，以促进骨骼的愈合和健康。多饮水，每日 1 500～2 500ml，忌辛辣、燥热、油腻食物，预防便秘。合并骨质疏松或骨密度降低时需补充钙和维生素 D 等营养素。

6. **注意事项**　在居家期间，确保环境安全，避免跌倒或再次受伤。清除地面杂物，保持通道畅通，穿防滑鞋。避免承重或过度用力。休息时尽量保持下肢抬高，避免出现下肢肿胀。卧床期间保持皮肤、会阴部清洁，预防压力性损伤和泌尿系统感染。观察石膏固定处皮肤有无卡压。注意休息，保持心情愉快和充足睡眠。

7. **康复和随访**　按时进行康复训练，包括物理治疗和康复锻炼，以恢复肌肉力量和关节功能。遵循医生或康复治疗师的指导进行功能锻炼。根据复诊时间表，定期到医院进行复查和评估。

（七）康复

1. **康复评定**

（1）形态学评定：测量双下肢髌骨上缘 10cm 小腿最膨隆处的围度并加以比较，明确患侧肢体有无肿胀以及肿胀的程度。

（2）视觉观察：密切观察伤口愈合或瘢痕生长情况，伤口有无脓性分泌物流出，有无严重瘢痕增生，小腿有无成角畸形。

（3）Autar 量表：评估出现下肢深静脉血栓的风险水平。

（4）疼痛评估：使用视觉模拟评分法、面部表情量表法、压力测痛法、疼痛日记评分法等任意一种方法评估患者在不同体位，不同活动状态下，不同时间段有无疼痛及疼痛的剧烈程度。

（5）感觉评估：评估骨折或手术可能导致的神经损伤问题。

（6）关节活动范围测量：在保证患者安全的前提下，在允许限度内，测量膝关节和踝关节各个方向的主动和被动活动范围。

（7）肌力评定：采用徒手肌力测量法测量伸膝肌群、屈膝肌群、踝背屈、踝跖屈等的肌力。锻炼力量的过程中可以相应地评估髋关节各向运动的肌力，注意每个时段的运动幅度、阻力的大小。

（8）平衡功能评定：在患者可以坐起、站立、步行等时段，分别进行相应的平衡功能评定。

（9）步态评定：利用三维步态分析成肉眼观察步态，评测患者的 3m 及 10m 步行能力。

（10）ADL 评定：常用的基本 ADL 评定量表有改良 Barthel 指数、Katz 指数、PULSES、修订的 Kenny 自理评定等。常用的工具性 ADL 评定量表有功能活动问卷、快速残疾评定量表等。

（11）心理评估：焦虑自评量表、抑郁自评量表等。

2. 住院康复计划（表 2-3-6）

表 2-3-6 胫腓骨骨折照护与康复方案

时间	术式	康复计划
第 0~3 周	闭合复位外固定	目标： 1. 控制小腿肿胀 2. 减少小腿疼痛 3. 预防下肢静脉血栓形成 4. 维持踝关节、膝关节活动度 5. 维持下肢肌力 方法： 1. 冷敷，10min/ 次、抬高下肢 2. 温和的踝泵训练，不应引起疼痛或骨折移位 3. 伸膝肌群、屈膝肌群多点等长收缩训练，每次 10 秒，15 次 / 组、3 组 /d 4. 如非长腿石膏外固定，可进行辅助主动屈屈膝活动训练，治疗师切记要固定小腿，15 次 /（组·d） 5. 踝关节温和无痛范围内关节被动活动，不要引起小腿肌肉紧张
	切开复位内固定 闭合复位内固定 外固定支架固定	目标： 1. 控制小腿肿胀 2. 减少小腿疼痛 3. 预防下肢静脉血栓形成 4. 维持踝关节、膝关节活动度 5. 维持下肢肌力 方法： 1. 冷敷，10min/ 次、抬高下肢 2. 踝泵训练，必要的话可使用足底静脉泵、空气波压力治疗仪梯度等级弹力袜等促进下肢血液循环，预防下肢深静脉血栓形成 3. 伸膝肌群、屈膝肌群多点等长收缩训练，每次 10 秒，15 次 / 组、3 组 /d 4. 屈髋屈膝全范围主动关节活动度训练 5. 踝关节无痛主动辅助关节运动训练 6. 允许患者患肢不负重拄拐下地活动

续表

时间	术式	康复计划
第 4~6 周	闭合复位 外固定	目标： 1. 肿胀和疼痛的自我管理 2. 继续保持膝关节、踝关节、关节正常活动度 3. 渐进性负重 4. 提高下肢肌力 方法： 1. 辅助主动关节活动度训练 2. 渐进负重训练 10kg 开始，每周增加 5kg 或进行可耐受的负重（通常是 6 周以后开始） 3. 无阻力脚踏车训练 4. 下肢渐进抗阻肌力训练
	切开复位 内固定 闭合复位 内固定 外固定支 架固定	目标： 1. 肿胀及疼痛的自我管理 2. 维持髋关节、膝关节正常活动度，保证踝关节 90% 以上活动度 3. 维持下肢肌力正常 方法： 1. 无痛或微痛下允许被动关节活动度训练 2. 渐进负重训练 10kg 开始，每周增加 5kg 或可耐受负重逐渐至完全负重 3. 下肢渐进抗阻肌力训练
第 7~12 周	闭合复位 外固定	目标： 1. 逐步完全负重 2. 恢复部分日常生活活动 方法： 1. 继续上阶段的治疗 2. 拄拐下步态训练
	切开复位 内固定 闭合复位 内固定 外固定支 架固定	目标： 1. 完全负重 2. 步态及协调平衡能力正常 3. 重获正常的日常生活活动能力 方法： 1. 渐进至完全负重 2. 步态训练 3. 平衡训练仪、平衡垫上训练，2 次 /d 4. 等速肌力训练、自行车训练

3. 家庭/社区康复指导（表2-3-7）

表2-3-7　胫腓骨骨折家庭/社区康复指导

时间	康复计划
术后 1~6周	目标： 1. 控制疼痛及肿胀 2. 重获正常关节主被动活动范围 3. 预防下肢深静脉血栓 4. 增加股四头肌和腘绳肌收缩 方法： 1. 抬高患者，训练后冷敷2~3次，10min/次 2. 踝泵及绷腿训练（训练时长30分钟） 3. 直腿抬高训练，3~4组/d，10次/组
术后 7~12周	目标： 1. 疼痛的自我管理 2. 增加力量，恢复正常的关节活动度 3. 平面步态尽可能无异常 4. 重获正常的日常生活活动能力 方法： 1. 完成1~6周同样的训练，增加重复次数。锻炼次数可以增至每天2组，每组10~20次（在不疲劳的情况下） 2. 在患者可忍受的情况下开始闭链运动训练如小角度静蹲。患者从完成2组，每组10次的运动处方训练开始，逐渐增加训练强度 3. 有限制地步行及上下楼梯

　　胫骨干骨折在训练过程中应注意避免对断端产生剪切力的作用如旋转，训练失败的原因包括不稳定的内固定，不协调的运动，患者依从性差，以及早期被动关节活动训练太迟。

　　对于不涉及关节的骨折关节活动度训练在患者能耐受的情况下应当尽早恢复正常，下肢的制动常常导致下肢深静脉血栓的形成，在康复过程中要特别注意，避免危险的发生。胫腓骨骨折内固定术后的康复工作应注意个体化，循序渐进，全面性三个问题，并要加强术前、术后的康复指导及干预，促进患者的身心恢复，减轻家庭和社会的负担，这些都具有重要的社会效益。

（施克勤　陆　佩　邱小峰）

第四节　骨盆骨折的照护与康复概述

（一）概述

骨盆是连接躯干和下肢的重要结构，站立和坐位时都要承受负荷。骨盆骨折常发生于高能量损伤，时常发生血流动力学不稳定，伴发内脏、泌尿系统和神经系统损伤也很常见，病死率和伤残率比较高。疼痛是最常见的并发症，尤其是耻骨支骨折时。骨盆骨折的发生率在躯干骨中仅次于脊柱损伤，骨盆由两侧髋骨和其前部耻坐骨支与骶骨组成，髋骨包括髋臼。

骨盆骨折多由强大暴力造成，并可合并膀胱，尿道和直肠损伤及髂内外动静脉损伤造成大量内出血，因此常有不同程度的休克。通常分为两类：

1. 低能量伤　大部分为稳定性骨折，也指骨盆环连接性未遭到破坏的稳定性骨盆骨折，包括髂骨翼骨折、骶骨横行骨折、尾骨骨折，髂前上下棘骨折、坐骨结节撕脱骨折、单一的坐骨支或耻骨支骨折。同侧或双侧的坐骨支、耻骨支骨折、耻骨联合分离，这些情形下骨盆环连接性虽有破坏，但不在负重部位，对骨盆环的稳定性无明显的影响。

2. 高能量伤　大多为不稳定性骨折，也指临近骶髂关节的骨折或骶髂关节脱位；前后环同时骨折：骶髂关节脱位、髂骨后部骨折合并耻骨上下支骨折、骶髂关节脱位或髂骨后部骨折合并耻骨联合分离、前后环多处骨折。

（二）损伤机制

平时骨盆骨折多发生于交通意外事故，骨盆部被撞击砸压或碾压，患者在刹那间，不易明确受伤机制，特别是近代高速交通意外致高能量损伤非常严重。而在自然灾害，例如夜间地震，患者在睡梦中被倒塌之建筑物砸伤，受伤机制较清楚。骨盆骨折可以有4种暴力作用机制。

1. 前后暴力　可造成半骨盆的外旋。后方暴力的结果是骨盆环打开，铰链位于完整的背侧韧带。这种暴力使骨盆底和髂前韧带破裂。由于背侧韧带复合体完整，无垂直不稳定。

2. 侧方压迫暴力　是骨盆骨折最常见的作用机制。侧方压迫暴力通常直接作用于髂骨翼的侧面，平行骶骨的骨小梁。这种损伤造成骶骨骨松质的压缩。若压迫暴力接近骨盆背侧，骨折常发生于骶骨。由于暴力平行于韧带纤维及骨小梁，骨盆内移时背侧韧带松弛，软组织损伤小，骨折为稳定性。侧方暴力的第二种机制是暴力直接作用于髂骨翼的前半部。暴力将骨盆向内旋转，轴心位于骶髂前关节和前翼。然后骶骨的前半部骨折，接着骶髂背侧韧带复合体损伤。由于背侧骨间韧带结构的断裂，此损伤为不稳定的。然而骶棘韧带及骶结节韧带完整，最重要的是骨盆底完整，限制了水平方向的不稳定。暴力继续将骨盆推向对侧，使对侧骨盆外旋。这一系列机制造成一侧的压迫暴力损伤，对侧的外旋损伤，还有骶髂关节前方纤维的损伤。骨盆前方的损伤可能是骨盆某支的骨折或经过耻骨联合的骨折脱位。最终暴力终止于大转子区域，也可以造成侧方压迫损伤，通常合并横向的髋臼骨折。

3. **外旋外展暴力** 摩托车车祸最常见。这种损伤中下肢被固定以后施以外展外旋暴力，侧骨盆从骶骨上撕脱。

4. **剪切暴力** 剪力骨折是高能量损伤的结果，通常是垂直于骨小梁的暴力。这种暴力导致不同程度的垂直不稳定骨折。可以发生于经过骨盆韧带结构及腰椎横突的撕脱骨折。如果损伤了骶棘韧带、骶结节韧带，受累的一侧骨盆会出现垂直方向的不稳定。具体骨折机制依赖于暴力的大小及骨、韧带结构的强度。对于骨质疏松或老年人，骨的强度下降，低于韧带的强度，首先出现骨损伤。相反年轻人骨强度高，通常先出现韧带损伤。

（三）临床表现

骨盆骨折需从骨盆骨折本身、骨盆骨折的并发伤与同时发生的腹腔脏器伤3个角度来观察，在骨盆骨折中，并发症表现往往更为重要。

1. **稳定性骨折** 单纯耻骨支骨折（单侧或双侧）疼痛在腹股沟及阴部，可伴内收肌痛。髂骨前部撕脱骨折常有皮下溢血及伸屈髋关节时疼痛，骶骨、髂骨的局部骨折表现为局部肿痛。

2. **不稳定性骨折** 耻骨联合分离时，可触到耻骨联合处的间隙加大及压痛。在骶髂关节及其邻近的纵行损伤，多伴有前环损伤，骨盆失去稳定，症状重，除疼痛外，翻身困难甚至不能，后环损伤侧的下肢在床上移动困难。由于骨盆至股骨上部的肌肉（如髂腰肌、臀肌等）收缩时，必牵动稳定性遭到破坏之骨盆环，使脱位或骨折处疼痛，致该下肢移动困难，在分离型损伤中，由于髂骨翼外翻，使髋臼处于外旋位，即该下肢呈外旋畸形。

（四）辅助检查

1. X线检查　因为骨盆特殊的解剖形状，对于怀疑骨盆骨折的患者应该拍摄骨盆正位、闭孔斜位、髂骨斜位，以及骨盆出口位和入口位X线片。

（1）骨盆前后位X线检查（骨盆正位X线检查）：最为常用，患者仰卧，射线呈前后方向垂直投射，骨盆入口边缘与躯干纵轴呈45°~60°夹角。该位像基本能了解骨盆前后环骨折及骶髂关节骨折脱位情况。可用于鉴别骶骨、骨盆髋臼、近端股骨等部位骨折（图2-4-1）。

（2）骨盆入口位X线检查：可显示骶骨、髂骨后上部、骶髂关节上方、耻骨联合、耻骨支上缘及髋臼顶弓等。可用于鉴别骨盆环骨折的前后移位、旋转畸形、耻骨联合分离等（图2-4-2）。

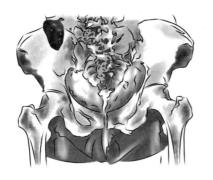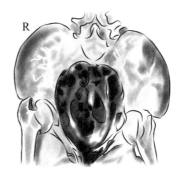

图2-4-1　骨盆前后位X线片可见左侧骶髂关节骶骨及髂骨面局部骨质断裂，关节间隙增宽，左侧耻上、下支骨折，累及耻骨联合左侧缘

图2-4-2　骨盆入口位X线片，可见左侧髂骨体骨质破裂，部分骨块分离，累及髂骨翼及骶髂关节面；左侧耻骨上、下支骨折，累及耻骨联合，提示骨盆前环损伤；双侧骶髂关节对位可，并未发生前后旋转移位

（3）骨盆出口位X线检查：患者取仰卧位，射线倾斜45°指向头侧投射。可显示骶骨、骶孔、髂骨翼、髋臼和髂耻隆起的骨折。主要是判断半侧骨盆有无垂直移位、骶骨骨折；骨盆前环有无变宽和骨折等。

（4）骨盆斜位X线检查（包括闭孔斜位和髂骨斜位X线检查）：射线从受累臀侧拍摄。能观察到闭孔、髂峰和坐骨切迹。用于鉴别髋臼前后柱骨折、前后壁骨折（图2-4-4和图2-4-5）。

（5）骨盆侧位X线检查：即双侧坐骨大切迹完全重叠位，可见髂骨皮

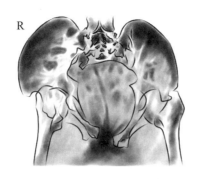

图 2-4-3　骨盆入口位 X 线片，可见右侧骶骨翼骨折，耻骨
联合分离，提示骨盆前后环损伤，右半侧骨盆向后移位

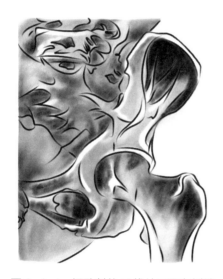

图 2-4-4　闭孔斜位 X 线片可见左侧髋
臼前柱骨折，累及左侧耻骨上、下支骨折

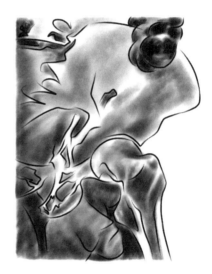

图 2-4-5　髂骨斜位 X 线片可见左侧
髋臼后柱骨折

质密度线：显示骶髂关节髂骨部分前方皮质增厚部分，可以估计斜坡的位置
（图 2-4-6）。

2. CT 检查　使用 CT 检查可以充分显示骨盆后方与韧带的结构。尤其
是当骶骨骨折伴有大量肠气和粪便时，骨盆 X 线片容易造成漏诊，这时 CT
检查就非常重要。CT 三维及多平面重建可获得任意平面的图像及任意旋转
的三维立体图像，为临床医师整体、全面观察骨盆骨折提供了直观立体的图
像，为骨折类型的诊断及手术设计提供了极大的帮助。骨盆受到外力损伤

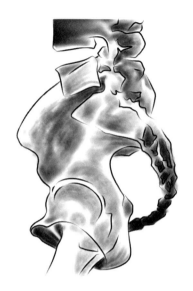

图 2-4-6　骨盆侧位 X 线片

后骨性三维成像可清晰、完整地显示整个骨盆损伤后的形态变化及骨折情况，特别是对有移位的断端，在三维重建模式下可全面地了解断端上下、左右、前后的移位及程度，对于 X 线片不能发现疑似的隐匿性骨折，也可以在多平面重建成像中得以证实或排除。因此，三维成像的结果对实施手术的方式和骨折的固定有很重要的指导作用，并可依此对患者进行预后评估。对于确定骨盆背侧损伤的机制，CT 检查时可以发现通过骶骨的损伤是压缩伤还是剪切力损伤。骶髂关节移位程度对于确定背侧损伤的稳定性是很有价值的。若关节张开的程度继续加大，后方韧带将断裂，损伤将变为不稳定型（C 型）。CT 还有助于了解有无髋臼骨折。很多接近前柱的耻骨支骨折容易合并髋臼骨折，近年来发展起来的三维 CT 对骨盆骨折的诊断帮助更大。

3. MRI 检查　CT 是诊断骨折的重要检查方法，但对于软组织的检查效果较 MRI 差。MRI 的软组织密度分辨力较高，常采用多方位、多序列成像，以显示骨关节内部结构、软组织病变及病变范围和解剖关系。骨盆 MRI 检查主要用于判断韧带和骶神经的损伤。骶神经损伤时 MRI 图像可发现骶神经周围脂肪组织消失，神经周径改变等表现。垂直冠状面扫描和水平轴位扫描层面可较佳地显示骶丛的根段、丛段及干段结构，骶骨长轴冠状面适于观察骶骨体、骶孔内和 S1 ~ S4 及其骶孔外周近段的改变，水平轴位扫描是显示坐骨神经干横断面的最佳层位。

（五）诊断

骨盆骨折在临床上主要是以 Tile 分型为主，主要根据骨盆环的稳定性进行分型。Tile 分型可以分为 A、B、C 三种类型，是按照严重程度逐渐增加的，每一个分型，还可以分为三个亚型。A 型主要涉及骨盆的髂嵴、耻骨等对整个骨盆环没有影响的部分骨折。A1 型骨折主要是指一侧髂嵴骨折；A2 型是指一侧或两侧的耻骨支骨折或者髂骨的骨折；A3 型骨折主要是骶骨、尾骨的横断性骨折。B 型骨折主要表现为骨盆的旋转不稳定，分为 B1、B2、B3 型，B1 型骨折主要是来自骨盆前后的挤压损伤，主要是骶髂关节前方的韧带等结构的损伤；B2 型骨折主要是一侧侧方的挤压性损伤，导致同侧的骶髂关节后方韧带损伤，可能还涉及前方的耻骨和坐骨骨折，B3 型损伤是指来自对侧的压力。C 型损伤最严重，对骨盆环的稳定性破坏也更大，不但有旋转性不稳定，也有垂直方向的不稳定，涉及骨盆底的损伤，包括维持骨盆稳定性的骶棘韧带、骶结节韧带和后方骶髂关节也都出现了明显的损伤。C1 型损伤是指一侧骶髂关节损伤、脱位甚至同时合并有前方的耻骨联合分离；C2 型损伤是指双侧的骶髂关节损伤甚至关节脱位，同时伴随前方的耻骨联合损伤。C3 型，临床上骨盆环破裂合并髋臼骨折称为 C3 型骨折。

（六）临床治疗

骨盆骨折的手术指征主要根据伤后骨盆环的稳定性来判断，手术的目的是尽可能解剖复位前提下重建或维持骨盆环的稳定性。骨盆手术尽管存在一定难度，但手术方式基本成熟，在 ERAS 理念下，应尽可能采用手术并发症少、术后护理方便、固定可靠的技术或方式，以保证患者术后能早期进行功能活动而不造成骨盆不稳或变形。

（七）照护

1. **伤口护理**　在伤口彻底愈合之前注意保持伤口清洁和干燥。根据医生的建议进行伤口消毒换药。遵医嘱使用有效抗生素积极控制感染，定期观察伤口愈合情况，注意是否有任何红肿、渗液或感染迹象。一旦出现则需要尽快就医。

2. **疼痛管理**　疼痛的部位、性质、程度及使用数字评分表动态评估，运用放松技术，转移注意力，如听音乐、看书或者聊天，必要时使用镇痛药，观察镇痛效果及不良反应，做好用药护理。对于中度疼痛推荐口服止痛药，如果出现疼痛加重或剧烈疼痛需排除伤口感染、骨折移位等可能，必要时尽早就医。

3．**活动护理**　避免长时间保持同一姿势，可以每隔一段时间活动四肢关节，防止关节僵硬。锻炼应循序渐进，既不能怕疼而不锻炼，又不能过于急躁，活动幅度过大、力量过猛，造成软组织损伤，骨折愈合前避免使用患肢进行重力负荷活动。

4．**主动运动**　在患者的疼痛状况得到好转以后，康复治疗师需要指导患者进行股四头肌锻炼。在4周以后，若骨折愈合程度较好，可以适当进行膝关节锻炼；8～12周以后，将腿反复抬高练习。扩胸锻炼：久卧于床，对身体其他部位也有很大的伤害。由于患者久不能动，长时间处于卧床的状态，肺活量减少，容易导致肺炎的发生。因此需要指导患者每天做上肢扩胸运动，并定时给患者翻身叩背。

5．**饮食和营养**　保持均衡的饮食，摄入足够的蛋白质、维生素、高钙和丰富膳食纤维的食物，以促进骨骼的愈合和健康。多食粗纤维的食物、新鲜水果和蔬菜，多饮水，利于通便。合并骨质疏松或骨密度降低时需补充维生素D等营养素和含钙高的食物，如牛奶、海米、虾皮等。

6．**注意事项**　在居家期间，确保环境安全，避免跌倒或再次受伤。清除地面杂物，保持通道畅通，穿防滑鞋。避免承重或过度用力。休息时尽量保持下肢抬高，避免出现下肢肿胀。卧床期间保持皮肤、会阴部清洁，预防压力性损伤和泌尿系统感染。髋关节术后注意预防下肢静脉血栓形成，必要时可服用预防血栓药物。注意休息，保持心情愉快和充足睡眠。

7．**康复和随访**　按时进行康复训练，包括物理治疗和康复锻炼，以恢复肌肉力量和关节功能。遵循医生或康复治疗师的指导进行功能锻炼。根据复诊时间表，定期到医院进行复查和评估。

（八）康复

1．康复评定

（1）评估受伤前的功能状态：包括伤前任何的功能受限或步态受限、使用辅助设备或支具的情况、活动水平（居家和社区）、工作或休闲活动、运动和ADL是否需要协助。并综合评估患者的骨折类型、手术方式、骨折术后对位对线、骨质疏松状况以及手术医生建议。

（2）肢体围度（测量双下肢髌骨上缘 10cm 小腿最膨隆处的围度并加以比较，明确患侧肢体有无肿胀以及肿胀的程度）与双下肢长度的评估。

（3）疼痛评估及肢体视诊：检查有无其他检查者漏诊的水肿、关节积液或瘀斑。由于髋臼骨折患者往往同时伴有后交叉韧带损伤和坐骨神经损伤等合并伤，物理治疗师须仔细检查患者。患者逐渐恢复活动后才发现有合并伤，这种情况在临床上并非少见。

（4）感觉与疼痛的评估：进行股四头肌远端的肌力和感觉筛查来评估合并的神经损伤。坐骨神经的腓骨支经常受伤，特别是在髋关节后脱位伴后壁骨折时。

（5）关节活动度与肌力评估：对患侧下肢各关节活动度及下肢关键肌肌力进行评估，包括床上移动、转移和试用辅助装置进行步态训练。根据评估结果，物理治疗师可以根据每位患者的需求和功能受限情况拟订目标并制订个性化的治疗计划。

（6）关节功能评估：常用的评估有 Harris 关节评分系统、JOA 关节评分系统和 Chamley 髋关节评分系统。

（7）功能性动作系统评估：FMS 和 SFMA 评估。

2．稳定性骨盆骨折的康复方案（表 2-4-1）

表 2-4-1　稳定性骨盆骨折康复方案

时间	康复计划
术后 第 1 天	康复目标：避免患肢旋转，预防术后并发症 治疗方法： 1. 仰卧位，维持患肢中立位，避免旋转，可用毛巾卷或枕头固定，也可将患肢置于有软性内衬的布朗架上 2. 进行踝泵运动预防小腿肌肉萎缩和踝关节僵硬，促进血液回流。踝背屈保持 5 秒，然后跖屈保持 5 秒为一次，20～30 次 / 组，3 组 /d
术后 第 2 天	康复目标：减轻患侧下肢的肿胀，保持肌肉张力，防止肌肉萎缩，增强双上肢力量和心肺功能 治疗方法： 1. 仰卧位，维持患肢外展中立位，避免患肢旋转，可用毛巾卷或枕头固定 2. 运用踝泵运动，压力袜促进下肢血液循环 3. 股四头肌等长收缩，每次收缩保持 5 秒，20～30 次 / 组，3 组 /d 4. 呼吸训练，引导患者学习正常呼吸模式 5. 健肢主动活动，双上肢主动全范围活动

时间	康复计划
术后 第 3 天 ~ 1 周	康复目标：缓解患侧肢体的肿胀和疼痛，维持踝、膝关节被动活动范围，防止关节黏连，增强上肢肌力以便早期拄拐步行 治疗方法： 1. 继续第一天的治疗 2. 开始髌骨松动，双手轻轻按住髌骨上下两端，向下推动保持 5s，自然回缩为一次 30 次 / 组，2 ~ 3 组 /d。双手轻轻按住髌骨内外侧，反复内外推动髌骨 20 ~ 30 次，最后使髌骨偏离中线 2 ~ 3cm，30 次 / 组，2 ~ 3 组 /d 3. 继续股四头肌等长收缩的同时增加臀大肌与臀中肌等长收缩，训练量与股四头肌相同 4. 治疗师自髋关节起始端开始小范围被动活动关节，在确定无痛范围后使用 CPM 持续髋、膝关节被动活动，2 次 /d，20 ~ 30min/ 次 5. 上肢肌力训练，使用弹力带渐进抗阻训练 6. 理疗　使用冰疗和中频电疗以缓解肿胀和疼痛
术后 2 ~ 4 周	康复目标：缓解患侧肢体的肿胀和疼痛，维持踝、膝关节被动活动范围，防止关节黏连，增强上肢肌力以便早期拄拐步行 治疗方法： 1. 踝泵练习　用力、缓慢、全范围反复屈伸踝关节，5min/ 组，1 ~ 2 组 /h 2. 股四头肌（大腿前侧肌群）等长练习　在不增加疼痛的前提下尽可能多做，大于 500 ~ 1 000 次 /d，可尽量避免肌肉萎缩，同时促进下肢血液循环 3. 腘绳肌（大腿后侧肌群）等长练习　在不增加疼痛的前提下尽可能多做，大于 500 ~ 1 000 次 /d，可尽避免量肌肉萎缩，同时促进下肢血液循环 4. 床外股四头肌肌力练习　将原动作的坐位改为仰卧位。于双膝下垫枕以使髋微屈，双小腿悬于床外，踝部以沙袋、皮筋等作为负荷，踢腿至膝伸直位，缓慢落下，20 ~ 30 次 / 小组，小组间休息 30 秒，4 ~ 6 小组 / 大组，2 ~ 3 大组 /d 5. 同时强化上肢肌力，以维持基本身体素质，为体位转移和下地扶拐行走等做准备。但必须在床上进行，必须确保练习时骨盆无受力和移动
术后 5 ~ 6 周	康复目标：以主动活动为主，下肢主要肌群肌力达到三级以上，关节活动度恢复正常，下肢部分负重 治疗方法： 1. 开始轻柔的髋关节活动度练习　但必须是在床上仰卧进行，同时必须保证轻柔缓慢主动动作。不可勉强进行，更不能由非专业人员帮助暴力推拿。整个练习过程控制在无或微痛范围内。10 ~ 15 次 / 组，2 ~ 3 组 /d。先练习髋关节屈伸，再练习内外旋，最后练习外展内收 2. 开始直抬腿练习　尽量伸直膝关节后直腿抬高至足跟离床 15cm 处，保持至力竭为 1 次，5 ~ 10 次 / 组，2 ~ 3 组 /d 3. 开始后抬腿练习　尽量伸直膝关节后直腿抬高至足尖离床 5cm 处，保持至力竭为 1 次，5 ~ 10 次 / 组，2 ~ 3 组 /d

续表

时间	康复计划
术后 5～6周	4. 骨折愈合程度至牢固可侧卧时，开始侧抬腿练习　尽量伸直膝关节后直腿抬高至无痛角度，保持至力竭为 1 次，5～10 次 / 组，2～3 组 /d 5. 应用本体感觉平衡评估训练系统在站立位双手扶设备扶手，进行踝、膝的本体感觉训练，刚开始时由健侧完全负重，逐渐控制增加负重，负重值可以每天增加体重的 1%，训练系统会直观显示负重值
术后 7～8周	康复目标：下肢主要肌群肌力达到 3 级以上，关节活动度恢复正常，下肢部分负重 治疗方法： 1. 随骨折愈合的牢固程度，负重由 1/4 体重→ 1/3 体重→ 1/2 体重→ 2/3 体重→ 4/5 体重→ 100% 体重逐渐过渡。可在平板健康秤上让患腿负重，以明确部分体重负重的感觉。逐渐至可达到患侧单腿完全负重站立。5min/ 次，2 次 /d 2. 开始前后、侧向跨步练习：要求动作缓慢、有控制、上体不晃动。力量增强后可双手提重物为负荷或在踝关节处加沙袋为负荷。20 次 / 组，组间间隔 30 秒，2～4 组连续，2～3 次 /d 3. 恢复髋关节周围肌肉力量练习要求动作缓慢、有控制，无或微痛，逐渐增加力度和运动量。20 次 / 组，组间间隔 30 秒，2～4 组连续，2～3 次 /d 注意：骨盆骨折手术后患者可以根据医师评定结果，如果骨折内固定稳定可以提早进入行走期训练
术后 9～12周	康复目标：在肌力训练基础上，强化运动感知觉训练，负重能力由部分负重过渡到完全负重治疗方法： 1. 关节周围肌群的渐进抗阻训练 2. 运动感知觉训练，患肢部分负重下控球训练 3. 扶单拐步行，遵循渐序负重原则，从足尖着地开始，逐渐过渡到前脚掌着地，再逐渐过渡到大部分脚掌至全脚掌，最后全负重 注意： 训练都必须在骨折临床良好愈合的前提下进行

（施克勤　吴治才）

第三章

关节损伤照护与康复

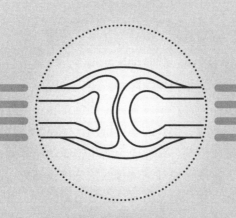

第一节　关节损伤的基本概念

一、关节损伤的组织学分类

1. 关节软骨损伤，轻微损伤可能只发生关节软骨面的小区、表浅损伤；较重的损伤可发生关节面软骨骨折、碎裂、脱落，后期可出现关节内游离体或脱落的软骨碎片引起关节绞锁。

2. 关节内软骨盘损伤，多见于膝关节半月板损伤。

3. 关节内韧带损伤，具有重要临床意义的关节内韧带损伤是膝关节内的交叉韧带。

二、关节软骨损伤的病理变化

软骨遭受创伤后，细胞肿胀、崩解、坏死、碎裂、脱落，软骨组织间出现裂隙，或称为软骨微小骨折；软骨细胞损伤后，分泌蛋白质溶解酶及胶原酶，使软骨基质遭受破坏，蛋白聚糖降解或丧失，胶原纤维暴露，逐渐出现老化，导致软骨进一步损害；严重软骨面损伤可致软骨下骨暴露，甚至软骨下骨骨折、出血，形成新骨，使骨的硬度增加，呈象牙样改变，使软骨的弹性下降，正常软骨的吸收震荡、缓冲应力的生物学功能降低；软骨微细骨折间隙被肉芽组织充填，逐渐形成纤维软骨，部分软骨钙化，形成骨赘，骨赘碎裂成片，成为游离体。较轻的暴力可导致关节囊破裂，发生关节脱位。损伤关节囊在滑膜层及纤维层均表现为明显的创伤反应，如血管破裂出血、体液渗出、修复细胞增生、细胞分泌基增加、胶原纤维增生，最终达到组织愈合。

三、关节软骨的退行性改变

大体观察关节软骨表面不光滑，失去光泽，关节软骨从蓝色透明逐渐变为浅黄色不透明，有脂质和色素沉着，软骨变薄，在负重区并可出现蚀损。晚期软骨表面粗糙不平，可碎裂剥脱，暴露软骨下骨。

最初病理改变为表层软骨出现局灶性损伤，退变早期表现为表层软骨纤维化，以及表层细胞增殖，并伴有与关节面平行的软骨表层劈裂，最后整个病变处软骨变薄、裂开或溃疡样变，严重者软骨完全消失，软骨下骨暴露。软骨细胞密度降低，细胞结构和成分出现多种退行性变化，如细胞内脂质含量和细胞外磷脂量均随年龄而增加，内质网减少。

关节软骨退变时其基质也发生变化，细胞外基质浅层裂开，软骨外观不像正常时的平滑且富有光泽，而呈丝绒状。间质水分含量明显降低，胶原成分增加。

四、滑膜的生物学反应

关节损伤时滑膜可发生组织挫伤、撕脱或断裂。滑膜可有充血、水肿和中性粒细胞浸润。滑膜细胞增生活跃，分泌滑液量增加；血管通透性增加，使血浆渗出，纤维蛋白进入关节内；炎性细胞增多、聚集；关节液糖消耗增加，使糖含量减少；细胞分泌的蛋白溶解酶使关节表面胶原成分破坏。轻度的滑膜缺损可由滑膜细胞增生而迅速修复，其他结缔组织细胞也可通过滑膜化生而参与修复过程。

关节的退行性变时，滑膜表现为表面皱襞和绒毛增多，滑膜细胞的细胞质减少，滑膜纤维化，滑膜下层的弹性纤维和胶原纤维增多。

（缪荣明）

第二节　肩关节疾病照护与康复

一、肩锁关节损伤

（一）概述

肩锁关节由肩峰端和锁骨端关节面、关节滑膜及纤维关节囊构成，参与肩关节的联合运动。在生理负荷下，肩锁韧带主要抵抗向前和向后的力量，喙锁韧带则抵抗向上和轴向的力量。肩锁韧带还起到防止向上脱位的次要约束作用。如果过度的负荷力量导致肩锁关节损伤，这些作用就会发生改变。随着肩锁韧带开始失去作用，喙锁韧带就会承受更大比例前向力和后向力的负荷，从而更易受到损伤。根据损伤的程度及类型，临床上分为六型，其中Ⅰ、Ⅱ型损伤以非手术治疗为主，Ⅲ型损伤以上应采取手术治疗。

（二）损伤机制

1. **直接外力**　直接作用力对关节的损伤是由于患者摔倒时正好摔到了肩部，或重物砸到了肩部，并且上臂处于内收位。这个机制可能是造成肩锁关节损伤最常见的原因。这个外力使肩峰向下并向内侧移位。锁骨紧压在第1肋骨上，阻止了锁骨进一步下移，如果没有骨折的发生，外力可首先直接作用于肩锁关节韧带使其发生扭伤（一个轻度的扭伤），然后此外力可以撕裂肩锁关节韧带（中度的扭伤），继而可以压迫喙锁韧带，最后如果向下作用的外力持续存在的话，它可以撕裂三角肌和斜方肌在锁骨上的连接和附着，而且外力还可以破坏喙锁韧带（这是一个严重的肩锁关节扭伤，它可造成关节的完全脱位）。在这种情况下，上肢丧失了它对锁骨的悬吊支持作用并且使其呈下垂状态。

位于喙突上面的锁骨向下脱位的机制被认为是通过一个十分强大的直接外力，沿外展位的手臂以及内收的肩胛骨方向，作用于锁骨远端的上面所造成的。

2. **间接外力**

（1）由上肢产生的向上的间接作用力：摔倒时手臂内收着地会产生一个向上的直接作用力，并且可以通过手臂传导到肱骨头而作用于喙突。这种损伤仅仅牵涉到肩锁关节韧带而未牵涉到喙锁韧带，这是因为喙锁关节间隙实际上被压缩了。这个间接的作用力在以后可以产生轻度，中度或者重度的肩锁关节的损伤。如果这个外力足够大的话，它能够使肩峰发生骨折，可以破坏肩锁关节韧带，以及导致盂肱关节的上脱位。不过这样的外力是一个罕见的造成肩锁关节损伤的机制。

（2）由上肢产生的向下的间接作用力：通过对上肢的牵拉外力可对肩锁关节产生间接的作用。这样的一个向下的间接作用力是造成肩锁关节损伤的一个罕见机制。

（三）临床表现

1. **症状**　肩锁关节损伤的患者一般表现为肩锁关节正上方压痛，可能伴有肩锁关节畸形。若损伤并不严重且诊断不确定，临床医师可以使患者的手臂被动内收横跨其身体，以挤压肩锁关节（又称为肩锁关节压迫试验或跨身内收试验）。如果这种手法能够引出疼痛，则有助于确诊肩锁关节损伤患肢上举或外展时疼痛加重，患肢维持在保护位，在肩锁关节处可能出现畸形或肩峰外侧端隆起。

2．**体征**　肩锁关节损伤典型体征：肩锁关节触痛、臂交叉内收试验阳性，让患者呈坐姿或站姿，患侧手肘伸直。检查者一只手固定患者的肩部，另一只手托住患者的肘部，手臂抬高至肩部屈曲90°，然后尽可能地水平内收，若在肩锁关节处产生疼痛，则表明测试结果为阳性（图3-2-1）。肩锁关节剪切试验阳性（让患者呈坐姿，检查者用手指交叉托住患者肩部，将一只手的掌根放在锁骨远端，另一只手的掌根放在肩胛骨上端，然后两

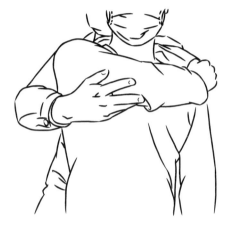

图 3-2-1　臂交叉内收试验

个掌根相互挤压，使肩锁关节产生一个剪切应力，并询问患者该运动是否加剧其症状如疼痛或异常的运动产生，则表明测试结果为阳性）及局部封闭后症状缓解。

（四）辅助检查

X 线平片　对于怀疑肩锁关节损伤的患者，初始 X 线检查可采用以下两种方法之一：含双侧肩锁关节在内的单张前后位片；两张肩关节前后位片，一张是患侧，另一张是健侧对照。采用两张单独的前后位 X 线片可让临床医生更详细地观察肩锁关节。拍摄 X 线片时患者的手臂应内旋，这样可以增加 X 线平片检测Ⅲ型损伤的敏感性。如果初始视图有限，那么肩胛臼的前后位片或者 Zanca 位片可以作为第二视图。在受累肩关节 Zanca 位片（前后位伴有 10°~ 15° 头侧倾斜）上，肩锁关节在肩胛骨上方成像，得以突出显示。整个肩锁关节的成像不受图像重叠的影响。

（五）诊断

对于大多数患者，临床医生可根据患者的病史、体格检查和影像学检查

结果毫无难度地做出急性肩锁关节损伤的诊断。通常情况下，患者会有肩部上方或外侧受到直接创伤的病史；体格检查可发现肩锁关节有局灶性压痛，肩部外展和跨身内收时疼痛，更严重的损伤时还可发现畸形。

X线平片或超声检查可发现，除最轻微的损伤（Ⅰ型）外，其余类型损伤的患者均有锁骨抬高和关节间隙异常。肩部周围和肩部的其他结构通常只有轻微的局灶性压痛或无压痛。慢性非创伤性肩锁关节疾病的急性加重也可能会表现为急性疼痛和不明机制损伤。通过仔细回顾病史（一定程度的不适已存在数月或更长时间）和采取恰当的影像学检查，临床医生通常能识别患者是否有肩锁关节骨关节炎、炎症性关节炎或远端锁骨骨质溶解。在大多数患者中，疼痛加重前患者无创伤，并且影像学检查发现炎症性或退行性改变，但并无急性损伤。

（六）临床治疗

对于Ⅰ、Ⅱ度损伤，以非手术治疗为主，Ⅲ度损伤以上，由于肩锁关节结构及周围软组织损伤较重，关节稳定结构均遭破坏，应采取手术复位固定。药物治疗，若严重疼痛可酌情给予非甾体抗炎药治疗。

（七）照护

1. 术前护理及非手术治疗

（1）心理护理：脱位后，患者因担心肩胸部畸形，影响美观和功能，会产生心理障碍。应讲解疾病相关知识，增强患者信心。剧烈疼痛会导致患者情绪危机，使其产生焦虑、紧张、烦躁等心理变化。护理人员要经常巡视病房，多与患者交谈，帮助患者正确面对现实，尽快进入患者角色。耐心细致地讲解手术过程及术前、术中、术后注意事项。讲解手术后相关功能锻炼，增强患者战胜疾病的信心，建立信任感和安全感，以最佳心态接受治疗。

（2）饮食护理：术前加强患者饮食营养，宜选择高蛋白、高维生素、高钙、高铁、粗纤维及果胶成分丰富的食物，如适当食鱼类、肉类以及新鲜水果蔬菜，以促进切口愈合、组织修复。有消瘦、贫血等患者，可选择静脉输入营养物质，如20%脂肪乳剂、复方氨基酸等。

（3）休息与体位：局部固定后，宜卧硬板床，取半卧位或平卧位，避免侧卧位，以防外固定松动。平卧时不用枕头，在两肩胛间垫一枕垫，使两肩后伸外展；患侧胸壁侧方垫枕，以免悬吊的肢体肘部及上臂下坠。日间活动不宜过多，尽量卧床休息，离床活动时用三角巾或前臂吊带将患肢悬吊于胸前，双手叉腰，挺胸、提肩，可缓解对腋下神经、血管的压迫。

（4）观察双上肢的血液循环：出现肿胀、青紫、麻木等情况时，应检查是否绷带过紧，报告值班医生后，可适当调整外固定的松紧度，直至症状消失。

（5）症状护理：①肿胀用物理疗法改善血液循环，促进渗出液的吸收。损伤早期（伤后3~5日）局部冷敷，以降低毛细血管的通透性，减少渗出，减轻肿胀，晚期（5日后）热敷可以促进血肿、水肿的吸收。②如肢体肿胀伴有血液障碍，应检查石膏固定是否过紧，必要时拆开固定物，解除压迫。

（6）保持有效的固定。

（7）完善术前的各种化验和检查。

（8）功能锻炼：脱位固定后立即指导患者进行上臂肌的早期舒缩活动，可加强脱位端在纵轴上的压力，有利于愈合。

2．术后护理

（1）休息与体位：患侧上肢用三角巾或前臂吊带将患肢悬吊于胸前，平卧时去枕，在两肩胛间垫窄枕，使两肩后伸外展，同时患侧胸壁侧方垫枕，以免患侧肢体下坠，保持上臂及肘部与胸部平行。

（2）术后观察：①与麻醉医生交接班，予以心电监护、吸氧，监测T、P、R、BP、SpO_2变化，每小时记录一次。②查看伤口敷料包扎情况，观察有无渗血、渗液。③注意伤口负压引流管是否通畅，防止扭曲、折叠、脱落，记录引流液的量、性质。④密切观察肢体远端动脉搏动及手指的血供感觉、活动、肤色、皮温，注意有无压迫神经和血管的现象，如出现皮肤发冷、发紫、静脉回流差，感觉麻木的症状，立即报告医生查找原因及时对症处理。

（3）引流管的护理：告知患者保持引流管通畅的重要性，嘱其在翻身、活动、功能锻炼时避免引流管折叠、扭曲、脱落，引流袋放置应低于切口30~50cm，如为负压引流器，指导家属保持引流器负压状态，确保引流效能。有异常时应及时向医护人员反映，以便及时处理。

（4）症状护理

1）疼痛：①向患者解释手术后疼痛的规律，指导缓解疼痛的方法，如听音乐、看报纸、与家属聊天等分散对疼痛的注意力；②给予伤口周围的按摩，缓解肌紧张；③正确评估患者疼痛的程度，对疼痛明显者可适当给予止痛剂；④采用止痛泵止痛法，利用止痛泵缓慢从静脉内给药，减轻疼痛。

2）肿胀：①伤口局部肿胀：术后可用冷敷；②患肢肢体的肿胀如患有血液循环障碍时应检查外固定物是否过紧；③抬高患肢，促进血液回流。

3）一般护理：协助洗漱、进食，并鼓励指导患者做些力所能及的自理活动。

4）饮食护理：早期以清淡饮食为主，如小米粥、大米粥、黑米粥等。待胃肠功能恢复正常后，可进食高蛋白、高热量、高维生素的饮食，以维持正氮平衡，蛋白质在热量的总量中占20%～30%，才能达到营养效果。蛋白质摄入增加，有利于白细胞和抗体的增加，加速创面愈合，减少瘢痕形成。除此之外，因为糖类能参加蛋白质内源性代谢，能防止蛋白质转化为糖类。所以，在补充蛋白质的同时应补给足够的糖类。还要鼓励患者多吃新鲜蔬菜、水果，多饮水，保持大便通畅。

5）并发症的护理：若患肢出现无力、肩外展功能消失，应考虑有臂丛神经损伤，应及时通知医生，给予神经营养物质，局部理疗，加强手指各关节及腕关节的主、被动活动。

6）功能锻炼：在术后固定的早中期：骨折急性损伤处理后2～3日，损伤反应开始消退，肿胀和疼痛开始消退，即可开始功能锻炼。如握拳、伸指、分指、屈伸、腕绕环、肘屈曲、前臂旋前、旋后等主动练习，并逐渐增加幅度。晚期：脱位基本愈合，外固定去除后，锻炼目的为恢复肩关节活动，常用方法为主动运动、被动运动、助力运动和关节牵伸运动。

3．出院指导

（1）心理指导：讲述疾病相关知识及介绍成功病例，帮助患者树立战胜病魔的信心。

（2）休息与体位：保持活动与休息时的体位要求。早期卧床休息为主，可间断下床活动。半年内不要剧烈活动，避免再次脱位。

（3）用药：出院带药时，应将药物的名称、剂量、用法、注意事项告诉患者，按时用药。

（4）饮食：鼓励患者多食高蛋白、高热量、高维生素、含钙丰富、刺激性小的易消化食物，多食蔬菜、水果，避免辛辣刺激食物，预防便秘。

（5）固定：保持患侧肩部及上肢有效固定位，并维持3周。

（6）功能锻炼：出院后指导患者患肢保持功能位，不宜过早提携重物，防止骨间隙增大，引起骨不连。外固定者，避免前屈、内收动作。解除外固定后，加强功能锻炼，着重练习肩的前屈，肩旋转活动，如划船动作，力度需适中，以防过猛而再次损伤。

（7）复查时间及指征：定期到医院复查，术后1个月、3个月、6个月需行X线片复查，了解脱位愈合情况。手法复位外固定者如出现脱位处疼痛加剧、患肢麻木、手指颜色改变，温度低于或高于正常等情况须随时复查。

（八）康复

1. 康复评定

（1）肌力检查：了解患侧肌群及健侧肌群的肌力情况，肌力检查多以徒手肌力检查法为主。（注：检查时引起锁骨骨折断端发生运动的动作禁止）。做耸肩动作，查锁骨周围肌群肌力，主要有胸锁乳突肌、肩胛提肌，斜方肌等；做肩关节前屈、后伸、外展、旋转等动作，可查三角肌、冈上肌、冈下肌、大圆肌、小圆肌等肌群肌力。

（2）关节活动度测量：肩关节活动角度测量。（注：伤后4～6周内不应做全关节活动范围的运动及禁止造成锁骨骨折断端发生运动的动作）。若锁骨骨折发生在远端时，需要重点了解肩关节的活动范围及受限程度。

（3）日常生活活动能力评定：使用改良改良Barthel指数评定量表评定。

（4）脱位处疼痛和肿胀程度：关节形态学检查，如关节是否畸形，关节部位肿胀，获得疼痛的判断可以用视觉分级评定法进行半客观量化评定。一般方法：10cm长的直线中每隔1cm标定1格，0为不痛，10为最大程度疼痛。让患者自行在线上标出疼痛得分。治疗前后进行比较，以明确治疗的效果。

（5）是否伴有神经和血管损伤：若伴有神经损伤时会造成肩关节及肩以下部位感觉减退或消失（包括浅感觉、深感觉、位置觉等），运动功能完全或不完全丧失（包括肩关节部分运动及肘关节、腕关节和指关节屈伸运动）；若伴有血管损伤时局部可能出现青紫、瘀斑或肿胀。

（6）肺功能及呼吸运动检查：看患者呼吸频率、节律、有无呼吸困难；胸腹部的活动度，胸廓的扩张性。还可查肺容量、肺通气功能、小气道通气功能、气体代谢测定等。

（7）肩关节稳定性。

（8）局部肌肉是否有萎缩：受伤早期肌肉萎缩不明显，后期可能会出现失用性肌萎缩，关节周围软组织挛缩等。

（9）骨质疏松情况：老年人常伴有骨质疏松，X线片或骨密度检测可确诊。

（10）是否伴有心理障碍。

2．康复治疗目标

（1）预防或消除肿胀。

（2）加强肌力训练，防止失用性肌萎缩，关节周围软组织挛缩等。

（3）保持肘、腕、指各关节活动度，扩大肩关节的活动范围。

（4）改善局部血液循环，促进血肿吸收和炎性渗出物吸收。

（5）若伴有神经损伤，给予神经康复治疗（如肌皮电神经刺激、中频治疗等）。

（6）促进脱位愈合，防止骨质疏松。

3．康复治疗

（1）非手术治疗：Ⅰ、Ⅱ型损伤采用非手术治疗均可获得满意的疗效。

1）Ⅰ型损伤：关节发生扭伤，但是肩锁关节韧带完整，而且喙锁韧带是正常的。发生Ⅰ型损伤的患者一般在休息7～10天后症状即可消退。Ⅰ型肩、锁关节损伤可以肩吊带制动2周左右。冰袋的应用可以有助于缓解患者的不适症状，但我们应该保护肩部以防其发生进一步的损伤直至疼痛消失为止，要限制肩关节全范围的运动。

2）Ⅱ型损伤：可使用压迫绷带，吊带，胶布带，橡皮膏，支架，捆扎线，牵引技术以及多种型号的塑料模具等来对肩锁关节的半脱位进行复位，可采用吊带使用10～14天或者直到症状减轻为止，并且制订一个早期逐步的康复计划。在应用这种治疗方法的同时，不能忽视肩锁关节的半脱位的存在。6周后才可以恢复举重或接触性运动，整个治疗过程应该持续8～12周，在此期间应该避免搬运重物或参加体育运动以便使关节韧带能够完全恢复功能。在关节韧带完全恢复功能之前，一个继发的损伤可能会使关节的半脱位转变为完全脱位。在无痛范围内尽早进行肩关节活动度练习，但需避免肩内旋、上肢交叉内收，肩前上举接近终末角度。逐渐进行肩胛回缩练习以提供肩锁关节的动态稳定性。早期在不引起患者症状加重的情况下进行肩胛闭链运动练习，如肩胛时钟训练，即将手撑于墙壁，根据指令将右上肢置于6：00—7：30位，或将左上肢置于4：30—6：00位，要求患者保持该位置10秒。受伤1周后，可在不引起肩锁关节局部不适的情况下进行日常生活活动练习。早期进行肩胛肌和肩袖肌闭链运动训练。如双上肢撑于墙壁进行肩胛骨的内、外旋抗阻训练。2 周后，患者前屈无明显疼痛可以开始等张收缩和开链运动，先从肩胛肌、肩袖的等张训练开始，进行增强肩胛骨稳定性训练。可以使用弹力带进行抗阻训练，但 6 周内应避免宽距杠铃卧推以及撑双杠等动作。

3）Ⅲ型损伤：Ⅲ型肩、锁关节损伤需要肩支具固定 4 周。曾经报道过的治疗完全性肩锁关节脱位的非手术治疗方法有许多种。其中有两种方法最常用：①闭合复位术加用吊带和捆扎线等器械来维持锁骨的复位状态；②短期应用吊带来限制较早范围的运动。许多研究者都报道了采用这种"skillful neglect（技术性忽略）"的方法。尽管还有残留的关节畸形但可以使关节取得很好的功能。

（2）手术治疗后的康复治疗（表 3-2-1）

表 3-2-1　肩锁关节术后的照护与康复方案

时间	康复计划
术后 0 ~ 6 周	除患者自理活动（非负重）期间及规定的康复治疗时间外，均需佩戴支具 1. 关节活动度训练　术后 1 周内，可以进行肘、腕和手的主动活动训练，Codman 钟摆运动。术后 2 周，肩关节被动关节活动度练习限制在前屈 30°、外展和内旋均为 80°、外旋 0°。术后 4 周，活动度练习增加到前屈 45° 并开始辅助下主动外展。术后 6 周，肩关节活动度训练，前屈及主动外展限制在 60° 之内，由于肩内旋、上肢交叉内收和肩前屈上举接近终末角度等运动会增加肩、锁关节的压力，因此训练时应避免 2. 肌力训练　术后 4 ~ 6 周，进行肩胛稳定肌群等长收缩训练，肩胛肌和肩袖肌闭链运动训练 3. 物理治疗　可通过短波、超短波、微波、毫米波、激光疗法、磁疗、冷疗等物理因子疗法来达到改善血循环，消炎消肿、镇痛的作用。①超声波治疗：局部接触移动法，15 ~ 20min/ 次，1 次 /d，10 日为 1 个疗程。注意：若有金属固定物，（如钢针、钢板等）应慎用电疗法治疗。②超短波治疗：双极对置，无热或微热，10 ~ 15 分钟，1 次 /d，10 日为 1 个疗程。③红外偏振光治疗：垂直照射患部，以有温热感为宜，每次 15 ~ 20min/ 次，1 ~ 2 次 /d，10 日为 1 个疗程
术后 6 ~ 16 周	肩锁关节损伤术后需支具固定 6 ~ 8 周，以保证患肢的非负重状态，从而减少重建的肩锁韧带的压力 术后 12 周，可以逐渐开始肩胛肌、肩袖肌等张收缩和开链运动练习，进行增强肩胛骨稳定性训练。可以使用弹力带进行抗阻训练。术后 16 周，可以进行日常生活活动能力和恢复肩关节运动功能练习

（缪荣明　谢玉宝　於静华）

二、肩关节周围炎

（一）概念

黏连性肩关节囊炎又称肩周炎、冻结肩、五十肩等。本病是由于在关节囊滑膜下层出现慢性炎性改变和关节腔内关节液减少使关节囊紧紧围绕肱骨头所致肩肱盂关节囊炎性黏连、僵硬，以肩关节周围疼痛、各方向活动受限为特点，尤其是外展外旋和内旋后伸活动。女多于男（约 3∶1），左肩多于右肩。其特征是肩部疼痛和肩关节活动障碍逐渐加剧，经数月甚至更长时间，疼痛逐渐消退，功能慢慢恢复，一般在 6 ~ 24 个月可自愈，但部分不能恢复到正常功能水平。

（二）损伤机制

引起肩关节活动受限的原因均可导致此症，如关节脱位、骨折、周围组织损伤和神经、肌肉源性疾病等。关节囊及周围韧带组织的慢性炎症及纤维化是肩关节周围炎主要的病理改变，炎症反应是其发病过程中的早期反应，大量炎性细胞诱导了成纤维细胞的增殖，从而导致了纤维化的发生。关节内炎症和纤维化导致关节囊挛缩和关节容积的缩小使盂肱关节各个方向的活动减小。临床分为 3 期：Ⅰ 期：疼痛期，延续 3 ~ 9 个月。Ⅱ 期：僵硬期盂肱关节功能受限，持续 4 ~ 12 个月。Ⅲ 期：解冻期，肩关节活动功能逐渐恢复，需要数月到数年的时间。

（三）临床表现

肩关节出现弥散性疼痛，进行性加重，夜间尤甚。疼痛导致肩关节僵硬。持续时间通常在 3 ~ 9 个月。由于疼痛，患者减少肩关节的活动，逐渐出现关节活动受限，肩关节活动后有持续性钝痛，接近极限点活动时，可以出现剧痛。缓解期疼痛较轻，肩关节活动度逐渐恢复，但较难达到正常范围。

（四）辅助检查

1．X 线片检查　一般无异常。

2．MRI 检查　可鉴别肩关节其他病变。

（五）诊断

1. **病史** 存在肩部及邻近区域外伤史或手术史。研究表明可能与遗传、环境、糖尿病、甲状腺疾病等有关。有报道认为糖尿病患者发生冻结肩的病情相对重，预后相对差。

2. **症状** 疼痛期：肩关节出现弥散性疼痛进行性加重，夜间尤甚；疼痛导致肩关节僵硬。僵硬期：患者由于疼痛，减少肩关节的活动，关节活动逐渐受限，肩关节活动后有持续性钝痛。缓解期：疼痛逐渐减轻，肩关节活动度缓慢恢复。

3. **体征** 肩关节前方、后方、肩峰下和三角肌止点处均有压痛。肩关节各个方向的活动均受限。不能完成肩外旋动作，尤其以被动外旋受限是冻结肩的特征性体征，其次累及外展、前屈和内旋。久之出现三角肌萎缩。可用外旋试验来鉴别冻结肩和肩袖损伤，肩袖损伤往往外旋不受限制，而冻结肩患者全方位活动受限，主要表现为外旋受限。

（六）临床治疗

本病为自限性疾病，一般持续时间为 1~3 年在发病后 2~9 个月时，症状最为严重。临床治疗主要是对症治疗，减轻疼痛，训练肌力，恢复关节活动度。可给予药物、康复治疗、关节腔注射等非手术治疗后好转。若时间超过 2 年，则为顽固性冻结肩，可麻醉下手法松解。

1. **手术治疗** 顽固性冻结肩，临床症状较重，非手术治疗不能有效缓解症状时可行关节镜下松解手术治疗，术后即刻康复训练。可以明显缓解疼痛和加快恢复关节活动度。

2. **非手术治疗**

（1）非甾体抗炎药：非特异性 COX 抑制剂；口服活血化瘀、天麻类中成药；局部痛点封闭等治疗。

（2）肩关节局部外用膏药，贴敷弹性绷带等缓解症状。

（七）照护

肩周炎是指涉及肩关节周围组织的炎症性疾病，常表现为肩部疼痛、活动受限和功能障碍。以下是围绕肩周炎的具体照护方法，包括心理照护、疼痛管理和活动管理：

1. 心理照护

（1）详细解释病情：医生需要向患者提供清晰而详细的病情解释，包括炎症的原因、可能的症状和治疗方案，以建立患者对治疗的信心。

（2）情绪支持：由专业心理医生或医护人员提供情感支持，帮助患者处理可能产生的焦虑、沮丧或失望感。

（3）康复期望管理：确保患者了解肩周炎的康复是一个逐渐过程，鼓励他们积极参与治疗计划，设定可实现的康复目标。

2. 疼痛管理

（1）药物治疗：开具适当的非甾体抗炎药（non steroidal antiinflammatory drug，NSAID）或其他疼痛缓解药物，以减轻炎症和缓解疼痛。个体化的用药计划需要根据患者的具体情况制订。

（2）局部治疗：应用冷敷或热敷，或使用局部止痛膏，有助于缓解局部疼痛和减轻肿胀。

（3）定期疼痛评估：通过定期的疼痛评估，医疗团队可以调整治疗计划，确保患者在疼痛管理方面取得最佳效果。

3. 活动管理

（1）物理治疗：由专业物理治疗师设计个性化的康复计划，重点放在肩部肌肉的强化、柔韧性训练和关节稳定性提升上。

（2）功能性锻炼：强调功能性的锻炼，包括提高肩关节的活动范围、改善姿势和增强肌肉平衡，以减轻关节的负担。

（3）渐进性活动增加：在疼痛得到控制的前提下，逐渐引入适度的活动，避免过度使用肩部，防止炎症的进一步加重。

4. 生活方式调整

（1）工作和日常活动：教育患者如何在工作和日常活动中调整姿势，避免对肩部造成额外的压力和负担。

（2）休息和睡眠：强调良好的休息和睡眠习惯，有助于促进炎症的消退和加速康复过程。

（3）通过细致入微的照护，针对肩周炎的病情特点，可以更有效地缓解疼痛、促进康复，帮助患者尽早恢复正常肩部功能。密切的医患沟通和患者积极参与是治疗成功的关键。

（八）康复

运动疗法

（1）非手术治疗的运动治疗：关节松动术可以松解关节黏连，增加软组织的弹性，缓解肌肉痉挛。疼痛期采用Ⅰ级手法，僵硬期疼痛明显时采用Ⅱ、Ⅲ级手法，疼痛不明显时采用Ⅳ级手法。关节松动治疗后应进行主动关节运动以恢复关节活动度。主动或主动助力关节活动度训练包括：钟摆运动，弯腰90°，手臂自然下垂，利用手臂的重力，在肩关节无任何张力的情况，做前后左右方向的摆动和画圈运动，逐渐增大运动幅度利用肩梯或爬墙运动训练肩关节主动助力的前屈外展活动。在肩滑轮辅助下进行肩关节的外旋、内旋、外展和上举活动训练。肌力训练：疼痛减轻后，可以开始进行肩周肌群的等长收缩训练。疼痛不明显后，可以选用弹力带，哑铃，拉力器及上肢、臂部肌力训练器进行抗阻肌力训练，低负荷高重复、循序渐进。对综合治疗效果不佳且一般状况较好患者，可进行麻醉下关节松动术，进行肩关节外展、内收、内旋、外旋及上举等各方向的手法松动，手法要轻柔，逐步扩大活动范围，松解术后应即行冰敷，以消肿止痛。术后鼓励患者进行主动训练，尽量达到麻醉后松解时的关节活动范围。

（2）手术后的运动疗法：目的是减轻炎症和水肿，缓解疼痛，防止肩关节及周围组织黏连，恢复肩关节的正常功能（表3-2-2）。

表3-2-2　肩关节周围炎术后的照护与康复方案

时间	康复计划
术后0~2周	1. 关节活动度训练　术后第1天，开始在无痛范围内做患肩的Codman钟摆式训练，以减轻疼痛改善肩关节的活动。术后1周，开始做各个方向被动活动肩关节无痛范围内训练，侧卧位进行肩胛松动和肩胛骨被动活动。侧卧位肩胛抬高、降低、前伸和后缩主动运动，以保持肩胛骨的正常功能。术后2周，可以采用滑轮、棍棒、滑车等器具进行肩关节的主动助力训练，逐渐开始肩关节各个方向的主动活动 2. 肌力训练　术后1周，开始在改良的中立位上进行耐受量的肩周肌等长收缩训练。术后2周，进行肩袖肌群、三角肌和肩带肌耐受量的等长收缩训练

续表

时间	康复计划
术后 0~2周	3. 物理因子疗法　具有消肿止痛，消除炎症改善局部血循环，分解黏连等作用。在肩周炎的早期及时应用物理治疗，不仅能缓解症状，而且还能控制损伤发展或缩短病程；在中晚期应用，先用局部热疗，局部热敷或敷药、红外线局部照射、高频透热治疗，可明显增加组织延展性，牵伸运动治疗效果较好。用以配合关节黏连的关节手法松解术扩大关节活动范围。磁疗、中频电刺激、超声波与药物离子透入等。短波透热治疗有加重黏连的趋向，疗程不宜过长。少数患者有时在热疗后疼痛反而加重，则可试用局部冷疗
术后 4~6周	1. 关节活动度训练　术后4周，开始各个方向的肩关节主动运动在无痛范围训练，继续进行肩胛骨稳定性ADL无痛范围内训练 2. 肌力训练　术后4周，使用弹力带或哑铃进行肩袖肌群三角肌和肩带肌渐进性抗阻训练。增加前锯肌、上斜方肌、下斜方肌和背阔肌的肌力及协调性的训练，恢复肩胛骨稳定、正常的肩肱节律和肩关节的柔韧性。术后6周，增加肱二头肌、肱三头肌的渐进性抗阻训练，肱二头肌与肩袖肌群协同稳定盂肱关节和肱骨头下移 3. 物理因子疗法　具有消肿止痛，消除炎症改善局部血循环，分解黏连等作用。在肩周炎的早期及时应用物理治疗，不仅能缓解症状，而且还能控制损伤发展或缩短病程；在中晚期应用，先用局部热疗，局部热敷或敷药、红外线局部照射、高频透热治疗，可明显增加组织延展性，牵伸运动治疗效果较好。用以配合关节黏连的关节手法松解术扩大关节活动范围。磁疗、中频电刺激、超声波与药物离子透入等。短波透热治疗有加重黏连的趋向，疗程不宜过长。少数患者有时在热疗后疼痛反而加重，则可试用局部冷疗

（范春建　吴铭柯　於静华）

三、肩峰撞击综合征

（一）概念

以肩部疾病就诊的患者很多，在数量上仅次于颈部疾病和下腰痛患者。随着我们对肩部疾病的深入认识，肩峰撞击征已经得到了很大的重视，导致肩峰下间隙减少的常见原因有三个：钩形肩峰、肩峰下骨形成和肩锁关节骨性增生。上述原因导致肩峰下间隙减少并与冈上肌腱的反复摩擦。这一病理过程一方面产生临床表现如肩周疼痛、肩外展出现疼痛和活动范围受限，另一方面也使在肩峰下滑动的冈上肌腱产生炎性变甚至肌腱撕裂。由于发病初期多为冈上肌腱的充血和水肿，病理变化是可逆的，因此，多数肩峰撞击征患者都有3个月的保守治疗机会，可以进行局部制动、理疗、应用非甾体抗炎药物对症治疗。对于那些经过规范的保守治疗症状没有明显缓解甚至加重的患者，手术治疗常常是必须的。肩峰成形术是一个经典的术式，手术效果肯定，疗效良好，但是，对于冈上肌腱的继发病变的处理常常未能引起足够的重视。据冈上肌腱损伤的轻重程度将其分为三类：表现为充血水肿的，肌腱撕裂小于宽度和厚度的 30% 的；肌腱撕裂大于宽度和厚度的 30% 的。对这三类患者采用不同的手术治疗方法。虽然现在对肩袖损伤修复的同时不需要再进行肩峰成形术，但是，对有严重肩袖损伤的肩峰撞击征患者在完成肩峰成形术后还要认真完成肩袖的修复或重建手术，只有这样才能修复肩峰撞击征导致的主要病理改变，从而获得良好的治疗效果。

（二）损伤机制

正常肩关节活动时，肩袖肌群协同作用产生的张力使肱骨头固定于关节盂内，肩袖肌群和三角肌协同作用使肩关节可以在较大范围内活动，肩峰下间隙减少了肩袖和喙肩弓之间的摩擦。肩峰撞击损伤机制：肩峰形状和倾斜度的改变可能是肩峰下撞击的重要原因，肩峰有 3 种类型，Ⅰ型为扁平型Ⅱ型为曲线型，Ⅲ型为钩型。曲线型和钩型肩峰使肩峰下间隙变小，肩峰下滑囊增厚及纤维化、肩峰及喙肩韧带止点处骨赘形成等因素，肩峰下间隙变得狭窄，加重肩峰下撞击和冈上肌的机械性损伤。肩峰前 1/3 和喙肩韧带的机械性撞击导致肩袖外侧基底部和二头肌的损伤，由于肌腱肿胀、肩峰下滑囊增厚及纤维化、肩峰及喙肩韧带止点处骨赘形成等因素，肩峰下间隙变得狭窄。肩峰指数较高的肩关节（较大外展），三角肌中部纤维力矩方向更为垂直，这会加重肩峰下撞击和冈上肌的机械性损伤。喙肩韧带维持着喙肩弓的结构，阻止喙肩间隙增宽，它所具有的静息张力在肩关节外展时增加。基础研究表明，当肩袖撕裂时喙肩韧带止点具有成骨趋势，且骨化的速度加快。喙肩韧带所受应力会刺激其肩峰止点部的成骨反应，形成骨赘，喙肩弓弹性降低，导致撞击加剧。肩袖肌腱的功能性的超负荷、肌腱过度劳损导致局部肌腱损伤性增厚或撕裂，使肩袖肌群的功能下降，尤其是冈上肌和肩胛下肌在肩关节前屈上举过程中，对肱骨头有重要的稳定作用，由于肩周肌群肌力及协调性功能下降导致肩胛骨运动障碍，在上臂做过头动作时肩袖上方、肩峰下间隙的狭窄发生机械性撞击。

（三）临床表现

大多数患者起病隐匿，发展缓慢，有肩部过度活动史。肩关节疼痛：

肩关节前方或前外侧。压痛部位主要在肩峰前方，有时在肱骨大结节冈上肌腱附着点及肱二头肌长头腱等处也可有压痛，并放射至三角肌附着点，早期疼痛仅限于肩关节前屈和外展时出现，后期出现夜间痛和静息痛。休息后不能缓解，睡觉时上臂外展、上举疼痛加重，影响睡眠。

　　肩关节活动范围不受影响，由于疼痛，部分患者肩关节主动活动可受限，但被动活动基本正常。病程较长者，可有不同程度的肩关节活动障碍，主要是肩外展、外旋及后伸活动受限。Ⅲ期患者出现肩袖组织撕裂后，在抬重物时有不同程度的无力感。如伴有肩峰下滑囊炎、肱二头肌腱炎患者在肩关节活动时可出现弹响或绞锁感。

（四）辅助检查

　　1．X线检查　肩峰下表面硬化和骨赘形成肱骨大结节出现硬化或囊性变，这是肩峰下撞击综合征的X线典型表现。

　　2．CT扫描及三维重建　可进一步明确肩峰的形态和厚度。

　　3．B超　主要针对肩袖、盂、肱二头肌腱等软组织结构进行检查。

　　4．MRI　确定肩峰骨性结构形态和病变范围肩峰下滑囊、韧带、肩袖损伤程度与范围。

（五）诊断

　　1．病史　有外伤病史或者有肩部过度活动病史，需要经常抬肩活动的职业发生肩峰下撞击综合征的概率较大。

　　2．症状　疼痛和活动受限。疼痛常位于肩峰前外侧，可以放射至三角肌止点区域，在肩前屈上举时加重，病情严重者有夜间痛。由于疼痛患肩主动运动受限，但被动运动往往正常。病程较长者可出现冈上肌和冈下肌萎缩。

　　3．体征　肩峰前外侧压痛，冈上肌和冈下肌萎缩，肌力减退。

　　（1）Neer撞击征：患者坐位或站位，检查者在同侧将手置于患者后肩背部以稳定其姿势，对侧手持患者肘部轻度内旋上臂，并进行肩关节前屈至最大幅度，出现肩峰下疼痛即为试验阳性。

　　（2）Hawkins撞击征：患者坐位或站位，患肩在肩胛骨平面进行90°外展，以右肩为例，检查者左手持患者肘部，右手握住患者腕部，做肩关节内旋至最大角度，如出现肩前上部疼痛，提示肩袖与喙肩弓之间有撞击即为试验阳性。

（3）痛弧试验：肩关节主动外展至 60°~120° 肱骨大结节撞击肩峰前外缘引发疼痛，即疼痛弧试验阳性。

（4）肩部撞击试验阳性：患者取坐位，检查者一手扶住肩部稳定肩胛骨不动，另一手托住患肢肘部，向前上方抬举上臂，并向肩峰加压，引起肩峰前下方明显疼痛。

（5）肩峰下封闭疼痛抑制试验阳性：检查者可注射局麻药至肩峰下间隙，而后反复外展肩关节，疼痛消失或明显减轻即为试验阳性。提示疼痛来源于肩峰下间隙，有撞击的可能。

（六）临床治疗

肩峰下撞击综合征早期可采用非手术治疗，如非甾体抗炎药、理疗、运动疗法等治疗。中、晚期或非手术治疗无效时，通常采用手术治疗。关节镜下肩峰成形术和肩峰下减压术已作为一种治疗肩峰下撞击综合征的有效方法，其特点为创伤小、手术精细、术后恢复快等。肩峰成形术和肩峰下减压术后康复治疗可以减轻肩峰下及其周围组织水肿和炎症反应，缓解疼痛，促进组织愈合。康复治疗在肩峰下撞击综合征治疗中有重要意义，在发病早期物理治疗有促进肩峰下组织的炎症和水肿减轻或消退，加速组织愈合等作用。同时通过康复训练可以加强肩部肌肉力量，使肩关节更趋稳定，从而达到治疗肩部疼痛和肩关节功能障碍的目的。康复治疗在肩峰下撞击综合征微创术后恢复的各个阶段有不同的作用，根据患者具体情况制订科学、系统的康复训练计划并实施，有利于修复组织的愈合提高手术效果，促进肩关节功能的早日恢复。

治疗包括手术治疗和非手术治疗。通常根据损伤的时间和程度确定治疗方法：

1. **手术治疗** 经规范非手术治疗 3~6 个月肩关节疼痛及功能受限没有明显改善者，可采取手术治疗。采用关节镜下肩峰下间隙减压术：主要包括肩峰成形、肩峰下滑囊切除。

2. **非手术治疗** 非手术治疗的目的是减轻并消除肩峰下间隙无菌性炎症，尽可能的恢复肩关节的正常功能。

（1）休息、制动：患肩休息，避免肩关节前屈、外展过度活动。弹性绷带、肌内效贴局部应用，症状严重者也可应用肩关节支具功能位制动 2 周左右，以减轻炎症、缓解疼痛。待急性炎症控制后，可在无痛范围内进行肩关节活动度的训练，避免引起肩关节黏连。

（2）药物治疗：非特异性 COX 抑制药更有效严重疼痛，影响睡眠可在肩峰下注射利多卡因和类固醇药物的混合液，达到消炎、镇痛的目的。

（七）照护

1．心理照护

（1）疾病认知教育：向患者提供详细的关于肩峰撞击综合征的教育，包括发病机制、可能的诱因和预期的康复过程。增强患者对病情的了解，减轻不确定性和焦虑感。

（2）情感支持：肩峰撞击综合征可能对患者的生活和工作造成不适，提供情感支持以帮助患者处理情绪压力和康复过程中的挑战。

（3）康复期望管理：与患者建立共同的康复目标，鼓励他们参与治疗过程，并理解康复的渐进性，以避免因进展不如预期而感到沮丧。

2．疼痛管理

（1）药物治疗：使用非甾体抗炎药如布洛芬，或其他疼痛缓解药物来减轻炎症和疼痛。医生可能还会考虑肌松剂或镇痛药物。

（2）局部治疗：应用冷敷或热敷，或使用局部止痛膏，以缓解局部疼痛和减轻炎症。

（3）注重休息：给予受影响的肩部充分休息，避免过度使用，帮助缓解疼痛和促进康复。

3．活动管理

（1）物理治疗：由专业物理治疗师设计个性化的康复计划，包括矫形活动、肌肉强化和柔韧性训练，以改善肩部稳定性和减少摩擦。

（2）姿势和动作调整：教授患者正确的姿势和动作，特别是在日常活动中避免引起摩擦的动作，减轻肩峰区域的压力。

（3）渐进性活动：在康复过程中逐渐引入适度的活动，以防止肌肉萎缩，提高关节的活动范围。

4．手术治疗

对于一些患者，特别是在保守治疗无效的情况下，可能需要考虑手术干预，如肩峰骨切除手术。手术后需要密切遵循医生的建议进行康复和活动管理。

通过以上综合的照护方法，患者可以更好地管理肩峰撞击综合征，减轻疼痛，提高肩部功能。个性化的治疗计划应根据患者的具体病情进行调整，并与医疗团队保持紧密沟通，以确保康复的最佳效果。

（八）康复

康复治疗目的：改善局部组织的血循环、减轻炎性反应、减轻关节及周围组织黏连、恢复肩关节正常功能。

运动疗法

（1）非手术治疗的运动治疗：非手术治疗的运动疗法主要包括肩袖肌群和肩胛肌群，如上斜方肌、中斜方肌、下斜方肌和前锯肌的闭链训练。以增强参与运动链的肩袖肌群力量及神经肌肉的协调性。

在亚急性期后，肩关节无明显疼痛，可以进行保持肩关节活动度和增强肌力的训练，被动活动训练为主以增加关节活动范围。肩部肌肉等长收缩为主。肩袖肌群和肩胛肌群的渐进性抗阻训练，在动态稳定肩胛骨和盂肱关节的基础上，恢复肩胛胸壁关节，盂肱关节，肩、锁关节和胸、锁关节的最大功能和整体协调性，恢复正常肩肱的节律性运动减少肩峰下撞击的发生。

加强肩关节外旋肌力训练以减轻肩峰下间隙的压力。肩袖肌群初始力量、机械性撞击角度以外范围的运动和肩胛骨周围肌力，对维持肩胛骨的稳定和肩胛骨正常运动有重要作用。采用模拟正常活动的离心式肌肉力量训练和超等长收缩训练，恢复肩胛骨正常运动功能。肩部本体感觉的训练可以纠正肩胛骨的运动障碍，增加肩袖肌群的神经运动控制能力，增强肩关节的稳定性，减少继发性肩峰下撞击的发生。

（2）手术后的运动疗法：运动治疗的方案根据手术的方式、损伤程度和患者的具体情况制订的，关节镜下肩峰下间隙减压术后康复通常分4个阶段，每个阶段4周，如合并肩袖损伤，同时进行肩袖补手术后，运动训练进程相应的会延长1~2周。

治疗目的：减轻肩峰下组织水肿及炎症，缓解疼痛，预防肩关节及周围组织黏连，促进组织修复，恢复肩关节的正常功能（表3-2-3）。

表3-2-3 肩峰撞击综合征术后的照护与康复方案

时间	康复计划
术后 第0~4周	目标：减轻肩峰下滑膜、关节囊、韧带、肩袖及肱二头肌肌腱局部组织水肿和炎症反应，缓解疼痛，如同时进行肩袖修补术，应避免牵拉修补的肩袖组织，促进肩峰下及其周围组织愈合

时间	康复计划
术后 第 0 ~ 4 周	支具：单纯的肩峰下间隙减压术支具固定 1 周，如合并有肩袖损伤，进行肩袖修补手术的患者，肩关节外展位（上肢外展 60°、前屈 30°、屈肘 90°），固定 2 ~ 4 周 1. 关节活动度训练　术后第 1 天，可以做患侧肘关节、腕关节及手指关节的主动活动训练，前臂的旋前、旋后训练。使用治疗球进行手的抓握训练术后 3 天，开始在无痛范围内做患肩的 Codman 钟摆式训练，以减轻疼痛，改善肩关节的活动。术后 2 周，开始做各个方向被动活动肩关节（无痛范围内）训练，侧卧位进行肩胛松动和肩胛骨被动活动。侧卧位肩胛抬高、降低、前伸和后缩主动运动，以保持肩胛骨的正常功能。术后 4 周，逐渐开始肩关节各个方向的主动活动，如进行肩袖修复术者，应避免进行前屈及外展主动活动 2. 肌力训练　术后 2 周，开始在改良的中立位上进行耐受量的肩周肌等长收缩训练继续肩部肌肉等长收缩训练，逐渐增加训练量，开始在肩胛骨平面内进行肩带肌肌力训练，促进肩胛骨稳定，治疗后冰敷 15 ~ 20 分钟 3. 物理因子疗法　急性期肩峰下滑囊炎或术后早期，局部冷疗可以减缓细胞代谢，减轻炎症反应，缓解局部组织肿胀和疼痛，治疗时间每次 10 ~ 20 分钟，每隔 10 分钟行 10 分钟治疗，局部冷疗的间断性应用较持续性应用 20 分钟临床效果更好
术后 第 4 ~ 8 周	目标：促进肩峰下组织、肩袖肌腱组织愈合防止肩关节及周围组织黏连，促进肩袖肌群和肩胛肌群肌力 支具：肩袖撕裂大于 3cm 者，继续使用肩支具保护 1. 关节活动度训练　此阶段重点是肩关节前屈内外旋和后关节囊的柔韧性训练和肩胛骨位置及稳定性训练。术后 4 周，可以采用滑轮、棍棒、滑车等器具进行肩关节的主动助力训练，逐渐增加肩关节活动的范围，如有肩袖损伤者避免主动外展运动。术后 8 周，开始各个方向的肩关节主动运动训练（在无痛范围），继续进行肩胛骨稳定性训练逐渐开始 ADL 无痛范围内训练 2. 肌力训练　重点进行肩肱关节和肩胛胸壁关节的肌肉平衡训练，肩关节的柔韧性、肩肱节律和姿势影响着肩关节的活动功能。肩胛有正常的稳定后再增加肩袖肌力的训练。术后 4 周，进行肩袖肌群、三角肌和肩带肌等长收缩训练。术后 8 周，使用弹力带或哑铃进行肩袖肌群、三角肌和肩带肌渐进性抗阻训练。增加前锯肌、上斜方肌、下斜方肌和背阔肌的肌力及协调性的训练，恢复肩胛骨稳定、正常的肩肱节律和肩关节的柔韧性。由于肱二头肌与肩袖肌群协同稳定盂肱关节和肱骨头下移动作，增加肱二头肌、肱三头肌的渐进性抗阻训练，对肩关节的稳定性也有重要的作用 3. 物理因子疗法　小剂量的短波、超短波磁疗、毫米波、紫外线和半导体激光等治疗能减轻疼痛和肿胀、改善血循环、减轻炎症、促进组织修复。可应用音频、超声波以及离子透入疗法以分解黏连，软化瘢痕。经皮神经电刺激可以控制疼痛

续表

时间	康复计划
术后 第8~12周	目标：恢复肩关节正常活动范围，正常的肩肱节律运动，恢复正常肩周肌力量和运动控制能力。关节活动度训练：术后8周，进行肩关节各个方向的主动活动训练，可以使用滑轮、肩梯和肩关节训练器械进行训练，仍限制肩关节外展活动的范围。采用关节松动术和软组织牵伸技术，对活动受限的关节进行后关节囊的牵伸。术后12周，继续肩胛骨稳定性训练，闭链肩胛牵伸训练可以采用推墙训练，肩胛闭链训练从前臂抬高60°双手控制治疗球在支撑板上运动，逐渐增加至90°。肩胛肌力量和运动控制能力提高后可以进展为单臂支撑。肩关节本体感觉训练和动态稳定性的闭链运动训练，以增加肩关节的动态稳定性 肌力训练：重点肩带肌力量训练，肩袖肌群和肩带肌群协调性训练，神经肌肉训练包括开闭链训练和高级本体感觉训练。强化肩袖肌力量训练，尤其是冈上肌肌力训练，冈上肌作为肩运动的原动肌，对肩旋转运动的稳定性起重要作用，如果冈上肌力量较弱，而三角肌力量强大就会增加肩部撞击的机会。术后8周，继续进行最大负荷量的肩袖肌肌力和肱二头肌肌力抗阻训练，进行肩前屈、后伸、外展、内收、内旋、外旋和提肩胛肌力抗阻训练。肌力训练应强调高重复、低负荷和循序渐进的原则。同时要进行姿势矫正教育和肌肉的耐力训练，促进肩关节周围组织协调性的恢复
术后 第12~16周	目标：恢复肩关节日常生活能力和功能性运动能力 肌力训练：继续肩周肌肌力的渐进性抗阻训练，肩袖肌群、肩胛带肌群、三角肌、肱二头肌、肱三头肌等进行高级形式的抗阻训练，肌肉从离心到向心的快速收缩，通过牵伸肌梭及肌腱中的本体感受器以增强神经肌肉控制运动的能力 运动功能的训练，肩关节灵活性的训练、姿势矫正训练等。动力性力量训练、功能性反复运动和专项运动活动，运动感知的本体感觉训练

（费春霞　吴铭柯　於静华）

第三节　肘关节疾病照护与康复

一、肘关节内侧不稳定

（一）概念

肘关节内侧稳定性主要由尺侧副韧带复合体维持，尺侧副韧带包括前束、后束、横束组成。尺侧副韧带复合体起自肱骨内上髁，前束在所有侧副韧带中强度最高，伸肘时紧张，后部纤维在屈肘 60°~120° 时紧张，是屈肘时的主要稳定结构。后束是后关节囊的增厚部分。横束又称为 Cooper 韧带，沿内侧关节囊走行，自鹰嘴至尺骨内侧冠状突远端。横束的起、止点均在尺骨上，所以对肘部的稳定作用很小。桡骨头也对肘部抗外翻应力，是肱、尺关节的次要稳定结构。内上髁的屈肌和旋前肌也参与肘内侧的稳定作用。以上各部分损伤均可造成肘关节内侧的不稳定。

（二）损伤机制

肘关节内侧不稳定多由间接暴力所致的尺侧副韧带复合体受损伤，后未能及时诊断、及时修复所引起。当受伤者手扑地，肘关节完全伸直时，尺侧副韧带前束紧张，此时做肘外翻，应力常集中于尺侧副韧带，易导致此韧带损伤。如果尺侧副韧带尚未断裂，则强大的外翻应力转化为肱桡关节的纵向压缩力，可引起肱骨外髁骨折或桡骨小头部骨折。尺侧副韧带三束全部断裂仅见于直接暴力或者利器伤，仅占 1.4%。其他为前束和后束同时撕裂，占 5.6%。前束损伤占尺侧副韧带损伤的 93%。前束断裂的部位分为起始部、中段和尺骨附着部，以中段断裂最多见，占 84% 左右。

（三）临床表现

伤后肘关节周围肿胀，内侧关节间隙有压痛。上肢运动时发生肘关节不适感，肘部力量减弱。

（四）辅助检查

1. X 线检查　肘关节内侧副韧带损伤合并撕脱骨折或异位骨化时可做出间接的诊断。肘关节尺侧副韧带断裂常合并有关节囊撕裂嵌入关节间隙，桡骨小头骨折和鹰嘴部骨折，内上髁撕脱骨折等。对可疑病例进行局部麻醉后，伸直肘关节，做肘外翻应力位 X 线摄片。正常肘关节两侧间隙应该等宽，而肘关节尺侧副韧带断裂者则显示内侧关节明显增宽。肱尺关节间隙增宽大于 0.5mm 时，可以认为存在肘关节副韧带的损伤。

2. MRI 检查　MRI 应用于肘关节韧带损伤的检查明显提高肘关节内侧副韧带损伤的早期诊断率。

（五）诊断

1. **肘部外伤** 如跌倒时用手撑地，手臂呈伸直外展位，或伸直外展和后伸位致伤，引起肘部疼痛且活动时加重。长期以肘部活动为主的运动员。

2. **症状** 肘关节周围疼痛，其中尤以内侧关节间隙部最重。肿胀是本病的体征之一，肘关节内侧最为显著，并可有程度不同的瘀斑。肘关节活动受限，虽仍有主动屈、伸运动，但难以完全伸直和屈曲，若进行被动肘关节运动，可引起肘部剧烈疼痛。肘部力量减弱。

3. **体征** 肘关节周围压痛。肘关节在行被动肘关节运动时，可见异常外翻活动或肘关节内侧不稳定的特殊体征。

（1）伸肘抗阻力肘外翻试验：患者将肘关节伸直，医师一手推住肘外侧，另一手使前臂外翻，内侧出现疼痛为阳性（前束）。

（2）屈肘抗阻力肘外翻试验：患者肘屈曲 90° 同样按上法检查，内侧疼痛为阳性（后束）。

上述两种检查仅有疼痛为损伤、若同时有韧带松弛开口感则为断裂。一般外翻角度在 30° 以上时，提示肘关节内侧副韧带断裂。

（3）抗阻握拳肘外翻试验：患者用力握拳医师做肘外翻侧搬试验，如果有开口感，说明肘内侧韧带及肘内侧屈肌群都有断裂。如果不用力时有肘内侧开口，说明只有肘内侧韧带全断裂。

（六）临床治疗

1. **手术治疗** 急性 MCL 前束损伤及起止点损伤，前束和后束均断裂，韧带损伤严重，肘外翻畸形明显者，可采用手术治疗。依据受伤时间及损伤部位不同，可采取韧带修复术及韧带重建术两种方法。由于常伴有前臂屈肌群起点撕裂，在对断裂侧副韧带进行修补时，应同时对撕裂的关节囊前部和前部屈肌群起点进行修复。

2. **非手术治疗** 对于急性病例可冰敷，保持肘部于屈肘 70°~90°，支具、石膏托制动 3 周，局部中药外敷、针灸，配合物理疗法、微波、超短波等。尺侧副韧带慢性损伤者，可调整运动量。局部按摩、理疗、针灸、外用镇痛，祛瘀的中药等。

（七）照护

肘关节内侧不稳定是一种肘部软组织损伤，通常涉及内侧韧带或其他支持肘关节稳定性的结构。以下是围绕肘关节内侧不稳定的具体照护方法，包括心理照护、疼痛管理和活动管理：

1. 心理照护

（1）患者教育：提供详细的关于肘关节内侧不稳定的信息，解释损伤的性质、症状和可能的治疗选项，以增强患者对治疗过程的理解。

（2）治疗期望管理：与患者讨论康复过程中可能遇到的挑战，建立实际可行的康复目标，以促使患者参与并坚持治疗计划。

（3）情感支持：提供情感支持，因为肘关节内侧不稳定可能对患者的日常生活和活动产生影响，有可能引起焦虑或沮丧。

2. 疼痛管理

（1）药物治疗：开具适当的镇痛药，例如非甾体抗炎药或其他疼痛缓解药物，以减轻疼痛和炎症。

（2）局部治疗：应用冷敷或热敷，或使用局部止痛药膏，有助于缓解疼痛和减轻肿胀。

（3）定期疼痛评估：持续监测患者的疼痛水平，根据需要调整疼痛管理计划。

3. 活动管理

（1）物理治疗由专业物理治疗师制订个性化的康复计划，重点放在增强肌肉、提高关节稳定性和改善运动范围上。

（2）功能性锻炼：强调功能性的锻炼，帮助患者适应日常生活中的活动，同时避免加重肘关节的不稳定。

（3）关节保护：教育患者关于如何在日常生活中正确使用肘关节，避免承受过多的压力，以减轻疼痛和防止损伤。

4. 康复期望管理

（1）渐进性活动增加：指导患者逐渐增加活动强度，确保康复过程中逐步恢复肘关节的功能，避免过度使用。

（2）定期康复评估：定期评估患者的康复进展，根据需要调整康复计划，确保患者朝着预定的康复目标前进。

5. 手术治疗　韧带重建手术：对于一些严重的内侧韧带损伤，可能需要韧带重建手术。患者需要接受特殊的术后康复计划，包括手术部位的护理、康复锻炼等。

通过这些综合的照护方法，可以帮助患者管理肘关节内侧不稳定，减轻疼痛，改善关节功能，并促进有效的康复。密切的医患合作和患者的积极参与是成功康复的关键。

（八）康复（表3-3-1）

表3-3-1　肘关节内侧不稳定术后的照护与康复方案

时间	康复计划
0~3周	目标：保护损伤组织，减轻疼痛和炎症，预防肌肉功能障碍，开始肘关节运动 注意事项：第1周将肘关节放置于90°制动位，因需要完全制动，建议使用石膏固定；第2周使用功能性铰链支具，允许肘关节在30°~100°范围内运动；第3周，允许肘关节在15°~115°范围内运动 治疗方案：一开始的运动以助动和主动运动为主，在训练过程中不产生外翻应力。手部握力练习，肩关节周围肌群的等长训练和颈部主动运动可在术后开始进行，但是肩关节的内旋训练和前臂旋前训练需在2周后开始。为了维持心肺功能，早期需进行有氧训练，训练项目可采用步行、踩肱骨外上自行车等。避免跑步、跳跃等有潜在危险的运动
4~8周	目标：在第9周时达到肘关节全活动范围，保护重建韧带的稳定性，增加上肢、肩关节和躯体的肌肉功能 注意事项：第4周，允许肘关节在10°~120°范围内运动。第5周，允许肘关节在5°~130°范围内运动。第6周，允许肘关节在0°~130°范围内运动。6周后可以停止使用支具，但在进行运动或者有不适时，仍需佩戴。训练过程中不得产生外翻应力 治疗方案：进行肘关节主动活动训练，每日5~6次。检查肩关节活动范围，如有限制，可进行关节松动和牵伸。在肘关节中立位的情况下，开始肩关节内外旋轻微抗阻训练。继续维持机体心肺能力，运动时仍需佩戴护具，避免跑步、跳跃等有潜在危险的运动
9~12周	目标：增加上肢肌肉力量和耐力，维持肘关节活动范围 注意事项：所有训练必须在无痛范围内进行训练后的疲劳感允许存在，但不得超过36小时，否则认为训练过度 治疗方案：进行肘关节和肩关节的等张肌力训练时，要求在肩关节外展45°以内，注意速度和外翻应力。采用离心训练的方式，增加肘关节的运动控制。评估患者是否有其他不适，比如，肩胛胸壁关节活动受限和颈部疼痛。同时进行下肢力量和核心尽力训练。为了避免外翻应力和冲击力，这一阶段的心肺功能训练还是推荐步行和自行车

（吴治才）

第四节　髋关节疾病照护与康复

　　髋臼和股骨头构成的髋关节连接着骨盆和双下肢，是人体重力传递和直立行走的重要结构，在日常生活中发挥着至关重要的作用。由于股骨头供血较差，髋关节易于受累等原因，髋关节的疼痛和功能受限十分常见。针对某些退变严重的髋关节病，如股骨头缺血性坏死、股骨颈骨折后股骨头缺血性坏死、髋关节发育不良、原发性髋关节骨关节炎、创伤性髋关节炎、类风湿关节炎和累及髋关节的强直性脊柱炎等，人工髋关节置换手术是首选的治疗方案。通过手术，可以达到缓解关节疼痛、矫正畸形、恢复和改善关节运动功能的目的。研究表明，国内进行人工全髋关节置换术者的主要病因是缺血性股骨头坏死（激素和酒精性）、原发性髋关节骨关节炎和股骨颈骨折后股骨头坏死，此三种病因占据所有病因中的93%。

　　人工髋关节置换手术，顾名思义，就是用人工制造的髋关节假体置换所有或部分的髋关节，以重建关节运动功能的一种修复手术。手术方式包括全髋关节置换和单纯股骨头置换。最早的人工关节是 Peterson 于 1958 年用钴 - 铬 - 钼合金制成的，此后，经过长期的探索，英国医生 Charley 于 1962 年设计了金属股骨头与高分子聚乙烯髋臼组合的髋关节假体，从而创建了低摩擦人工关节置换术。由于其具有低摩擦、低松动率和高稳定性等优点，使人工髋关节置换在此基础上得到了巨大的发展。

一、人工髋关节术前的照护与康复

（一）人工髋关节术前的照护

　　1. 术前心理护理　由于疾病导致生活不能自理，很多患者对手术的期望值比较高，但由于患者对心理护理知识的缺乏，常常对手术是否成功，术后能否恢复关节正常功能而担忧。针对患者的这种心理，我们主动与患者沟通，建立良好的护患关系，介绍手术目的、手术方案、手术医师的实践经验及手术成功的病例，以及术前术后的注意事项等。解除患者的思想顾虑，保持良好的心理状态。还可以让患者与手术成功的患者进行交流，通过现身说教取得患者及家属的信任与配合。

　　2. 指导患者练习深呼吸、咳嗽，预防肺部感染等并发症。

3．指导患者练习床上大小便，以防术后排便方式改变引起尿潴留和便秘的发生。

4．压疮的预防　2小时协助患者翻身按摩，定时做抬臀运动，减少背部及骨突出部位压疮形成。

5．下肢深静脉血栓的预防　指导患者踝泵练习，协助患者按摩患肢以促进血液循环。

6．指导患者术前功能的锻炼　股四头肌肌肉等长收缩运动、足部的背伸跖屈运动。

7．疼痛的护理　分散患者注意力，必要时遵医嘱给予止痛药。

8．术前准备工作　术前一日清洁皮肤，修剪指（趾）甲，术前2小时内备皮，备皮后更换患服。

9．术前评估　对高龄患者进行全身性的支持治疗，合并高血压、糖尿病的患者在控制血压和血糖后进行手术。

（二）人工髋关节术前的康复

所有择期骨科手术都应该积极进行术前康复治疗，这可以帮助患者改善术前功能状态，让我们"赢在起跑线"上，加速术后康复进程，甚至改善最终功能状态。如果条件允许，至少持续4周的术前功能训练更能明确改善术前功能状态。

1．**术前康复的目标**　控制关节疼痛、肿胀；提高下肢功能（肌肉力量、关节活动范围等）；掌握术后辅助器具的使用；强调术后髋部禁忌动作（后外侧入路）。

2．**注意事项**　避免过度训练导致关节炎症反应加剧；若训练过程中出现任何不适，应及时停止训练。

3．**肌力训练**

（1）踝泵练习：将双脚先向上勾到最大角度，然后将脚绷直到最大角度，10～20个一组。

（2）股四头肌静力性收缩练习：通过将膝盖后部向下推到床上来收紧大腿顶部的肌肉。保持5秒并放松，重复10～20次。

（3）脚跟滑动练习：将脚跟向上滑向臀部，同时保持脚跟在床上，从而弯曲患者的手术臀部和膝盖。将脚后跟滑回起始位置并放松。在运动过程中，保持脚尖向上指向天花板。患者可以在脚后跟下放一个塑料袋，以帮助它更容易滑动。

（4）髋外展内收练习：将患者的手术腿滑到一边，膝关节伸直，让患者的脚尖指向天花板。将患者的腿滑回起始位置。患者可以在脚后跟下放一个塑料袋，以帮助患肢更容易滑动。

（5）股四头肌伸展练习：仰卧，将卷起的毯子或毛巾（直径至少 15cm）放在手术腿的膝盖下方。伸直手术腿。保持 5 秒。慢慢放下患者的腿并放松。在运动过程中，膝盖后部应与毯子或毛巾保持接触。

（6）直抬腿练习：弯曲另一条腿，将脚平放在床上，使抬腿时骨盆稳定。抬起手术腿（约 30cm 高），保持膝盖伸直。坚持 5 秒。慢慢放下患者的腿并放松。

（7）卧床上臂支撑练习：平躺，用双肘支撑，在身后伸直双臂，使躯干上部抬离床面。再次将双肘放下，然后平躺。

（8）扶椅支撑练习：坐在带扶手的坚固椅子上。握住椅子的扶手。向下推椅子扶手，伸直肘部，将臀部抬离座椅几厘米高。坚持 5 秒。慢慢降低自己回到椅子上。如果患者的手臂无力，请用双腿帮助将臀部抬离椅子。

（9）自重伸膝练习：坐在结实的椅子上，伸直膝盖。保持 5 秒。然后慢慢放下患者的小腿，回到起始位置。

（10）臀桥训练：仰卧在瑜伽垫上，双腿屈曲略宽于肩，脚跟踩地发力将臀部抬起至大腿与身体呈一条直线，臀部抬起时上背部支撑地面下落时下背部贴地，但臀部悬空。

4．平衡训练　重心转移训练，需要患者身体保持自然站立，将体重转移到患侧下肢，逐渐增加幅度，反复多次，每次转移后坚持 5s/ 次，10 次 / 组，4 组 /d。

5．日常生活动作训练　坐 - 站转移训练，步行训练，上下楼梯训练等。

6．辅助器具的使用

（1）行走前的准备：①每次使用辅助器具前，应检查助行器是否稳定，橡皮垫、螺丝有无损坏或松动，以确保助行器的安全性，预防行走不稳而跌倒。②保持地面干燥、走道通畅，防止滑倒或跌倒。使用轮式助行架时要求路面要平整，上下坡时能灵活运用车闸以保安全。③患者应该穿着长度适宜的裤子，鞋子要防滑合脚，一般橡胶的鞋底较好，避免穿拖鞋。④请下床前先双腿下垂，在床边端坐 15 ~ 30 分钟（可根据情况适当延长时间）后再下床行走，以免因突然站起，发生直立性低血压而导致跌倒。

（2）助行器的使用方法：①选择合适的助行器；市面上有各种类型的助行器，如拐杖、助行架、助行车等。根据个人的身体状况和需求，选择适合自己的助行器。②正确调节助行器高度；助行器的高度调节对于使用者的舒适度和安全性很重要。站立时，助行器的手柄应与使用者手臂自然伸直时的高度相等，这样能够减轻手臂和背部的压力。③步态调整：使用助行器时，需要保持正直的姿势，稳定地站立在助行器的旁边，然后慢慢地迈步。要确保每一步都放在助行器的前方，避免跨步过大或过小，这样有助于保持平衡和稳定。④规律练习：使用助行器需要一定的时间来适应和掌握，并且需要练习和锻炼才能发挥最大的效果。根据医生或物理治疗师的建议，进行规律的锻炼和训练，以提高和保持行走功能。

（3）腋拐的使用方法：①四点步行法：两侧同时使用腋拐时，最常见、最稳妥的步行方法便是四点步行法。所谓四点步行法，是指双足和双拐各自独立移动，基本方法是：利用双拐站稳，一侧拐向前移动，对侧足随即向前移动；然后另一侧拐向前，对侧足再跟进；如此往复。双拐和双足移动和落地的时间完全不重合，四点各自独立，称之为四点步行法。②两点步行法：两点步行法其实是四点步行法的"变种"，和四点步行法相比，两点步行法将一侧拐和对侧足的动作合并（同时进行），有点"四步并作两步走"的意思。两点步行法的基本方法是：一侧拐和对侧足同时向前移动，落地并重心稳定后另一侧拐及对侧足再向前移动；如此往复。两点步行法对患者的动作协调能力及力量有更高要求。③单拐的用法：仅单侧受伤时，可考虑只使用单拐行走。单拐应在患侧的对侧使用，拐的动作应与患侧保持同步。④上下台阶的方法：上台阶时，用腋拐和患侧下肢支撑重量，健侧足上台阶，随后在健侧下肢的支撑下，患侧足和拐杖再上台阶；如此往复。下台阶时，用健侧下肢支撑重量，患侧足和腋拐下台阶，然后由腋拐和患侧足（如果能够承重）承重，健侧足再下台阶。如果是单拐，上楼梯时应在患侧的对侧使用腋拐，下楼梯时应在患侧使用腋拐。如果是双拐，上楼梯时双拐可与患侧足同时上，下楼梯时可以根据情况分为两个小阶段，以确保重心稳定。

（4）手杖的使用方法：①手杖要用好腿一侧的手握着。左腿伤了，右手拄手杖；右腿伤了，左手拄手杖。②行走时，手杖先向前一小步，迈出伤腿，再迈好腿。这样以好腿为重心支撑，身体略向好腿一侧倾斜，可明显减轻伤腿一侧的负重。③在下楼梯时，手杖的使用与拐杖一样，也要记得是"好腿先上，病腿先下。"

（5）居家理疗

1）冰敷：冰水混合物 1∶1 比例，冰敷 15min/ 次，两次间至少间隔 2 小时，应在髋关节冰敷。

2）热敷：应用家用热疗袋，热敷 20~30min/ 次，每天一次。（注意冰敷、热敷之间至少间隔 1 小时）

成功的术前康复应尽量使关节功能达到最佳状态，熟练掌握各种辅助器具的使用。

（吴治才）

二、人工髋关节术后的照护与康复

（一）人工髋关节术后的照护

1. **监测生命体征**　对患者血氧饱和度、血压、脉搏以及呼吸等体征进行心电监护，确保呼吸道顺畅，若病情变化应当马上告知医生，掌握好输液速度，结合患者反应进行相应调整。此外，还应当密切观察患者内脏情况，防止肺水肿、急性心衰等，如有异常及时向医生汇报。

2. **保持呼吸道通畅**　全麻未清醒患者，应去枕平卧，头偏向一侧，有利于呼吸道分泌物或呕吐物排出，防止误吸。清醒后鼓励患者深呼吸、咳嗽、咳痰。

3. **饮食护理**　术后 6 小时可少量饮水，如无恶心、呕吐可进食米粥，逐渐过渡为普通饮食。禁食牛奶、糖等产酸、产气的食物，发生腹胀。因患者卧床时间长、活动少，应指导患者多进食粗纤维食物、环形按摩腹部、饮食等，并放松精神，保持大便通畅。

4. **观察患肢血液循环**　手术后必须严密观察患肢血液循环、肿胀及感觉运动情况，如发现异常及时处理。

5. **伤口观察与护理**　术后患者需放置引流管，对关节腔中的积液、渗血进行引流；术后需保持伤口辅料的干燥、清洁，引流管保持通常，并固定牢固，不能高出切口平面，一定要防止引流管堵塞、扭曲、受压，定时挤压引流管避免血肿形成。如果伤口敷料潮湿，需马上告知医生进行更换，密切关注引流液的性质、量以及颜色等。

6. **疼痛护理**　有文献阐述患者大多伴有不同程度的疼痛，对患者进行干预，轻度疼痛患者可给予心理干预结合放松疗法，中、重度患者可给予药物镇痛，包括口服镇痛药物、自控镇痛等。

7. **并发症的预防及护理** ①感染：由于人工髋关节置换术以老年患者为主，再加之术后抵抗力低下，易引发各种感染。采取有效的护理干预措施，主要措施包括提高患者抵抗力、合理使用抗生素、术后充分引流、密切观察局部炎症表现及体温、疼痛情况等，防止发生局部感染及全身感染。②深静脉栓塞：术后早期患者卧床时间较多，容易发生深静脉栓塞，多为轻度，偶见疼痛、低热、小腿肿胀等，应以预防为主。术后早期可进行被动踝泵及肌肉挤压运动，促进下肢静脉血液回流。麻醉作用消失后，督促患者主动锻炼。术后 7~10 天病情稳定后可借助助行器进行活动。深静脉栓塞是 THA 后最严重的并发症之一。③髋关节脱位：向患者及家属详细解释髋关节术后的注意事项及人工关节脱位的相关知识，教会患者及家属在搬运、翻身、生活护理、肢体功能锻炼过程中的操作技巧。保持患肢术后外展中立位，搬动患者时要求动作协调一致，避免仅牵拉抬动患肢，应将髋关节与患肢整体水平托起，保持髋关节伸直、外展、旋转中立位。

（二）人工髋关节术后的康复

人工髋关节置换术目前已成为治疗髋关节病变的重要手段，精湛的手术技术只有结合完美的术后康复治疗，才能达到预防术后并发症、改善髋关节活动范围和恢复步行能力的目的，从而获得最理想的治疗效果。

1. **功能康复** 人工髋关节置换术后的康复流程：根据相关康复指南和临床实践经验，我们将人工髋关节置换术后的康复流程总结如下表 3-4-1。

表 3-4-1　人工髋关节术后的照护与康复方案

时间	康复计划
术后当天	治疗目的：保持患髋处于安全的体位，防止髋关节脱位，预防术后并发症 治疗方法： 1. 仰卧位，维持踝关节处于中立位，防止髋关节内外旋 2. 两腿之间放置楔型枕以保持患髋外展 20°~30°，患肢下加垫，使髋膝稍屈曲 3. 向心性按摩患侧下肢，促进血液循环，防止出现下肢深静脉血栓 4. 进行踝泵运动和踝关节环绕运动，预防小腿肌肉萎缩和踝关节僵硬，并促进血液回流 5. 健侧下肢主动活动

续表

时间	康复计划
术后当天	注意：髋关节屈曲不能超过90°，髋关节内收不能超过中线，髋关节内旋不能超过中立位
术后第1天	治疗目的：减轻患侧下肢的肿胀，保持肌肉张力，防止肌肉萎缩，增强双上肢力量和心肺耐力 治疗方法： 1. 仰卧位，使用箱型足夹板或穿丁字鞋，放置楔型枕于两腿之间 2. 撤除患肢下的软垫，防止髋关节屈曲畸形 3. 预防下肢静脉血栓 患肢肿胀持续存在者，除了进行向心性按摩以外，还可以利用足底静脉泵、空气波压力治疗仪（IPC）、梯度等级弹力袜等促进下肢血液循环。 4. 股四头肌静力性收缩 5. 臀大肌、臀中肌等长收缩训练 6. 下肢外展训练 7. 深呼吸训练 8. 上身及臀部做引体向上运动
术后第2天	治疗目的：缓解患侧肢体的肿胀和疼痛，维持髋膝关节被动活动范围，防止关节黏连，增强上肢肌力以便早期扶拐步行 治疗方法： 1. 仰卧位时，仍然穿丁字鞋，使用楔形枕 2. 坐位训练　手术取侧方入路的患者，可以摇高床头或背后垫枕头至半坐位（30~45°），坐立时间由5分钟逐渐增加至15~25分钟。而采取后方入路切口的患者不宜过早坐起 3. 理疗　使用冰疗、蜡疗、中频电疗以缓解肿胀和疼痛 4. 股四头肌的等长收缩和等张收缩训练 5. 进行膝部按摩，加强对髌骨的滑动和挤压，防止关节黏连 6. 上肢肌力训练　拉吊环、引体向上（3~4次/h） 7. 髋、膝关节被动活动（CPM）对侧方入路切口的患者被动屈髋度数由小到大（15~30°），后方入路切口屈髋度数在10°以内 注意：所有床上活动都在下肢外展中立位的状态下完成
术后第3天	治疗目的：提高患肢关节活动度，促进股四头肌收缩，加强下肢肌力，预防体位性低血压 治疗方法： 1. 股四头肌等张收缩训练　在膝下垫枕，以膝部为支点，让患者将小腿抬离床面做伸膝动作，并在空中保持10秒，缓慢放下，重复10~20次 2. 髋膝关节屈伸训练　利用CPM，健侧肢体或绳带辅助进行，开始时髋关节屈曲25°，膝关节屈曲40°，之后逐渐增大活动幅度，髋关节最大活动范围<60° 3. 在膝下垫枕，使髋、膝处于屈曲状态（度数同上）保持30分钟每天重复2~3次为宜 4. 贴床屈膝运动

续表

时间	康复计划
术后第3天	5. 抬高床头，使患者处于半卧位。侧方入路切口的患者，半坐时间逐渐延长（30～60分钟），为站立做好准备。测量患者的血压、脉率，观察患者有无头晕、恶心、呕吐、大汗等症状。如果出现上述症状或出现测量前后脉压差大、脉率明显增快时，可让患者做深呼吸运动，同时用力快速活动双足踝部，半分钟后再观察，如以上症状减轻，可让患者继续半坐位5分钟，如症状加重，可让患者平卧休息 6. 通过双肘支撑，在他人帮助下或双手握住床上方的吊环挺起上半身，同时臀部抬离床面，保持10～15秒，重复5～10次 7. 深呼吸训练 注意：所有活动均在无痛范围内完成
术后第4～7周	治疗目的：恢复关节活动度，进一步提高患肢肌力 治疗方法： 1. 术后第4～5天开始，由他人将患者身体向患侧外移至床边，让小腿自然垂挂于床边，使膝关节弯曲达到90°。移动中注意避免髋旋转 2. 抬臀动作 术后第5天，在膝下垫枕使髋弯曲10°～20°，以膝部为支点做伸髋动作，充分伸展屈髋肌和关节囊前部 3. 仰卧位直腿抬高训练，抬高小于30° 4. 膝关节训练 放一个小圆枕头（或纸卷）在膝关节下，膝部用力往下压，小腿往上抬使膝关节伸直，维持5秒 5. 使用骨水泥固定型假体，初次髋关节置换，术中无植骨、骨折等情况，可以下地训练 6. 站立位训练 后伸患侧下肢，拉伸髋关节囊和屈髋肌群；外展患侧下肢，拉伸髋关节内收肌群 7. 呼吸训练预防心肺系统的并发症
术后第2周	治疗目的：加强患肢不负重下的主动运动，提高站立位的稳定性，在助行器的帮助下独立部分负重行走，髋关节主动屈曲达到90° 治疗方法： 1. 假体为骨水泥固定型，一周后可以下地。助行器辅助步行，患腿外展位，髋关节屈曲<45° 2. 仰卧位移臀训练仰卧位，双手支撑坐起，健侧屈腿，患侧伸直，依靠双手和健侧的力量，向健侧移动臀部 3. 坐-躺转换练习 利用双上肢和健腿支撑力向侧方移动身体，并与床边成一定角度。患侧下肢抬离床面与身体同时移动，使得双小腿能自然垂于床边。然后双上肢及健腿用力支撑后坐起。要求身体重量尽量落在患侧，患髋弯曲不要超过70°（后方入路切口）或90°（侧方入路切口），并保持两腿分开 4. 卧站体位转换 将助行器放在患腿旁边，向床边移动身体；将患腿移至床下，避免髋外旋；健侧腿移至床下，将身体转正，扶助行器站立 5. 坐站转换练习 患者在高床边坐位下，健腿着地患腿朝前放置（防止内收及旋转），利用健腿的蹬力和双上肢在身体两侧的支撑力下挺起臀部并借助他人的拉力站起。站立位下，健腿完全负重，患腿可不负重触地

续表

时间	康复计划
术后 第2周	6. 四脚助行器内进行健腿支撑三点式步行　将助行器摆放于身体前20cm处，先迈患腿，再将健腿跟上。开始时，每天3~4次，每次行走5~10分钟；逐渐适应后，每天2~3次，每次20~30分钟；完全康复后，每天3~4次，每次20~30分钟 7. 在无痛范围下进行主动的患侧髋膝屈伸能力训练，屈髋度数为45°~60°（侧方入路切口）或小于30°（后方入路切口），可在患肢下方放置一滑板，患侧足跟置于空心圆垫上在滑板上做下肢屈伸活动 8. 股四头肌训练　身体向患侧移动或向下移至床边，让小腿自然垂挂于床边，膝弯曲90°。然后做主动伸膝运动，保持10秒，重复20~30次，可能的情况下进行渐进性抗阻练习 9. 逐渐抬高床头高度，直至患者能在床上半坐位。侧方入路切口的患者，上半身抬高45°~60°，后方入路切口为30°以内。每天重复多次，以克服体位性低血压的影响。有条件时可用直立床训练患者 10. 克服体位性低血压后，在床边（或平行杠内）练习健腿支撑站立平衡，保持健腿能单独支撑5~10分钟，此时患腿不触地负重 11. 坐位练习每天4~6次，每次20分钟。若手术稳定性欠佳，则应减少或放弃坐位训练。坐位训练屈髋不能超过90°
术后 第3周	治疗目的：康复的重点是继续巩固以往的训练效果，提高日常生活自理能力，逐渐恢复患腿负重能力，加强步行训练 治疗方法： 1. 在仰卧位下做双下肢空踩自行车活动20~30次，患髋屈曲度数在90°以内（侧方入路切口）。每10次为1组，中间休息1分钟 2. 髋屈、伸、外展肌力渐进抗阻锻炼，以外展肌的锻炼为重点 3. 做四点支撑半桥运动，即在双肘及双下肢屈曲位支撑下抬臀并在空中保持10秒，重复进行10~20次，动作要求缓慢进行 4. 在平行杠内将步行周期中的摆动期和支撑期分解，进行前后交替迈步训练。待患腿的前后摆动符合步行要求后，可让患者完成一个步行周期，并逐渐增加步数和距离 5. 一旦患者在平行杠内的步行（单髋置换为三点式，双髋置换为四点式）平稳顺利，应过渡到持拐杖步行，训练的方式与平行杠内一样 6. 教患者借助一些辅助设备独立完成日常的穿裤、穿鞋袜、洗澡、移动、取物等，以减少患者患髋的屈曲度数
术后 第4~12周	治疗目的：进一步改善和提高第3周的治疗效果，逐渐改善患髋的活动范围，增加患髋的负重能力，使人工置换的髋关节功能逐渐接近正常水平，达到全面康复的目的 治疗方法： 1. 双拐步行训练　双拐前移一足的距离，患侧腿落地，重心移至双拐前面，健侧足向前越过双拐连线20~30cm 2. 从扶拐杖步行逐渐到扶手杖步行，但要求具备下面两个条件：①患者能在手杖的帮助下，有足够的支撑力完成步行中支撑期患肢的负重；②患侧股四头肌能完成渐进抗阻的阻力至少8kg以上

续表

时间	康复计划
术后 第4～12周	3. 上下楼梯活动，要求健腿先上，患腿先下，减少患髋的屈曲和负重，患腿从不负重到部分负重 4. 在运动平板上进一步改善步态、步速和步行的距离，提高患者实际步行能力（上下坡、过障碍、过马路等）。最后过渡到弃杖步行 5. 重心转移训练　在平衡器上训练身体重心转移，逐渐增加患腿的负重量（从身体重量的1/3开始，过渡到全部重量） 6. 侧卧位抬腿练习　健侧卧位，患腿外展45°，再后伸维持10s，放松10s后继续训练。每天两组，每组10～20次 注意：3个月内持拐步行、过障碍时患腿仅为触地式部分负重。

2．注意事项　以上总结的仅仅是髋关节置换术后康复的一个常规流程，临床应用时可以根据实际问题加以调整，给患者制订出个体化的康复方案。

大多数临床工作者认为骨水泥假体可以早期负重，生物型假体需要限制负重至术后6～8周。然而，这一要求并不是绝对的。Woolson 和 Adler 进行了一项研究发现，生物型假体尽早负重与传统负重（置入一定时间后方可开始进行负重）相比并没有显著差别，而且骨长入令人满意。近些年来，越来越多人认为，非骨水泥型（生物型）假体置换后，术后2～4天患肢开始部分负重，根据耐受情况，1～2周后完全负重（渐进性负重）。国外很多研究表明，术后立即负重，中长期随访患者都有良好的骨长入，即术后立即（早期）负重是安全的。但是，并非所有患者均能够早期负重。指导患者负重运动之前，治疗师应该充分考虑患者的年龄、性别、术后全身状况以及是否有并发症；了解置入假体的初始稳定性（术中假体的安放是否合理、假体与髓腔的匹配程度等）；术中有无特殊处理（如截骨、自体骨或异体骨植骨，或者导致股骨干骨裂或骨折等）；评估髋关节周围软组织平衡情况，以及术后的肌力和关节活动度等情况。对适合的患者可以进行早期负重的康复治疗，对不适合的患者仍要按照骨科常规处理，延迟负重以及进行相应的康复治疗。以下是患肢负重与步行方案的选择：负荷1/3体重，可双杠内进行步行练习；负荷1/2体重，可扶双拐行走；负荷2/3体重，可用单拐；承受全部体重，可以用T形拐杖练习。

3．康复过程中疼痛的分析和处理方案

（1）康复训练过程中若出现疼痛，则应立即停止训练，观察2～3天。

如果疼痛随着训练的停止而消失，则可以按原强度继续进行康复训练；如果疼痛未随着训练的停止而消失，则需要及时就医。

（2）术后 3 个月内，若出现"走一下骨头就顶着疼"的感觉，为正常现象，是由于髋关节周围肌肉力量较差，运动时缺乏保护，股骨头和髋臼骨性接触引发的。

（3）术后 6 周以后，若因为训练情况不佳或走路时间稍长，出现髋关节酸疼或髋关节外侧臀部附近酸疼，可以通过外展肌训练加以缓解。

（4）术后 6 周以后，若出现突发疼痛或关节绞锁现象，需要考虑是否出现了关节脱位或者因外伤导致的假体周围骨折，需要及时就医治疗。

（5）患者若出现静息痛、负重痛、夜间痛，则怀疑是否发生了慢性感染，应立即就医检查以明确诊断。其中，类风湿关节炎和强直性脊柱炎患者进行髋关节置换后的术后感染率是股骨颈骨折、股骨头坏死患者的 2.7 倍。

4. 髋关节保护技术　在整个康复治疗期间，除了进行康复治疗以外，还需要加强人工置换关节的保护，防止置换关节的脱位。在康复过程中必须注意如下几点：

（1）髋关节置换术后早期应该为患者选择装配具有髋关节功能的髋关节矫形器，佩戴髋部矫形器的固定体位为平卧下患髋外展 20°~30°，踝关节中立位。通过髋部矫形器，保持置换的髋关节正确对线、对位，减少髋关节疼痛，限制髋关节早期活动，达到固定和保护髋关节，促进髋关节间的愈合以及中后期髋关节功能位的保持作用。

（2）手术后 6 个月禁止髋关节内收（向内收拢）内旋（向内旋转），不要把患肢架在另一条腿上（即翘腿动作），尽量避免患侧卧位。

（3）术后 3 个月防止髋关节屈曲超过 90°，要禁止下蹲取物和坐在能使髋部弯曲超过 90° 的低椅或低床上。

（4）术后 1~2 周内禁止患髋关节过早负重，术后第 3 周可部分负重（触地式负重），3 个月以后过渡到完全负重。

（5）步行训练遵循平行杠 - 助行器 - 扶双拐杖 - 扶单拐杖 - 多脚拐杖 - 扶手杖（臂杖）- 弃杖过程循序渐进，直至最后完成步行、快走、游泳、骑车等活动。应该避免在不平滑不平整路面行走。

（6）为防止人工关节的松动，应禁止跑步、跳跃和举重物等活动，禁止从高处跳落，防止体重过重以加重髋部负担。术后 6~8 周内避免性生活。

（7）上楼时健肢先上，拐随其后或同时跟进，下楼时拐先下，患肢随后，健肢最后。

（8）术后早期，为防止出血造成髋关节感染，临时可预防用抗生素。当伴有外周性感染时（如全身性疾病、扁桃体炎），使用抗生素防止细菌通过血行感染导致假体感染。

（9）术后 3 周争取达到日常生活自理。但 6 个月内一些与下肢有关的日常活动应按规定要求操作。

（10）如果患者是因为饮酒而出现的股骨头坏死，术后继续饮酒可能导致对侧股骨头坏死、肝肾损伤，应建议患者戒酒或减少饮酒。

（11）功能训练中以不引起患侧髋部疼痛或明显不适为度。训练量由小到大，循序渐进，避免过度疲劳。

（12）日常活动中，采用能量保存技术以减少患者过多能量消耗，保存体力，防止继发损伤和劳损。这些包括利用推车移动物体，尽量避免自己搬动物体；制订合理的日常活动程序，尽量避免不必要的重复动作；尽量采用高脚椅凳坐位下操作，避免长时间的站立等。

（13）日常生活活动训练　髋关节置换术后患者不仅要避免进行髋关节内收、内旋和屈曲超过 90° 的活动，还要学习安全、有效完成日常生活和使用辅助器具的技巧，其最佳训练时间在置换术前。如指导患者正确的姿势摆放，卧坐和坐站之间的体位转移，穿裤子和鞋子、洗澡、下蹲如厕、下蹲拾物等基本日常生活技巧的安全使用。患者如有性生活需求时，要指导患者进行性生活的安全体位（术后大于 6 周）。术后早期，患者更多时间要学会有效使用各类辅助器具帮助完成日常活动，如穿裤、袜子和鞋子的辅助器具、洗澡椅、冲凉椅、拾物器、助行架等。选择高度合适和硬度舒适，有扶手的椅子，能帮助患者更安全完成坐站转移。

髋关节置换术后 3～6 个月可参加一些低撞击强度的休闲娱乐活动。美国髋关节学会推荐的运动项目有散步、双人乒乓球、游泳、射击、高尔夫球、固定自行车等。

（施克勤　王星亮　陈　铭）

第五节　膝关节疾病照护与康复

一、髌软骨软化症的照护与康复

（一）概念

髌软骨软化症又称髌骨软骨病，是指髌骨软骨的软化和进行性破裂，系髌骨痛的常见原因。

髌骨软化症的发生，是髌股关节的这种生物力学关系发生紊乱造成的。髌骨向外侧倾或半脱位，导致髌骨内侧面软骨撞击股骨外髁滑车，引起关节外侧间隙软骨过度磨损，软骨细胞脱落，骨质增生，关节间隙狭窄一系列病理变化，出现各种临床症状：膝关节前侧疼痛，久坐起立或下楼、下坡时疼痛加重，常有腿打软，关节怕凉，或膝关节反复肿胀、积液等。严重时形成骨性关节炎，所以髌骨软化症一旦确诊，对其的照护与康复就极其重要。

（二）损伤机制

对其发病机制和治疗争议颇多，一般认为外伤、髌骨不稳定，也就是髌骨软骨急性损伤后逐渐发展起来的骨性关节病。劳损通常是由于膝关节长期处在半蹲位，或者反复屈伸和扭转，使得髌骨和股骨相应的关节面相互过度地错动、撞击和捻转摩擦。膝关节周围的肌肉（尤其是大腿前侧的股四头肌）是维持膝关节稳定的重要结构。而骨关节病患者因为疼痛，活动量下降，股四头肌得不到锻炼，就会明显的萎缩。这就使膝关节的稳定性下降，导致髌股关节产生不合槽运动和过度的摩擦撞击，进一步加重骨关节病的发展。

（三）临床表现

本病女性多见，起病缓慢。患者多有膝关节半蹲发力过劳史，或一次撞击史。

1. **膝关节疼痛**　属于最早期的症状。早期往往在活动一开始时出现，稍加活动后可暂时消失，而较长时间活动后又会再次出现，休息后缓解；屈膝久坐或下蹲时疼痛加重，半蹲发力疼痛时本病的重要征象，随着病情的加重，膝关节疼痛将变得更频繁，持续时间也更长。

2. **膝关节功能障碍**　刚开始表现为膝关节无力，迫于疼痛，患者会表现出不同程度的膝关节功能障碍，例如难以下蹲、上下台阶等，有时甚至还会因为膝关节问题而摔倒，也常表现为膝关节怕冷，膝关节肿胀、积液，膝关节无法伸直等。

3. **髌骨边缘压痛**　伸膝时若挤压按摩髌骨可有摩擦感，伴随疼痛。

（四）辅助检查

1. **X 线片检查**　疾病早期，X 线片可能没有异常，而随着疾病进展，可见髌骨边缘骨质增生、髌股关节面不平滑或间隙狭窄。

2. **CT 检查**　能清楚地看到关节间隙的改变，还应注意观察髌骨与股骨之间的位置关系在不同角度时是否正常，可作为 X 线片的补充检查手段。

3. **MRI 检查**　对软骨有较好的检查效果，可以明确软骨受损情况。

4. **放射性核素骨显像**　可见髌骨局限性的放射性核素凝聚，对早期诊断有一定价值。

5. **特殊检查**　关节镜检查是髌骨软化症早期最有效的检查手段，不仅可以明确髌股软骨是否存在问题，还可在发现问题时进行治疗，但因为是有创检查，所以应用受到很多限制。

（五）诊断

1. **病史**　膝关节劳累、外伤情况。
2. **症状**　膝关节疼痛出现、持续时间，功能障碍情况。

（六）临床治疗

髌骨软化症以保守治疗为主，包括药物治疗、手法按摩、物理疗法、功能锻炼。经规范的保守治疗无效或症状逐渐加重时，可以考虑手术治疗。

1. **药物治疗**　由于个体差异大，用药不存在绝对的最好、最快、最有效，除常用非处方药外，应在医生指导下充分结合个人情况选择最合适的药物。

（1）非甾体抗炎药：常用非甾体抗炎药治疗，包括布洛芬缓释胶囊、塞来昔布、阿司匹林等，起效迅速，能减轻组织炎症、肿胀，以缓解疼痛。

（2）氨基葡萄糖：是一种天然的氨基单糖，可作为内源性关节软骨营养物质的替代物，氨基葡萄糖有助于修复和维护软骨，并能刺激软骨细胞的生长，对治疗髌骨软化症有积极作用。

（3）关节腔内药物注射：可用玻璃酸钠（透明质酸钠），可以营养、润滑关节软骨，有效缓解髌骨软化症的症状。

2．功能康复　详见下文的康复治疗。

3．手术治疗　目的是增加髌骨与股骨滑动及接触时的稳定性，刮除髌骨关节软骨上较小的侵蚀病灶，促进修复、减轻髌股关节骨关节炎的发展等。方法包括关节外手术（外侧支持带松解术、髌韧带转位术、胫骨结节前移术等）和关节内手术（关节镜下软骨软化灶清理、钻孔减压、关节小面切除和病变软骨刨削等）。

（七）照护

1．心理护理

（1）鼓励患者正确看待疾病，以积极的心态对待疾病，配合治疗。

（2）帮助活动受限的患者，给予足够的心理支持，并给他们表达活动受限和关节结节感受的机会。

（3）在整个治疗过程中，鼓励家属和患者共同参与。

2．疼痛护理

（1）评估疼痛形态，必要时使用止痛药，并观察患者用药后的反应。

（2）帮助患者掌握放松与休息的技巧，鼓励患者进行应用。

（3）膝部关节处，根据医嘱给予热敷和石蜡浸泡来缓解疼痛，急性期运用冷疗镇痛。

3．活动护理

（1）在关节活动与疼痛允许的范围内，鼓励患者自我照护，并给予足够的时间来完成各项日常生活活动。

（2）对于膝关节有问题的患者，可以每日进行两次关节活动范围联系，保持肌张力；帮助患者完成抗阻力锻炼，提高患者肌肉强度。

（3）指导患者避免用力过度，指导其正确的站立和行走，尤其要注意弯腰和捡拾东西时减少负重。

（4）安装适当的安全设施，如浴室里的把手等。

（5）指导患者正确使用拐杖或其他骨科辅助设施，并需要强调合理使用辅助设施的重要性，并定期检查这些设备。

（6）建议患者使用坐垫及抬高的坐便器，可减少坐位到站立姿势造成的压力。

（八）康复

1．功能评定

（1）疼痛评定：运用 VAS 评分法，让患者说出自己疼痛的阈值。

（2）关节活动度评定：检查患者膝关节屈伸的主被动关节活动度，并健患侧对比。

（3）肌力评定：根据徒手 MMT 分级法，评估患者屈伸膝的肌肉力量。如患者处于急性期，有严重的关节疼痛、关节明显肿胀时，不应进行肌力测定。

（4）日常生活活动能力评定：根据改良改良 Barthel 指数，评估患者日常生活活动能力。

（5）平衡功能评定：大多数髌骨软化症患者都存在膝打软现象，可根据Berg 平衡量表中单腿负重、弯腰拾物等方面进行平衡功能的评估。

2．康复治疗

由于废用及关节源性因素，患者常有明显的股四头肌萎缩，使膝关节稳定性受损，进一步加重软骨磨损，形成恶性循环。故在防治髌骨软骨病中保持和恢复膝关节周围肌群的力量，特别是股四头肌的肌力具特殊的意义。通过加强膝关节周围肌群力量，可增加关节的稳定性，改善髌股关节应力分布，并可防止由于膝酸痛及发软而造成的跌倒或意外伤害。常用的方法有：①股四头肌抗阻练习：患者坐靠背椅，在两侧踝关节前方捆重 2～4kg 的沙袋，做负重伸膝锻炼；30 次 / 组，组间休息 30 秒，4～6 组连续，每日练习 2～3 次。此亦能在股四头肌训练椅上进行训练。②靠墙半蹲加强股四头肌肌力：两足分开略比肩宽，足尖向前并内扣，足跟离墙约大腿长度，躯干直立，挺胸塌腰靠墙，缓慢下蹲膝关节在稍屈膝，但无疼痛的位置，保持至不能坚持后充分休息，反复进行 3 次，1～2 次 /d。③站桩法训练股四头肌：姿势如②，但无需靠墙，选数个无痛的角度依次进行训练，也是一种多点等长练习。④等速练习：对于中、重度损伤的患者，选择不引起疼痛的几个关节角度，做多点等长股四头肌练习，或做无疼痛范围的短弧等张或等速肌力练习，对恢复股四头肌肌力效果较好。⑤伸膝终末端的抗阻练习：由于股四头肌的拉力线与髌韧带中轴线间有一定的角度，成为 Q 角，股四头肌收缩时将髌骨向外牵拉，而股四头肌内侧头对抗伸膝时髌骨外移倾向，维持髌股关节应力的正常分布有特殊的作用，为此需进行伸膝时最后30° 的抗阻练习，这一姿位用力伸膝时，髌股关节受力最小，对髌骨软骨病患者也特别适宜。⑥股内收肌群的肌力练习：肌力练习的负荷不宜太大，负荷的增加宜缓，练习时应无痛，无摩擦感，同时需密切观察症状和体征的改变。

（缪荣明　吴铭柯　於静华）

二、人工膝关节置换照护与康复

（一）概念

膝关节是全身最大、结构最复杂的关节，运动功能要求较高。人工膝关节置换后，要求达到负重、伸屈、外展及旋转活动，稳定性好。膝关节置换术已经成为治疗晚期膝关节炎最有效的方法。经过临床多年的实践，证实这种方法是可靠的，术后膝关节功能是持久的。一个成功的膝关节置换可以使绝大多数关节炎患者能够继续日常活动，术后患者不需长时间的卧床或长期药物治疗。最终，膝关节置换帮助患者减轻疼痛、改善功能、提高生活质量。由于新材料的出现，假体设计的改进，外科技术和麻醉方法的发展，人工关节在更多疾病及更大年龄范围中得到推广应用，而并发症相对减少。现在人工膝关节置换术作为一项成熟的治疗方法，已被许许多多的医生所接受。

现代关节置换取得极大成功还得益于骨水泥（聚甲基丙烯酸甲酯）的发明和成功应用，使得假体部件同骨质牢固固定。此后，在手术医生及假体设计师的不断努力下，手术技巧、假体设计、工艺及材料等方面都有明显改善。现代器械操作容许更确切的截骨。这些进步均使膝关节植入物的寿命在理论上有所延长。

一个成功的膝关节置换手术主要包括 3 个阶段：术前患者的评估、手术实施和术后康复。能够满意完成这些诊断和治疗过程需要经过系统的学习和训练。

根据假体的固定方式可将其分为骨水泥固定型假体和非骨水泥固定型假体。由于膝关节骨水泥固定型假体的较好的长期随访结果，使得这一类型的假体被广泛接受。在膝关节置换手术中，骨水泥的作用已不仅仅是固定假体，而更重要的作用是加强骨床的承载强度，尤其是在胫骨侧。近年来发展起来的非骨水泥固定型假体，如各种微孔型或 HA 涂层假体在近期获得了较好的随访结果，但由于缺乏远期随访，尚无法与骨水泥固定型假体相比较。

目前，对年龄较轻的患者因为有再次手术的可能，有人选择非骨水泥固定股骨侧假体，绝大多数医生推荐使用骨水泥固定胫骨侧假体。对 60 岁以上的患者，使用骨水泥固定假体各部件更为合理。

（二）损伤机制

膝关节严重晚期病变，如膝骨关节炎、类风湿关节炎、痛风性关节炎、膝关节化脓性感染等。

（三）临床表现

1. **疼痛**　膝关节部位往往呈现剧烈疼痛，休息可缓解。
2. **功能受限**　常因疼痛导致无法行走、蹲起、站立等。

（四）辅助检查

1. **常规实验室检查**　血、尿、便常规，血型，乙肝五项，抗体三项（HIV、HCV、梅毒抗体），血液生化，血气分析。
2. **影像学检查及心肺功能检查**　包括心电图，胸片，患肢膝关节的正侧及髌骨轴位。如有心电图异常需要加做心脏彩超。
3. **膝关节的检查**　通过视（望）、触、动、量等常规手段对膝关节的外形、肿胀或关节积液、皮温、肌肉萎缩、触压痛、股四头肌与腘绳肌肌力、关节活动度及肢体对线（膝关节内、外翻）等作出初步评价。

（五）诊断

膝关节置换主要目的是纠正畸形、改善功能、缓解疼痛，获得长期稳定。

1. **适应证**
（1）骨性关节炎终末期，多为老年患者。
（2）其他非感染性关节炎终末期：类风湿关节炎、强直性关节炎、青少年类风湿关节炎、大骨节病、血友病性关节炎、创伤性骨关节炎，以中老年患者居多，也可在中年以前。
（3）大面积的膝关节骨软骨坏死。
（4）感染性关节炎后遗的关节破坏，在确认无活动性感染的情况下。这类手术后再感染风险较高，可作为相对适应证。

（5）膝关节周围肿物切除，涉及关节面无法获得良好的关节功能重建的患者，此类手术一般需要特殊假体，如肿瘤假体。

（6）有一部分不能确诊的病例，但具有以下特点：有关节损坏的放射学证据；持续性的中度至重度疼痛且经相当时间的非手术治疗无缓解；关节功能明确受限，且影响生活质量。

2．禁忌证

（1）绝对禁忌证包括：①全身和局部的任何活动性感染；②膝关节周围肌肉瘫痪；③膝关节肌肉瘫痪或神经关节病变；④膝关节周围软组织覆盖不良；⑤明显的韧带功能不全或者伸膝装置功能不全；⑥膝关节已长时间融合于功能位，没有疼痛和畸形等症状；⑦术前评估，合并其他比较严重疾病，不能耐受手术者。

（2）相对禁忌证包括：①肥胖患者；②严重的外周血管疾病；③年纪轻、术后活动多；④患者精神不正常；⑤对人工关节不理解等将会严重影响手术效果；⑥严重骨质疏松、关节不稳、严重肌力减退、纤维性或骨性融合。

（六）临床治疗

在了解患者一般情况及严格掌握适应证与禁忌证后，术前要对患者进行系统全面的检查和评估，要对患者病史进行详细的询问。

1．了解患者病史 要询问患者既往疾病及治疗控制情况，如有无高血压、糖尿病、心脑血管疾病、周围血管疾病、免疫系统疾病及血液系统疾病等；要了解患者用药情况，特别是抗凝药、激素、免疫抑制剂等应用情况，因为这些药物对手术的出血、感染及伤口的愈合有很大的影响。

2．术前检查 包括物理查体、实验室检查及影像学检查等。

（1）全身物理检查：包括患者的行走步态，脊柱是否存在畸形，髋关节及踝关节的活动度及病变情况；了解患者皮肤完整性，有无足癣、牙周炎、皮肤疖肿、其他慢性炎症等感染情况；检查患者足背动脉及胫后动脉的波动情况，确定肢体末端的血运情况，下肢肿胀也必须予以关注。

（2）实验室检查、影像学检查及心肺功能检查：详见（四）辅助检查。

（3）术前患者膝关节活动范围、骨质缺损、骨骼质量、局部软组织血液循环对术中的手术操作、截骨量及假体选择有重要决定意义。

（七）照护

1. **伤口护理**　在伤口彻底愈合之前注意保持伤口清洁和干燥。根据医生的建议进行伤口消毒换药。定期观察伤口愈合情况，注意是否有任何红肿、渗液或感染迹象。一旦出现则需要尽快就医。

2. **疼痛管理**　对于中度疼痛推荐口服止痛药，如果出现疼痛加重或剧烈疼痛需排除伤口感染、骨折移位等可能，必要时尽早就医。

3. **活动护理**　避免长时间保持同一姿势，可以每隔一段时间活动髋部和踝部，防止关节僵硬。骨折愈合前避免使用患肢进行重力负荷活动，如站立、蹲起等动作。

（八）康复

1. **功能评定**　术前及术后评估方法按纽约特殊外科医院的膝关节评分标准进行评定，评定项目包括行走时疼痛、安静时疼痛、使用楼梯、转移能力、关节活动度、肌力、屈曲畸形、关节稳定性，每项分数越高，症状越轻。另有减分，包括使用拐杖、过伸程度、内外翻畸形，症状越重，其绝对值越大，减分越多。HSS-KS 为各项评分之和。

2. **康复治疗**（表 3-5-1）

表 3-5-1　人工膝关节疾病照护与康复方案

时间	康复计划
术前指导	（1）首先应加强患肢股四头肌的静力性收缩练习，以及踝关节的主动运动，要求股四头肌每次收缩保持 10 秒，每 10 次为 1 组，每天完成 5~10 组 （2）患者坐于床上，进行患肢的直腿抬高运动及踝关节抗阻屈冲运动，次数可根据患者自身情况而定，每天重复 2~3 次 （3）此外，还应教会患者如何使用拐杖行走，为术后执杖行走做准备
术后第 1 周	此期的目的为了减轻患者的症状，促进伤口愈合，防止肌肉萎缩，改善关节活动范围，提高肌力 （1）手术当天，维持关节功能位，用支具固定膝关节，并保持足高髋低位、局部采用冰敷 （2）术后第 1~7 天，患肢做股四头肌静力性收缩，每次保持 10 秒，每 10 次为 1 组，每天 10 组 （3）患者坐于床上，患肢做直腿抬高运动，不要求抬起高度，但要有 10 秒左右的滞空时间，训练结束后用冰敷

续表

时间	康复计划
术后 第1周	（4）做患侧踝关节的背屈运动，使该关节保持90°，并做该关节的环绕运动重复15次，每天完成2~3次 （5）应用持续被动运动机给予患肢在无痛状态下的被动运动，起始角度为0°，终止角度为20°，在2分钟内完成一个来回，每天4h，在1周内尽量达到或接近90° （6）用低频调制中频电流作用于患肢，每天2次，电流密度不超过0.3mA/cm²，以改善局部血液循环，促进伤口愈合
术后 第2周	重点加强患侧肢体不负重状态下的主动运动，改善关节主动活动范围 （1）使用Mailand手法第Ⅰ级，使患膝在无痛范围内，由关节活动的起始端，小范围有节律的来回松动关节 （2）进一步加强患肢直腿抬高运动，可在床上方固定一滑轮，用吊带一端托住患侧踝关节，另一端由患者控制，通过助力运动完成直腿抬高运动，要求患者尽量抬高患肢并保持高度，并逐渐减少手的帮助，向主动完成这一运动过渡 （3）鼓励患者下床。前半周在支具作用下，在平行杠内练习站立，此时重心在健侧，患侧不负重触地；后半周，重心逐渐向患侧过渡，直至解除支具，直立于平行杠内 （4）关节活动度训练：主动屈曲达到100°
术后 第3周	（1）恢复患肢负重能力，加强行走步态训练，训练患者平衡能力，改善关节活动范围 （2）平衡能力训练：可让患者站立，治疗师前后推搡患者，注意患者是否能维持自身平衡 （3）患者利用拐杖练习行走，当其在心理及生理上能承受时，脱离拐杖在平行杠内行走 （4）患者侧卧位，患肢在上，伸直膝关节做外展运动，踝关节呈90°，在此基础上做前后摆动练习，治疗师在反方向的施加阻力，患者需克服阻力 （5）Maitland手法第Ⅳ级 （6）卧俯位，主动弯曲患膝关节，也可由治疗师帮助完成 （7）在股四头肌训练器作用下，弯曲膝关节，由90°开始，重量为1kg，每天2次，每次15分钟 （8）在跑步器上进行行走训练，患者目视前方抬头挺胸，臀部不能翘起 （9）在固定自行车上进行蹬车动作，坐垫由最高开始 （10）患者在此星期内尽量独立完成穿裤、袜等日常生活动作
术后 第4周~ 3个月	重点进一步加强提高第3周的效果，增加患肢活动范围及负重能力，以及生活自理能力 （1）可在轻度倾斜坡面上，独立行走 （2）独立完成穿鞋、袜、裤等日常生活之动作 （3）除了弯膝功能训练之外，还得注意伸膝的功能训练，如坐位压腿等 （4）上下楼梯活动，早期主要依靠拐杖上下，健腿支撑，患肢以下负重到部分负重，要求健腿先上，患腿先下，待患者适应后脱离拐杖

3．注意事项

（1）利用低频调制中频电流作用患肢时，治疗电流量不能为耐受量，要严格遵照 $0.3mA/cm^2$ 的标准，以免组织损伤。

（2）术后防止感染，要全身或局部应用抗生素。

（3）每日训练前询问患者情况，有无局部不适，以了解运动量的大小，并注意浮髌试验的结果，如浮髌试验阳性则抽液减压。

（4）训练量由小到大，循序渐进，以不引起患膝不适为宜。

（缪荣明　吴治才　蒋丽丽）

三、半月板损伤后的照护与康复

（一）概念

半月板是位于膝关节间的半月形软骨板，膝关节有内外侧两个半月板，内侧半月板呈 C 形，边缘与关节囊和内侧副韧带深层相连；外侧半月板呈 0 形，中后 1/3 处有腘肌腱将半月板和关节囊隔开。半月板与关节囊相连的边缘部分及外 1/2 及前后角附着点有血供，内侧部分没有血管，因此只有边缘中外部分的损伤才有可能愈合。半月板在关节内主要作用起吸收震荡、减轻震动、传递应力、促进滑液润滑、增加关节稳定性、链带传导作用和增加关节匹配作用及保护关节软骨。

（二）损伤机制

膝关节半月板损伤是最常见的运动创伤之一。多见于足球、篮球、体操等项目运动员，在武术演员中也较多见。损伤机制为运动时小腿固定，股骨内外旋或内外翻位，再突然伸直或下蹲时，半月板与股骨髁及胫骨平台的活动不协调，造成撕裂。如篮球运动切入投篮时跳起或落地伴有身体旋转，足球运动中疾跑转向急行转身等都是损伤的常见动作。

（三）临床表现

1．症状　①疼痛：一般认为疼痛出现恒定在一侧是半月板损伤的特点。②关节积液，急性损伤积液常呈血性。③弹响：膝关节活动时在损伤侧可听到弹响声，有时伴有该侧疼痛。④膝关节绞锁：运动中膝关节突然不能伸屈，常伴有酸痛，即是"绞锁"。有的患者在伸屈和扭转时可自行"解锁"。

若"绞锁"固定在一侧对诊断有意义。

2．**体征**　①关节积液，浮髌试验阳性。②股四头肌萎缩，尤以股四头肌内侧头萎缩明显。③关节间隙压痛，压痛明显侧即为半月板损伤侧。若并有囊性感应考虑为半月板囊肿。④摇摆试验。拇指按住损伤侧关节间隙，另一手握住小腿左右摇摆，可触到半月板松弛进出，或伴有疼痛、响声为阳性。⑤麦氏（McMurray）征，被动屈伸旋转膝关节，引起痛、响者为阳性。

（四）辅助检查

关节造影、磁共振检查、肌骨超声是较好的辅助诊断手段。

（五）诊断

结合临床表现与辅助检查可诊断半月板损伤程度。

（六）临床治疗

1．**急性损伤**　膝关节穿刺抽出积血，用石膏或棉花夹板加压包扎固定2~3周，可以减少出血，减轻疼痛，边缘性损伤有愈合的可能。

2．**慢性损伤**　半月板损伤大多不能自行愈合转为慢性。若患者症状明显，经常绞锁应行手术治疗。目前的首选手术为关节镜下的手术，可以确定损伤的部位及类型，再根据这些情况决定镜下手术方式，常用的有半月板缝合术，半月板部分切除术及半月板全切除术，近年有学者开展同种异体半月板移植。

（七）照护

1．**伤口护理**　在伤口彻底愈合之前注意保持伤口清洁和干燥。根据医生的建议进行伤口消毒换药。定期观察伤口愈合情况，注意是否有任何红肿、渗液或感染迹象。一旦出现则需要尽快就医。

2．**疼痛管理**　对于中度疼痛推荐口服止痛药，如果出现疼痛加重或剧烈疼痛需排除伤口感染、骨折移位等可能，必要时尽早就医。

3．**活动护理**　避免长时间保持完全制动，可以每隔一段时间活动踝部，防止关节僵硬。骨折愈合前避免使用患肢进行重力负荷活动，如抗阻伸膝、旋转等动作。

4．**主动运动**　下肢活动可进行缓慢地下蹲、弓箭步等动作，帮助恢复膝关节的灵活性。还可使用橡皮筋进行肌肉强化练习，如屈曲和伸展膝关节，避免肌肉萎缩。在局部疼痛允许的范围内，鼓励患者自我照护，并给予足够的时间来完成各项日常生活活动。

5. **饮食和营养** 保持均衡的饮食，摄入足够的蛋白质、维生素和矿物质，以促进骨骼的愈合和健康。

6. **居家期间** 确保环境安全，避免跌倒或再次受伤。清除地面杂物，保持通道畅通。避免承重或过度用力，必要时可使用辅助器具减重步行。

7. **康复和随访** 按时进行康复训练，包括物理治疗和康复锻炼，以恢复肌肉力量和关节功能。遵循医生或康复治疗师的指导进行功能锻炼。根据复诊时间表，定期到医院进行复查和评估。

（八）康复

1. 功能评定

（1）单腿交叉跳：将色彩明显的标记带放在地上，呈直线，表明步行测试的起点和终点，两点之间的距离为10m。患者听到"开始"的口令后，从起点单腿跳，在直线两侧交替呈Z字形跳往终点，再换另一单腿跳回起点。评定者用秒表记录从"开始"口令至终点，患者到达终点的时间。再重复两次，计算平均值。本法主要适用于无明显外伤史、症状和体征不明确、肌力尚可的患者。

（2）患肢周径的评定：评定患肢体有无萎缩、肿胀及其程度。通常在大腿中央和髌骨上缘及其上10cm、20cm处测量大腿周径。

（3）关节活动范围的评定：主要评定膝关节的主动及被动活动范围，确定功能受限的程度。

（4）肌力评定：原则是注意使待测试肌肉或肢体处在规范体位下做规范化的运动，观察肢体对抗重力和阻力下完成运动的能力。常用的方法有徒手肌力评定、等长肌力评定、等速肌力评定。

（5）ADL能力评定：根据改良改良Barthel指数给予评定。根据最终得分，可以初步确定为：①能独立完成；②需要帮助；③依赖别人。

2. **康复治疗** 膝关节半月板急性损伤时首选保守治疗，主要为治疗急性创伤性滑膜炎。如撕裂部位位于周围血供区，可先采用非手术治疗，但既往有半月板损伤并且反复出现症状者，非手术治疗往往无效。选择非手术治疗者用膝关节支具（或石膏）固定，制动6~8周，此后康复训练是最重要的治疗手段。

康复治疗计划可参考半月板缝合术后的步骤进行，控制关节活动，渐进地行负重训练。关节镜下半月板缝合修复术后需待半月板愈合并达到一定强度时，才能进行正常的关节活动与负荷，必须科学地掌握手术后关节动与静的辩证关系。避免缝合的半月板因为过大的负荷、牵拉或者挤压吻合部位影响愈合。早期适当的活动可以促进滑液循环，有利于局部愈合。

（1）单纯半月板损伤的术后康复（表 3-5-2）

表 3-5-2　单纯半月板损伤后照护与康复方案

时间	康复计划
术后当天～第 2 周内	减轻疼痛，肿胀。早期肌力练习，避免肌肉萎缩。早期活动度练习，以避免黏连是主要目标。功能练习的早期及初期，因肌力水平较低，组织存在较为明显的炎性反应。故以小负荷的耐力练习为主。选用轻负荷（完成30 次动作即感疲劳的负荷量），30 次 / 组，2～4 组连续练习，组间休息30 秒，至疲劳为止。早期不得过多行走，不应以行走作为练习方法。否则极易引发关节肿胀和积液，影响功能恢复及组织愈合 1. 手术当天　待麻醉消退后，开始活动足趾、踝关节。即认真做好踝泵运动。具体方法是用力，缓慢、全范围屈伸踝关节，5min/ 组，每小时多组 （1）股四头肌等长练习——应在不增加疼痛的前提下，尽可能多做大腿肌肉绷紧及放松练习 （2）腘绳肌等长练习——患腿用力下压术侧膝关节下所垫的枕头，使大腿后侧肌肉绷紧及放松。所有练习在不增加疼痛的前提下，尽可能多做! 术后 24 小时后可持拐下地行走，但只限去卫生间等必要活动 2. 术后第 1 天　继续以上练习；将踝泵改为抗重力练习，由他人协助或用手扶住大腿的练习 （1）直抬腿练习：伸膝后直腿抬高至足跟离床 15cm 处，保持 5 秒。30 次 / 组，3～4 组/d （2）侧抬腿练习：要求及次数同上 （3）后抬腿练习：俯卧位，伸膝后直腿抬高至足尖离床5cm 处，保持5 秒，要求及次数同上 （4）负重及平衡：在保护下双足分开，在微痛范围内左右交替移动重心，5min/ 次，2 次 /d。然后双足前后分开，移动重心。如疼痛肿胀不明显，可扶单拐或不用拐下地，但不鼓励多行走 3. 术后第 3 天　继续以上练习；开始屈曲练习，以微痛为度，达到尽可能大的角度 4. 术后第 4 天　继续以上练习；开始单腿站立平衡练习：5min/ 次，2～3 次 /d 开始俯卧位 "勾腿练习"：以沙袋为负荷，在 0°～45° 屈伸膝关节范围内进行，练习后如膝关节肿痛即刻冰敷，30 次 / 组，2～4 组 /d。主动屈膝达 90°

时间	康复计划
术后当天~ 第 2 周内	5. 术后第 5 天　继续并加强以上练习。开始站立位完全负重 0°~45° 范围内主动屈伸膝关节的练习，30 次 / 组，2~3 组 /d。如果练习后膝关节肿、痛则冰敷 6. 术后 1 周　主动屈曲大于 90°。练习单足站立，可不用持拐进行短距离行走 （1）靠墙静蹲练习：后背靠墙，双脚与肩同宽，脚尖及膝关节正向前，不得"内外八字"，随膝关节肌肉力量增加逐渐增加下蹲角度（小于 90°），2min/ 次，间隔 5 秒，5~10 组连续练习，2~3 组 /d （2）立位"勾腿"练习：抗阻屈曲膝关节到无痛的最大角度保持 10~15 秒，30 次 / 组，4 组 /d
术后 第 2~4 周	加强活动度及肌力练习；提高关节控制能力及关节的稳定性；开始恢复日常活动。随肌力水平的提高，此期以提高绝对力量的练习为主。选用中等负荷即完成 20 次动作即感疲劳的负荷量，20 次 / 组，2~4 组连续练习，组间休息 60 秒，直至疲劳为止。应注意控制运动量，避免关节肿胀、积液。练习后关节有发胀发热感，应及时冰敷 1. 术后第 2 周　主动屈曲膝关节至 120°~130°。强化肌力练习，一次直抬腿最长可达 6 分钟。关节无明显肿、痛，则应尽可能以正常步态行走。开始指导下各组肌群肌肉力量的练习，练习的负荷、角度、次数及时间，根据自身条件而定，一般为 30 次 / 组，2~4 组 /d 2. 术后第 3 周　被动屈曲膝关节至 140°。强化肌力练习。开始前后、侧向跨步练习；由侧向跨步逐渐过渡至前后向跨步练习，并逐渐增加负荷，30 次 / 组，4 组 /d
术后 第 5~8 周	强化关节活动度至与健侧相同、强化肌力、改善关节稳定性、恢复日常生活各项活动能力及轻微活动 1. 术后第 5 周　主动屈曲膝关节达 150° 即全范围的与健侧腿相同，且基本无疼痛。开始患侧单腿 45° 位半蹲练习，5min/ 次，4 次 /d。开始固定自行车练习，30min/ 次，2 次 /d 2. 术后第 6~8 周　主动屈伸角度达至与健侧相同，且无疼痛。可完成日常的各项活动，如上下楼、骑自行车、行走 5 000m 以上关节无肿痛。进行跪坐练习、蹲踏练习。可开始游泳，跳绳及慢跑
术后 第 9~12 周	全面恢复日常生活各项活动、强化肌力及关节稳定、逐渐恢复运动、提高最大力量，选用大负荷（完成 12 次动作即感疲劳的负荷量）8~12 次 / 组，2~4 组连续练习，组间休息 90 秒，至疲劳为止。进行膝绕环练习。前后向及左右侧方弹力床的跨跳练习。运动员开始专项运动中基本动作的练习。以上练习必要时可戴护膝保护，但只主张在剧烈运动时使用
术后 第 12 周后	全面恢复运动或剧烈活动、逐渐恢复剧烈活动或专项训练、强化肌力及跑跳中关节的稳定性训练、通过测试，患侧肌肉力量达健侧 85% 以上，运动中无痛及无明显肿胀，则可完全恢复运动

（2）半月板修复术后康复方案：首先应该了解是内侧半月板损伤还是外侧半月板损伤，以及半月板损伤的部位及手术缝合技术。由于半月板损伤常常发生在半月板后角，在术后4～6周的时间内膝关节的过度屈曲都是要避免的（表3-5-3）。

表3-5-3　半月板修复术后照护与康复方案

时间	康复计划
术后当天～ 第4周内	术后即刻给予患肢直夹板固定、患肢加压包扎，并注意抬高 1. 负重　如果损伤在半月板体部，术后4周才开始部分负重，患膝负担体重的1/3～1/2。但是，如果损伤在半月板的前、后角，术后带直夹板的前提下可以立即完全负重 2. 膝关节的被动活动度　只能让治疗师进行被动屈膝活动。术后第1周，被动屈膝到90°；术后第2周被动屈膝到100°；术后第3周被动屈膝到110°；术后4周，被动屈膝到120° 3. 膝关节的主动活动度　术后第4周内，即使膝关节的被动活动度在术后4周已到120°，但膝关节的主动活动还应该在90°以内。术后1～4周，可进行非负重情况下胫骨旋转到刚刚自然停止为止的活动。应该避免股骨和胫骨之间撞击的活动以及可以引起膝关节剪力的动作
术后 第5～7周	1. 对于半月板体部损伤的患者，患肢从部分负重逐渐过渡到术后第6周完全负重，在此期间也可以用一个弹力带辅助负重。对于前、后角损伤的患者，术后立即可在直夹板保护下完全负重 2. 膝关节的活动度练习　在治疗师的帮助下继续膝关节的被动活动，术后第5～7周 3. 被动活动角度继续维持在术后第4周的120° 4. 肌力练习　此期重点应该进行屈伸膝0°～30°的练习；然后是屈膝30°的半蹲（即屈膝30°的蹲马步）练习
术后 第8周后	术后第8周患膝可以完全正常负重，可以主动屈膝超过120°，并可以自己帮助下屈膝。运动员术后3个月可以开始训练

3. 关节镜辅助下的同种异体半月板移植的术后康复　在半月板移植的术后康复中，要注意以下几点：是内侧半月板移植还是还是外侧半月板移植，在移植过程中半月板和关节囊之间的固定是否可靠，移植的半月板带不带骨块。半月板移植的术后康复原则包括避免过度屈伸膝关节，避免过早负重下的关节运动和避免膝关节抗阻屈伸（表3-5-4）。

表 3-5-4　关节镜辅助下的同种异体半月板移植的术后康复

时间	康复计划
术后当天 ~ 第 1 周	1. 要注意患肢抬高及冰敷减少疼痛和水肿，并可以用气囊循环挤压促进下肢静脉回流，促进消肿和防止深静脉血栓形成 2. 呼吸肌的练习：教患者进行深呼吸练习，促进肋间肌及膈肌的收缩 3. 注意健侧肢体的主动活动，如健侧下肢的屈髋、屈膝及屈踝练习及双上肢的肩关节前屈 90°、伸肘位双手用力抓握练习等 4. 患肢的被动踝泵练习，每日 2 次，分上、下午进行，每次屈伸踝关节 10 次 5. 术后立即用膝关节直夹板固定膝关节，每天在进行关节活动度练习时去掉夹板 6. 术后第 1 周膝关节在夹板中处于伸直位；每天由治疗师进行被动活动膝关节 2 次，每次膝关节屈伸 10 次 7. 术后尽可能早地开始患下肢股四头肌、大腿后群肌肉及小腿肌肉的等长收缩，如用健下肢或双上肢的最大抗阻来促进患下肢肌肉的力量练习，在病情允许的情况下，每天尽可能地多练习 8. 膝关节半月板损伤与术后进行运动疗法的同时可进行其他物理治疗 （1）超短波疗法：关节肿胀和积液时，选择无热量，患膝对置法，每次 10 ~ 15 分钟，1 次 /d，促进组织渗出液吸收。关节无肿胀时，可采用微热量，每次 15 分钟，10 ~ 20 次为 1 个疗程 （2）毫米波疗法：适用于关节疾病的各种类型和各个阶段、无明显不良反应、消炎镇痛作用较好。辐射器置于痛点、手术皮肤切口区、神经反射节段区辐射，每次 15 ~ 30 分钟，1 ~ 2 次 /d （3）等辐中频正弦（音频）电疗法：对皮肤创伤和手术切口区进行早期瘢痕预防性治疗，可以预防或减缓瘢痕增生。将电极并置在病变两侧或关节部位对置，每次 20 ~ 30 分钟，1 次 /d （4）超声波疗法：采用关节区直接接触移动法，0.5 ~ 1.25W/cm²，每次 5 ~ 8 分钟，1 次 /d，10 ~ 15 次为 1 个疗程。下肢疼痛或水肿时，在腹股沟股动脉区和腰交感神经节区用移动法，剂量 0.5 ~ 1.25W/cm²，每区 5 ~ 10 分钟，1 次 /d，15 次为 1 个疗程。治疗瘢痕时，在每 40ml 耦合剂中加入康宁克通 A40mg 或 10% 碘化钾 40ml，采用移动法 （5）磁疗法：脉冲磁场，将两个磁头分别放置在关节两侧，0.6 ~ 0.8T，每次 20 分钟，1 次 /d，10 ~ 20 次为 1 个疗程 （6）冷疗法：多用于急性损伤后早期，可以缓解疼痛、减轻水肿。冷敷法：冰袋内盛冰镇水，置于局部，每次 10 ~ 20 分钟，3 ~ 4 次 /d。或将碎冰放入塑料袋或橡胶袋中，持续局部直接冷敷每次 15 ~ 20 分钟，3 ~ 4 次 /d。冰块按摩：用冰块按摩急性损伤部位，做环形缓慢移动，5 ~ 10 分钟。冷热交替治疗：用于亚急性期和慢性损伤期。将肢体在冷水中浸泡 5 分钟，又在热水中浸泡 5 分钟，如此循环，分别在冷热水中浸泡各 3 次，约 30 分钟。或先热敷 10 ~ 15 分钟，然后做肢体运动训练，训练结束时冰敷 15 ~ 20 分钟。冷热交替治疗主要用于术后伤口已经愈合的患者。热作用使血管扩张，血流加速，肌肉僵硬缓解，肌肉、肌腱组织松弛，利于接着做运动训练，运动训练结束时冰敷，可以镇痛，防止关节肿胀。冷疗时注意控制时间和温度，过长时间或温度过低时皮肤变硬，微隆起，出现冻结，会造成组织破坏

时间	康复计划
术后第 2～4 周	1. 术后 1 周以后，在进行康复训练的时候去掉夹板，可部分负重，即负重 15% 体重。术后 4 周停止使用夹板 2. 术后 2 周内，对于内侧半月板移植，膝关节在 0°～90° 活动；对于外侧半月板移植，膝关节在 0°～60° 活动。术后 3 周屈膝到 90°
术后第 4～6 周	1. 术后 4 周，当膝关节可以完全伸直，屈膝角度达到 100° 以上，患下肢负重 30%。术后 6 周完全负重 2. 术后 5 周屈膝到 110°，术后 6 周屈膝到 120°，术后 7～10 周患膝的屈膝角度与健侧相比，差距应该小于 10% 3. 术后 6 周开始进行屈膝 0°～45° 范围内的闭链练习如半蹲的蹲起练习 4. 术后 6 周开始每日 20 分钟之内的行走，可以稍长时间地骑自行车和游泳
术后第 7 周以后	术后 6～8 周可以在 0°～75° 范围做闭链练习，如屈膝 0°～75° 的蹲起练习，要求蹲起动作要慢，以便能很好地进行肌肉收缩练习 术后 10 周，开始大强度的肌肉力量练习如开链、闭链练习及渐进抗阻练习等 术后 10 周，可以正常行走，时间不限制，患者可根据自己感觉和膝关节反应自行调整行走时间 术后 5 个月开始慢跑，术后 6～9 个月可开始剧烈运动

4. 术后康复治疗中的注意事项

（1）康复治疗方案中的方法和数据均按照一般常规制定，具体执行中，需根患者术前整体身体素质、患者对康复练习的反应、手术方法及患者对今后运动的特殊要等作适当调整，使康复方案个体化、渐进化、全面化，更有利于患者的术后恢复。

（2）进行功能练习前，应向患者说明目的和方法要领，让患者充分配合功能练习，动其自觉性和主动性，取得满意的疗效。

（3）进行术后练习时，可能会存在一定程度的疼痛，这是不可避免的。如果疼痛在练习停止半小时内可消退至原水平，则不会对组织造成损伤，应可以耐受。但像自体软骨胞移植修复软骨损伤的术后康复，要求术后的任何康复手法都不允许产生膝关节疼痛，因为疼痛是膝关节负重过多的信号，这将直接损伤植入物，导致手术失败。所以术后功能练习时，应根据病情来决定康复方案并对通用康复方案进行调整。

（4）在膝关节活动度康复治疗方面，一定要注意膝关节的伸直受限的治疗。因为在功能上，膝关节的伸直受限要比屈曲受限严重得多。关节活动角度长时间无进展（＞2周）无进展，则有关节黏连可能，应高度重视。

（5）节活动度练习后，应给予冰敷15~20分钟，平时应尽可能保持患膝抬高位放置。

（6）注意在改善关节活动度的同时，一定要注意肌肉力量的练习。尤其是下肢，否则易致关节不稳，造成再次损伤。

（7）肌力练习应集中练习至肌肉有酸胀疲劳感，但以不引起第二天的肌肉酸痛或疲劳为度。进行肌肉力量练习时，不应引起疼痛。因为疼痛常提示有损伤，它可反射性的抑制肌肉收缩，甚至痉挛，不利于增长肌力。

（8）在肌力练习时应根据肌肉疲劳及超量恢复的规律进行，同时还应掌握练习的频度，保持适当的间隙，使下一次练习在上一次练习的超量期内进行，从而使超量恢复得以积累和巩固，成为持久疗效。间隙过长，超量恢复充分消退，练习无效；间隙过短，易使疲劳加重，甚至致肌肉受损。

（9）肌力练习时，用力的等长收缩可导致明显的血压升高、闭气等，对心血管造成额外的负荷。因此，高血压、冠心病或其他心血管疾病患者应禁忌过分用力的等长练习，运动时要注意避免闭气动作，即使在做肌力测试时也应注意。

（10）除手术肢体制动或康复练习外，还要重视健侧及整体身体素质的提高，如双上肢、腰腹背肌及健侧腿的肌肉力量练习，以减轻健侧的负担从而避免对健侧造成不必要的劳损，也可提高整体循环代谢水平，促进手术局部的恢复。

（11）进行练习时应循序渐进，运动强度应由小到大，运动时间由短到长，动作的复杂性由易到难，休息时间和次数由多到少，重复次数由少到多，动作组合从简到繁。

（12）练习时应注意安全，不论采取什么方式的运动疗法，都应以保证患者安全，治疗师在进行操作时，应经常询问患者的感觉，并根据患者的反应调整治疗强度。

（13）进行练习时应持之以恒，运动疗法特别是主动运动具有良好的积累效应以及远期作用，时间越久，效果越好，因此要坚持长期练习。

（缪荣明　吴铭柯　蒋丽丽）

第六节 踝关节疾病照护与康复

一、踝关节骨折术后的照护与康复

（一）概念

踝关节又称胫距关节。踝关节骨折是足踝部较为常见的创伤。创伤机制多为扭转暴力与垂直暴力，占全身骨折的 10%，踝关节骨折的年发病率约为 187/100 000。是继髋部骨折后第二种常见的骨折。自 20 世纪中期以来，许多工业化国家的踝关节骨折发病率明显升高，最有可能的原因是体育运动参与者及老龄人口增加。踝关节骨折大多都是踝部骨折：60% ~ 70% 为单踝骨折，15% ~ 20% 为双踝骨折，7% ~ 12% 是三踝骨折。男性与女性的总体骨折率相近，但男性中青年的骨折率更高，而女性中 50 ~ 70 岁人群的骨折率更高。吸烟及高体质指数与踝关节骨折相关。与桡骨骨折及其他围绝经期和绝经后女性常见的骨折不同，尚未明确证实骨密度是踝关节骨折的主要危险因素。踝关节骨折涉及胫骨、腓骨、距骨之间骨与韧带的关系，治疗原则主要在于恢复力线，恢复关节面的完整性，恢复踝关节的稳定性。但此处的骨折类型较多，各有不同特点。

（二）病因

由弯曲力引起的踝关节损伤通常被称为内翻或外翻性损伤。严格来说，内翻和外翻是距下关节的运动，配合踝关节及中足的运动就变成了旋后和旋前。

旋后（内翻）损伤常引起外踝结构牵拉及内侧结构受压。旋前（外翻）损伤会导致内侧结构牵拉及外侧结构受压。被牵拉（或拉伸）的结构通常先于受压的结构发生骨折或撕裂。例如，踝关节旋后时出现的损伤会导致被拉伸的腓骨远端及与腓骨相关韧带受损，并早于胫骨远端与胫骨三角韧带复合体的损伤。

除了弯曲力，旋转力通常也能通过对支持结构施加额外的应力以及迫使踝部分离而损伤踝关节。

踝部骨折：无移位的单纯性踝部骨折（即，无明显对侧韧带 / 骨损伤或下胫腓联合损伤）通常稳定。但必须谨慎对待内踝骨折。虽然此类骨折可能在刚发生时看似单纯性损伤，但通常伴随外侧及后部结构的破坏。

后踝骨折的原因为距骨对胫骨后侧的冲击（通常在 Pilon 骨折中发生，或外旋或旋前力（外翻），其伴有胫腓后韧带损伤。后踝骨折很少单独发生，它们更常伴随腓骨骨折及附带的韧带损伤，一般都不稳定。

外踝和内踝同时骨折称为双踝骨折，一般不稳定。双踝骨折伴后踝骨折称为三踝骨折；三踝骨折不稳定，且发生时的暴力通常更强。与双踝骨折相比，三踝骨折的并发症风险更高，需要外科固定。

（三）临床表现

1. 患者有明确外伤史，行走或运动时足的内翻或外翻扭伤，高处坠落或车祸伤，伤后踝关节局部肿胀、压痛、皮下淤血、畸形和功能障碍。查体局部压痛明显，有时可查及骨摩擦音或骨摩擦感。

2. 视诊受损踝关节有无以下情况 肿胀、畸形、皮肤异常，例如撕裂伤（可能为开放性骨折）、隆起或水疱（因皮肤遭受快速牵拉引起）、肿胀程度不能可靠地指示有无骨折。

3. 触诊踝关节 寻找压痛最严重的部位以及其他压痛区域。检查者应该触诊胫骨和腓骨，特别是腓骨颈，以评估可能的相关骨折。韧带松弛检查可以推迟到 X 线摄影完成之后；急性骨折患者通常无法耐受。

4. 检查足背动脉、胫后动脉的搏动以及毛细血管末梢再充盈情况。

5. 评估感觉及运动功能。

（四）辅助检查

踝关节骨折常采用 X 线平片评估。标准的摄片包括前后位、斜位及侧位。斜位也称踝穴位，拍摄方法是足前后位再内旋 10°~20°，其有利于显示下胫腓联合和距骨的损伤。在踝穴视图上，可以测量内踝和外踝相对于距骨的关系。正常情况下，距骨在踝穴中与外踝、距骨与内踝及距骨与踝穴顶之间的距离是一致的。

（五）诊断

踝关节骨折多有外伤史，受伤后出现踝关节肿胀、疼痛、活动受限，局部皮肤可见瘀斑。检查踝关节局部压痛明显，可闻及骨擦音。严重者可见踝关节明显畸形，开放性骨折可见骨外露。影像学检查以 X 线检查为主，踝关节骨折 X 线检查应拍摄踝关节正位、侧位和踝穴位。

根据外伤史、临床表现、体征及 X 线检查，诊断骨折并不困难。但踝关节骨折较为复杂，需注意防止漏诊以及准确地评估损伤程度。有学者研究分析认为 CT 图像后处理技术结合 MRI 可对老年踝关节骨折更准确分型诊断、防止漏诊、指导临床治疗及判断预后，应用价值更高。

（六）临床治疗

踝部骨折的治疗目的是恢复踝关节的解剖形态，促进功能恢复，避免晚期创伤性关节炎的发生。

考虑治疗的选择时，习惯上首先判断踝关节骨折为稳定骨折或不稳定骨折。对于无移位的或稳定的踝关节骨折；不需要反复整复可达到并维持解剖的有移位的骨折；全身或局部条件无法耐受手术的情况可以考虑采取非手术治疗。采用石膏托或夹板外固定踝关节于中立位，1~2 周待肿胀消退后更换为管型石膏。石膏外固定时间一般为 6~8 周，扶双拐不负重行走。受伤早期抬高患肢，局部冰敷减轻水肿。

（七）照护

1. **心理护理** 向患者介绍病情及治疗方法，鼓励其配合治疗。据患者不同的理解能力，采用不同的方式、方法。可以让病区同一病种手术成功康复的患者言传身教，增强患者康复的信心。做好家属的思想工作，关心患者，确保家庭支持系统的有效保障，共同面对疾病。

2. **病情观察** 严密观察肢端末梢感觉、运动、颜色、足背动脉搏动及皮肤温度情况，如有不适立即报告医师并处理，对严重的肢体肿胀，要警惕骨筋膜隔室综合征的发生。

3. **皮肤护理** 足跟可预防性使用黏性敷料或减压垫等，避免足跟出现压迫性溃疡；肿胀明显出现水泡或皮肤破损的及早使用烧伤湿润膏，促进皮肤早日愈合。

4. **疼痛护理** 局部冰敷，降低毛细血管通透性，减少渗出，遵医嘱使用镇痛药，注意观察药物不良反应。

5. 活动护理

（1）在关节活动与疼痛允许的范围内，鼓励患者自我照护，并给予足够的时间来完成各项日常生活活动。

（2）对于踝关节有问题的患者，可以每日进行两次关节活动范围练习，保持肌张力；帮助患者完成抗阻力锻炼，提高患者肌肉强度。

（3）指导患者避免用力过度，指导其正确的站立和行走，尤其要注意弯腰和捡拾东西时减少负重。避免下肢过早负重，以免影响伤口愈合。

（4）安装适当的安全设施，如浴室里的把手等。

（5）指导患者正确使用拐杖或其他骨科辅助设施，并需要强调合理使用辅助设施的重要性，并定期检查这些设备。

（6）建议患者使用坐垫及抬高的坐便器，可减少坐位到站立姿势造成的压力。

（八）康复

1. 功能评定

（1）视觉观察：密切观察有无踝关节肿胀情况，观察患侧下肢有无畸形。

（2）足踝功能评分：可用于评估常见足踝疾病的日常活动情况及工作与非工作时功能受限情况。

（3）疼痛评估：使用视觉模拟评分法、面部表情量表法、压力测痛法、疼痛日记计分法等任意一种方法评估患者在不同体位，不同活动状态下，不同时段有无疼痛及疼痛的剧烈程度。

（4）Baird-Jackson 踝关节评分：包括疼痛、踝关节稳定性、行走能力、奔跑能力、工作能力、踝关节运动及放射学结果，满分 100 分。

（5）踝关节骨折康复效果评价：是专门针对踝关节骨折术后康复效果的评价，包括躯体症状、精神状态、日常生活、社会交往、家务劳动及家庭收入等方面。

（6）肌力评定：采用徒手肌力测量法测量胫骨前肌、小腿三头肌、腓骨长短肌等肌肉的肌力。锻炼上肢力量的过程中可以相应地评估双上肢的肌力。注意每个时段的运动禁忌，如早期不能进行踝关节内外翻运动。

（7）平衡功能评定：在患者可以坐起、站立、步行等时段，分别进行相应的平衡功能评定。

（8）其他评定：如心肺功能评定、ADL 评定及精神状态评定。

2. 康复目标

恢复因损伤或治疗相关制动而丧失的关节活动度、肌力或本体感受能力。

3．康复治疗（表3-6-1）

表3-6-1　踝关节术后的照护与康复方案

时间	康复计划
术后当天	1．治疗目的　控制踝关节疼痛及肿胀；维持踝关节中立位；预防术后并发症 2．治疗方法　①仰卧位，石膏或支具固定踝关节，维持踝关节处于中立位，防止踝关节各方向活动；②踝部冷疗、踝部适当抬高减少踝关节疼痛及肿胀；③足趾缓慢活动，向心性按摩患侧下肢，促进血液循环，防止出现下肢深静脉血栓；④适当进行髋膝关节运动，预防肌肉萎缩和关节僵硬，促进血液回流；⑤健侧下肢主动活动 3．注意事项　①足趾活动不能引起踝关节运动；②冷疗时注意温度与时间，不可温度过低；③密切关注关节肿胀情况
术后第1~3天	1．治疗目的　减轻踝关节疼痛及肿胀；保持肌肉张力，防止肌肉萎缩，增强上肢力量及心肺耐力 2．治疗方法　①仰卧位，石膏或支具固定踝关节，维持踝关节处于中立位，防止踝关节活动；②踝部冷疗、踝部适当抬高减少踝关节疼痛及肿胀；③足趾活动，向心性按摩，患侧髋膝关节运动，促进血液循环，防止出现下肢深静脉血栓；④股四头肌等长及等张收缩训练；⑤深呼吸训练；⑥坐位训练：可以摇高床头或背后垫枕头至半坐位（30°~45°），坐位时间由5分钟逐渐增加至15~25分钟，适应后逐步增加坐起角度及坐起时间；⑦上肢进行引体向上运动
术后第4~7天	1．治疗目的　改善关节活动度；增强患肢肌力，防止肌肉萎缩，增强上肢肌力以便早期拄拐步行 2．治疗方法　①休息时，保持踝关节制动，功能锻炼时去除固定；②床边坐位训练　在坐位训练基础上进行，坐于床边，患肢自然下垂，坐位时间逐渐增加。如肿胀明显则减少时间，训练结束后抬高患肢以利消肿；③条件允许情况下开始踝关节活动度训练，以无痛训练为主，训练结束后可冷疗缓解肿胀；④股四头肌的等长收缩和等张收缩训练；⑤维持踝关节制动下的小腿肌肉等长收缩训练；⑥上肢肌力训练拉吊环、引体向上训练（3~4次/h）；⑦患肢直腿抬高、外展内收及后伸训练，增强肌力 3．注意事项　①关节活动度训练视踝关节损伤程度、内固定牢靠程度决定，参考骨科专科医师意见；②床边坐位训练时注意观察患肢皮肤颜色及肿胀程度，如肿胀明显则训练时间延后；③关节活动度训练在无痛范围内进行
术后第2~4周	1．治疗目的　改善关节活动度；提高肌力，扶拐无负重行走，促进骨折愈合 2．治疗方法　①踝关节活动度训练：被动屈伸踝关节，缓慢、用力，达到极限时体会终末端感觉，维持30秒~1分钟，4~5次/d。以被动训练为主，配合主动训练；②站立训练：床边站立，患肢不负重，可由助步器或

续表

时间	康复计划
术后第2~4周	双拐协助完成，站立时间逐渐延长；③股四头肌等长收缩训练：在膝下垫枕，以膝部为支点，让患者将小腿抬离床面做伸膝动作，并在空中保持10秒，缓慢放下，重复10~20次；④扶拐行走训练：扶拐行走，患肢不负重，完成日常生活自理；⑤血管舒缩训练：站立或坐于床边，患肢自然下垂，患者自感肿胀或皮肤颜色黑紫明显，改平卧位抬高患肢，肿胀消退或皮肤颜色恢复后再次下垂，如此反复，次数逐渐增加；⑥理疗：可给予蜡疗、超声治疗以软化瘢痕；低频治疗以防止肌肉萎缩；磁疗以促进骨折愈合 3. 注意事项 ①关节活动度训练要缓慢，有力，达到极限；②站立训练及血管舒缩训练时注意皮肤颜色及肿胀程度，以能耐受为度；③训练在无痛范围内进行，切忌暴力；④4周需拍片复查骨折固定及愈合情况
术后第5~8周	1. 治疗目的 加强踝关节活动度训练，患足逐步负重，踝关节及足部本体感觉训练，增强肌肉力量，促进骨折愈合 2. 治疗方法 ①骨折获得初步稳定，可去除外固定，加大训练强度；②髋屈、伸、外展肌力渐进抗阻锻炼，膝关节抗阻屈伸锻炼；③踝关节Ⅱ级和Ⅲ级关节松动，配以前后方向滑动，改善关节活动度；④足部负重训练 从足部接触地面开始感知压力，逐渐过渡到承重30%体重、50%体重，直至完全负重；⑤踝关节主动活动，床上无痛范围内踝关节各方向活动，关节活动度训练以屈伸活动为主，10~15min/次，2次/d；⑥足趾抓毛巾训练 床上足趾抓毛巾并移动，训练足内部肌肉；⑦踝关节抗阻等长收缩训练，踝关节各方向的阻力对抗训练，阻力逐渐增加，不引起踝关节活动；⑧功率自行车训练 3. 注意事项 ①足部负重训练应循序渐进，根据X线片复查及骨科专科医师检查决定；②下胫腓关节固定的踝关节骨折，应去除固定下胫腓关节螺钉（一般6周去除螺钉）后再负重训练；③关节活动度训练前可进行热疗，以增加组织延展性，提高训练效果；④8周需再次拍片复查骨折固定及愈合情况
术后9~12周	1. 治疗目的 强化前期康复效果，恢复踝关节的正常关节活动及本体感觉；下地负重行走，踝关节功能逐渐接近正常水平 2. 治疗方法 ①抗阻踝关节活动，增强踝关节周围肌肉力量；②站立重心转移训练：在平衡器上训练身体重心转移，逐渐增加患腿的负重量（从身体重量的1/3开始过渡到全部重量）；③提踵训练，强化小腿肌肉力量（由双侧提踵过渡到单侧提踵）；④扶拐步行训练，双拐前移一足的距离，患侧腿落地，重心移至双拐前面，健侧腿向前越过双拐连线20~30cm；⑤从扶拐杖步行逐渐到扶手杖步行；⑥上下台阶训练 要求健肢先上，患肢先下，减少患侧踝关节刺激和负重；⑦在运动平板上进一步改善步态、步速和步行的距离，提高患者实际步行能力（上下坡、过障碍、过马路等）。最后过渡到弃杖步行；⑧微蹲训练至半蹲训练最终到深蹲训练，恢复踝关节活动度

续表

时间	康复计划
术后9~12周	3. 注意事项 ①扶拐至弃拐要慎重，防止弃拐后形成代偿步态，不易纠正；②3个月拍片复查骨折愈合情况
术后12周后	1. 治疗目的 强化前期康复效果，踝关节功能逐渐接近正常水平，恢复日常生活及工作并逐步恢复运动能力 2. 治疗方法 ①恢复正常步态，逐步提高行走速度；②强化平衡、肌力、灵活性训练；③恢复正常生活及工作，逐渐参加各种活动；④水疗 在泳池中训练跑、跳等动作；⑤运动专项训练

踝关节骨折康复的特别关注点：①踝关节的早期活动、皮肤张力的改变对伤口的影响。②术后负重和步态训练时期，应充分参考骨科医生意见，不宜过早。③骨折术后，体内有金属，属于部分理疗的禁忌证，选择时应慎重。④在开始做踝关节活动度训练时，确定是否有韧带损伤或修复。⑤后期脱拐步行时，注意踝关节的稳定性训练。⑥由于手术后外侧入路很容易导致踝关节后方黏连，所以在康复治疗中要重点关注踝关节背伸功能训练。

（范春建　吴铭柯）

二、跟腱损伤的照护与康复

（一）概念

跟腱是人体最粗大最强壮的肌腱，同时又是最常出现损伤的肌腱之一。因休闲活动和体育运动的参与程度明显增加，跟腱损伤的发病率近五六十年来出现大幅度的上升。

跟腱由腓肠肌与比目鱼肌汇合而成，长约15cm，由上向下逐渐增厚变窄，在踝的后部最窄，但至跟骨结节上4cm处向下又逐步展宽，止于跟骨结节后面的下半。跟腱外周无滑液囊包绕，其血供主要有三个来源：肌肉肌腱结合点、骨附着点的内在血供系统和来自腱周的外在血供系统（如腱周组织、骨和骨膜组织的血管）。跟腱附着点上方2~6cm区域血供较少。

肌腱是高密度的结缔组织，只含很少的成纤维细胞（20%）和大量的细胞外基质（80%），细胞外基质包括水分、胶原、基质及少量弹力蛋白，故具有黏弹性特质。肌腱能承受很强的张力，当张力过大导致受伤时，受伤的程度视其张力的力度和速率的大小而定。

肌腱所受张力和其伸长的长度有以下特性：①只承受很少应力时，原本弯曲的胶原被拉直，组织出现很大应变。②纤维受力后出现线性应变，组织的刚度急剧增加。③直线变形区终止，此点为组织的屈服点，胶原纤维在应力继续增加之后逐渐撕裂，曲线呈现下跌趋势。④应力超过最大应力，整条肌腱断裂，失去承载负荷能力。

肌腱的黏弹性具有应力速率依赖性，即其机械特性随着不同的负荷速率而改变。负荷速率增加时，肌腱的刚度增加，因此需要更强的应力才会被拉断。肌腱受伤的机制还与肌肉收缩力与肌腱相对肌肉的横切面面积比例有关，故肌肉离心收缩时肌腱承受的应力会更大。如快速背屈踝关节时，小腿后侧肌群未及时反射性松弛，跟腱所受拉力增加，若负荷超过跟腱的屈服点则可能导致跟腱断裂。

肌腱损伤的愈合要经历三个重叠的时期。①炎症期：红细胞、炎性细胞，尤其是中性粒细胞进入损伤处。在损伤后 24 小时内，单核细胞和巨噬细胞占据优势，进行坏死物质的吞噬作用。血管活性物质和趋化因子增加，血管通透性升高，血管新生开始，刺激腱细胞增殖并补充更多的炎性细胞。腱细胞逐渐移行至伤口处，同时Ⅲ型胶原的合成开始。②增生期：损伤数天后进入增生期，Ⅲ型胶原的合成达到高峰并持续数周。在此阶段水含量和黏多糖的聚集维持在较高水平。③重塑期：约 6 周后重塑期开始，在此阶段细胞、胶原和黏多糖的生成减少。重塑期又可分为巩固阶段和成熟阶段。巩固期大约从伤后 6 周开始，可持续至 10 周。在此阶段修复组织从细胞转变为纤维，腱细胞的代谢率持续在高水平，腱细胞和胶原纤维按照应力方向产生线性改变，1 型胶原的生成比例较高。约 10 周后进入成熟阶段，纤维组织在大约 1 年的时间内逐渐转变为类似瘢痕的肌腱组织。此阶段的后半时期，腱细胞代谢率和腱血管供应下降。

（二）损伤机制

跟腱损伤大致可分为跟腱断裂和过度使用性损伤。跟腱过度使用性损伤又被称为跟腱障碍或跟腱病变，根据组织病理学特点可分为腱周炎和跟腱变性，也可二者合并存在。

跟腱损伤可由内因、外因单独或综合作用导致。在急性损伤中，外因占主要作用，而在过度使用性损伤中，则是多因素综合作用。

跟腱的损伤和修复是个双向的过程。3% 内的跟腱牵拉在生理范围内，

3%～5% 和 5%～8% 范围的牵拉可引起积累性的跟腱微撕裂，微撕裂的纤维可进行自我修复的过程。如果反复的损伤超出跟腱修复能力，即导致炎症、肿胀、疼痛和跟腱的变性。如果牵拉超过 8%，则可引起跟腱断裂。

（三）临床表现

跟腱病患者通常会主诉跟骨后部上方 2～6cm 处疼痛或僵硬。患者可能为业余运动员或竞技运动员，其训练方案的强度过大或长期接受了高强度训练，以至于跟腱不能修复反复应力造成的轻微损伤。患者可能有过度旋后，速度训练或山坡跑训练强度加大，鞋子不合适或已破损等情况。

跟腱断裂：在涉及以足为轴突然转身或快速加速的剧烈体育活动中（如网球、篮球或垒球等急停急跑运动），跟腱突然受力就会断裂。很多患者感觉像是踝关节后面受到猛烈撞击。一些患者会听到"啪"的声响，并感到剧痛，但没有疼痛并不能排除跟腱断裂。1/3 的跟腱断裂患者没有自诉疼痛。踝关节扭伤通常发生于足着地时，而跟腱断裂通常发生于足离地时。

（四）辅助检查

跟腱损伤的影像学检查手段中，超声和 MRI 最为有效。普通平片和 CT 除了发现钙化表现，诊断跟腱病变相对非特异性。①腱周炎：在 MRI 影像中表现为增厚的高密度腱周组织，后方为主。在超声检查中表现为增厚的低回声腱周组织，以后方增厚为主。急性期还可在跟腱和腱周之间看到液体，应用多普勒检查可发现血管增生。这些改变可延伸至跟腱周围的局部软组织，包括 Kager 脂肪垫，在超声影像中表现为轻度的高回声，在 MRI 影像中表现为局部高信号。②跟腱变性：影像学改变依赖于跟腱变性的发展阶段。黏液积聚是跟腱变性所有阶段的特征，导致跟腱的增厚，并可以表现在所有的影像学检查方法中，包括侧位平片。跟腱的增厚可以是弥散的、梭形的或较少见的结节状的。在黏液样或缺氧性变性情况下，超声检查可显示明显的低回声跟腱，而 CT 显示跟腱衰减变弱，MRI 影响表现为跟腱的中等增强信号聚集，一般沿长轴方向分布。当微小的黏液样物质联合聚集，胶原纤维可能出现分离和破坏，导致跟腱失去其均匀的回声质地，在超声检查中出现低回声聚集和无回声区。液体样（无回声）裂隙可提示实质内撕裂，可伴有或不伴有跟腱纤维的不连续及纤维回缩表现。黏液样或缺氧性变性、部分撕裂和完全断裂这一连续变化过程的一个阶段。此阶段的病变 CT 难以精确检测，而 MRI 显示跟腱信号不均匀，信号一般为增高，伴有实质中的液性信号聚集。超声检查显示有症状的跟腱变性一般存在血管新生。变性跟腱可出现营养障碍性钙化，常发展为具有明显骨皮质和骨小梁的骨化。这种改变可在所有的影像学检查方法中表现出来。X 线片和 CT 显示钙化高密度聚集，超声检查表现为带有阴影的反射界面。MRI 在描述钙化方面比较差，但可以显示极低信号区域或梯度回声序列上的增强。③跟腱断裂：跟腱的变性、部分撕裂和完全断裂是个连续发展的过程，常见于跟腱血运减少区域。很少出现完全正常的跟腱自发性断裂的情况，跟腱断裂多在跟腱变性的基础上发生，有时为亚临床变性改变。部分撕裂是跟腱纤维的不完全破坏，常常延伸至跟腱表面。完全断裂则是跟腱整个横切面的断裂，断裂的跟腱两端之间出现间隙。在超声影像中，急性期，自由回缩的跟腱断裂端口被血肿分离，通常为液性，表现为低回声区，但可存在不均匀的回声质地。血肿机化期，颗粒及瘢痕组织形成，导致断端间隙的回声反应性增强，这时观察回缩的跟腱断裂端口较困难。在超声影像中回缩的断裂端口可能显示具有回声阴影的纤维性表现，需要和钙化鉴别，后者表现为带有阴影的回波结构。在 CT 影像的软组织窗，跟腱断裂的间隙可以通过与更高衰减信号的跟腱组织对比来发现。跟腱断裂的 MRI 影像通常表现为液性信号，矢状面序列可以准确地评估跟腱的不连续性、液性、肿胀和出血。慢性跟腱完全断裂的跟腱断端间隙可由瘢痕组织填充，表现为中等信号。

（五）诊断

多数跟腱疾病可通过全面的病史询问和体格检查得出初步诊断。体格检查时，患者应俯卧，足部悬于检查床边缘。在该体位下，踝关节可以进行温和的主被动运动，整个小腿三头肌的肌肉肌腱复合体可以被很好地触诊。通过测量对比双侧的最大小腿围度，可以发现常见于慢性跟腱疾病的小腿后群肌肉萎缩。体格检查还可以发现疼痛、捻发感、皮温升高、肿胀、结节、实质缺损感等。踝关节和距舟关节中立位时前足的休息位可提示前足内外翻。前足内翻（足内侧缘高于外侧缘）与运动员腱周炎的发生有关，但可以通过适当的矫形支具逐步矫正。跟腱过度使用性损伤的患者常出现踝关节和距下关节活动度下降。①典型的腱周炎患者最先的主诉是张力性运动后跟腱周围局部的痛觉敏感和烧灼样疼痛。症状逐渐发展为运动开始时即出现疼痛。在症状慢性演变的过程中，局部痛觉敏感增加，激发疼痛的运动强度降低。体格检查时，患者存在弥散的痛觉敏感，肿胀和皮温增高。急性腱周炎患者局部可扪及捻发感。②跟腱变性常常是无痛的，表现为无痛性可触及的跟腱结节。有些病例表现为全跟腱组织的逐渐增厚。

具有运动相关性疼痛、跟腱周围组织弥散肿胀及跟腱结节的患者通常是患有腱周炎合并肌腱变性。

跟腱内部的损伤（跟腱变性）可以发展为跟腱部分撕裂，并出现跟腱局部的疼痛。与跟腱完全断裂相似，患者一般都会有突然剧痛的症状，常被描述为类似小腿后侧被踢的感觉。偶有患者缺乏急性疼痛的病史，但存在跟腱撕裂。跟腱部分撕裂体格检查表现为局部区域肿胀，疼痛，有时合并有跟腱结节。跟腱周围炎和跟腱变性的压痛点区别为：跟腱周围炎压痛的部位不随足部的活动而改变；跟腱变性的压痛部位随着足部的活动而改变。

跟腱完全断裂常发生于那些超重、身体素质差的中年男性运动员身上，运动项目通常具有间断性休息、突然加速或跳跃的特点，如篮球、网球、滑冰和羽毛球。62% 的跟腱断裂发生在专业运动员和从事坐位工作的白领员工。男性比较常见，其他危险因素包括局部或全身适用非甾体类药物、肌腱血供缺乏和慢性跟腱退化变性。损伤机制为足处于背伸位落地，导致跟腱突然受到牵拉。当肌肉组织强力收缩时，膝关节突然伸直和直接创伤也可导致跟腱断裂。跟腱完全断裂患者受伤当时踝后方或小腿后方出现突然的疼痛，有被踢或被击感，可听见跟腱断裂的声音。患者不能负重，患侧踝无力和（或）僵硬感，站立不能单足提踵。体格检查见小腿后方肿胀，跟骨上方可触及凹陷，卧位检查踝的休息位可见患侧踝背伸角较健侧增大，足跟外形突出。诊断性试验：Thompson 试验阳性（患者俯卧或屈膝、屈踝 90° 跪在检查床上，检查者挤压腓肠肌和比目鱼肌肌腹。正常情况下踝关节跖屈，跟腱完全断裂时踝关节不能跖屈。

在有些情况下，对跟腱损伤进行准确的判断存在困难，如巨大的血肿可能掩盖跟腱缺损，足外侧在屈肌可保留一定的跖屈肌力，Thompson 试验时如同时挤压到附属踝背屈肌（胫后肌、趾长屈肌、踇长屈肌等）可出现假阳性结果。这时需要借助影像学检查进行鉴别诊断。

（六）临床治疗

跟腱损伤的治疗包括保守治疗和手术治疗。治疗的选择应该基于对跟腱损伤的类型、损伤严重程度的全面评估，并综合考虑患者年龄、过去病史、整体健康状况、是否存在影响愈合的危险因素、患者的运动程度以及患者对功能恢复的预期程度来做出。

1. 保守治疗

（1）保守治疗适应证：适用于大多数的跟腱过度使用性损伤、部分不完全性撕裂、因为年龄、活动性差、健康状况差、皮肤完整性差及合并严重系统性疾病不适合手术或主观不愿意手术的跟腱断裂患者。

（2）保守治疗方式：保守治疗的跟腱康复过程包括最初的制动，继而温和地恢复关节活动范围，然后逐步增强肌力，最终重新获得肌腱功能。

（3）腱周炎：简单的保守治疗措施通常对跟腱腱周组织的急性炎症比较有效。治疗的开始首先是休息，休息的时间长短根据疼痛严重程度和持续时间来决定。冰敷有助于减轻急性疼痛和炎症。非甾体抗炎药也可改善症状。采用小的鞋跟垫或传统的减震支具可以进一步减轻急性症状。

对慢性腱周炎疼痛患者的治疗首先是完全的休息，然后逐步有序地重返运动。应该仔细检查患者最近的训练情况，以便发现可能导致症状发生的错误训练方法或训练计划改变。冰敷、冷热交替浴足、超声治疗等物理治疗可帮助改善疼痛和减轻局部炎症。很多腱周炎患者小腿三头肌紧张，肌力有所下降。跟腱紧张可以通过拉伸练习来治疗，还可以睡眠时佩戴背屈 5° 的踝 - 足矫形器，连续佩戴 3 个月。多数运动员，尤其是跑步运动员，可以获益于分阶段的交叉训练模式：首先进行水中慢跑和游泳，然后是固定式脚踏车运动，最后进行爬楼梯和越野滑雪机训练。对适合的患者选用能减少脚后跟撞击力并控制过度内旋的支具以长期获益。类固醇激素的腱周局部注射曾被用于抑制炎症和瘢痕形成，但是同时增加了对跟腱机械性能的负面作用，可能影响跟腱的完整性，并有可能增加跟腱断裂的风险，故目前不推荐应用。松解术对腱周炎的治疗有所帮助，此技术是用稀释的局麻药缓慢注射入腱鞘以达到松解黏连的目的。操作时可在超声引导下进行进针点的准确定位。

（4）跟腱变性：单纯的跟腱实质内变性一般没有症状，但患者可合并有腱周炎，表现为运动相关的疼痛和肿胀，治疗上参照腱周炎的治疗进行。跟腱增厚、结节合并急性疼痛发作常常提示跟腱部分撕裂。

（5）跟腱撕裂 / 断裂：用超声检查确定踝关节跖屈 20° 或更小角度时跟腱的位置。如果跖屈 20° 仍有跟腱分离，建议手术治疗。非手术治疗从制动期开始。首先，下肢用支具制动 2 周，以利血肿的机化，然后改用短腿支具或可调节关节角度、抬高后跟的靴形支具。后侧可开口的行走支具方便治疗过程的超声检查监控。一般佩戴短腿支具 6 ~ 8 周后，患者可以解除支具，开始进行柔和的关节角度练习。后跟垫用于支具和普通鞋过度阶段。后跟垫的厚度从 2cm 开始，逐步减少至 1 个月后 1cm，2 个月后去除后跟垫。患者可于 8 ~ 10 周后开始进行小腿后侧肌群的渐进抗阻训练，4 ~ 6 个月后逐步恢复跑步训练。但患者应知晓达到最大的跖屈肌力可能需要 12 个月或更多的时间，而之后常残留有一定程度的肌力减弱。

2. 手术治疗　跟腱手术治疗的绝对适应证：急性断裂及很可能的断裂、大的部分断裂、再次断裂。相对适应证：慢性跟腱变性（病程超过 6 个月）、合并跟腱变性的慢性腱周炎（病程超过 6 个月）、长期保守治疗（超过 6 个月）失败。

禁忌证：高龄、活动差、健康状况差、皮肤完整性差、系统性疾病。

（1）腱周炎的手术治疗方法：通常为内侧入路肌腱松解术，同时清理并切除退变的腱旁组织；术中探查腱旁组织的内外侧及后侧，前方脂肪组织为肌腱血供来源，需保留。

（2）跟腱变性的手术治疗方法：为纵行切开腱旁组织、探查肌腱。如果跟腱大部分正常，就在跟腱上做数个纵向切口；如果跟腱异常，切除退变的肌腱部分并将缺损处缝合；缺损大时，需行扩大清理。缺损区域可用跖肌肌腱、屈指肌肌腱和翻转活瓣来修补加强，首先要修补肌腱撕脱部分。术后患者需要佩戴可调节关节角度、抬高后跟的靴形行走支具，制动时间一般为 2 ~ 6 周。术中切除范围较小的患者，术后需制动 2 周；术中切除范围较大的患者，术后需制动 4 ~ 6 周。每日进行数次关节活动角度的训练。运动员逐步恢复运动需要经过一系列全面的力量康复程序，见前述慢性腱周炎的保守治疗。

（3）跟腱断裂的手术治疗技术多样，从开放手术修补，微创手术，到内镜辅助下修补，不同的手术各有提倡和反对者。术式的选择应根据患者的年龄、康复潜力、对运动能力的预期、患者意见以及手术医生的经验综合考虑而最后决定。经皮修补的再断裂率和腓肠神经损伤的危险都比较大，目前大多数医生都倾向于开放修补。开放修补手术也包括多种方式，如断端的端 - 端直接缝合、筋膜加固或肌腱移植等。因为尚无证据表明加固手术比端 - 端吻合技术更有优势，在一些国家这些手术仅仅被推荐用于延迟修补和较少见的复发性再断裂。

（七）照护

1．**心理疏导**　安慰患者，解除焦虑情绪，使其积极配合治疗及护理。

2．**缓解疼痛**　教会患者疼痛评估方法，正确评估疼痛，根据评估结果采取有效的止痛措施。保持环境安静，予以心理疏导，采用放松疗法转移患者注意力，如听音乐，看报纸，家属陪伴聊天。

3．**体位指导**　患肢垫软枕抬高 15°~20°，以促进静脉回流。一般术后患肢行膝屈曲 30°、踝跖屈 30° 位，过膝石膏固定。密切观察患肢末梢血液循环，若出现患肢青紫或苍白、疼痛加重或麻木等异常情况，应立即报告医生检查伤口。

4．**饮食指导**　鼓励患者进食高热量、高蛋白质及富含维生素的饮食，以增强抵抗力和促进肌腱修复。

（八）康复

1．**功能评定**

（1）运动功能

1）肌力：应重点检查小腿三头肌的肌力，对肌腱损伤诊断和疗效评定有重要作用，具体评定方法参照本教材第一章。

需注意患者主动跖屈踝关节动作能否完成，并与健侧对比。肌腱完全断裂者，在进行徒手肌力检查时，可见近端肌肉回缩隆起；进行抗阻肌力检查时，肌腱损伤部位出现疼痛有助于肌腱损伤的诊断与鉴别诊断。

2）关节活动范围：肌腱损伤后关节功能检查中最常用的评定项目之一，不论是肌腱损伤后的疼痛或炎症黏连、继发性或失用性关节挛缩及肌肉短缩，均可引起关节活动障碍及肢体柔韧性障碍，从而影响关节活动度。跟腱损伤后，需检查踝关节被动活动度是否正常，是否出现背伸活动超过健侧的情况。此外，还需检查同侧膝、髋关节活动范围，具体评定方法参照本教材第一章。

3）平衡和协调功能：跟腱损伤患者的平衡功能和协调功能均可能受到影响，具体评定方法参照本教材第一章。

4）步行功能评定和步态分析：下肢肌腱损伤患者的步行功能会受到影响，患侧下肢可因步行时疼痛出现"疼痛步态"，临床表现为患者尽量缩短患肢的支撑期，使其对侧下肢摆动加速，步长缩短，又称短促步态。跟腱损伤后，可出现"小腿三头肌软弱步态"，表现为患足后蹬无力，足跟离地延迟导致支撑后期患侧髋下垂，身体向前推进速度减慢。具体评定方法参照本教材第一章。

（2）感觉功能

1）感觉：需评定轻触觉、痛温觉和本体感觉，其中本体感觉应作为重点评定内容，

2）疼痛：小腿、踝、足骨折与脱位损伤急性期和恢复期均需要对疼痛进行评估，要了解疼痛发生的原因或诱因，疼痛的部位、性质、程度，加重或缓解因素，持续时间、与活动是否相关，是否伴有全身症状如发热、乏力、消瘦、皮疹等。在此基础上对疼痛的强度、疼痛性质、疼痛相关心理问题进行评估，选择合适的康复治疗方法，并评估疗效。

（3）关节功能

1）Arner-Lindholm 标准：美国足与踝关节协会踝与后足功能评分也可用于评定肌腱损伤后的踝关节功能，但国际上使用较多的是 Arner-Lindholm 标准（表 3-6-2）。

表 3-6-2　Arner-Lindholm 评定标准

分级	评定标准
优	患者无不适，行走正常，提踵有力，肌力无明显异常，小腿围度减少不大于 1cm，背伸或跖屈角度减少不大于 5°
良	有轻度不适，行走稍有不正常，提踵稍无力，肌力较健侧减弱，小腿围度减少不大于 3cm，背伸角度减小在 5°~10°，跖屈角度减少在 5°~15°
差	患者有明显不适，跛行，不能提踵，肌力明显减弱，小腿围度减少大于 3cm，背伸角度减少在 10° 以上，跖屈角度减小大于 15°

2）Termann 跟腱损伤的临床评价标准

优，90~100 分；良，80~89 分；可，70~79 分；差，60~69 分。具体评定标准见表 3-6-3。

（4）心理功能：肌腱损伤患者，急性期主要表现为焦虑，若存在并发症、肌腱愈合不良或伴有踝足关节功能障碍时可有抑郁，需要及时给予心理功能评定及治疗，具体评定方法参照本教材第一章。

（5）日常生活能力：肌腱损伤后，由于患侧下肢功能受限使其如厕、站

表 3-6-3　Termann 跟腱损伤的临床评价标准

变量	评分	变量	评分
踝关节背伸（与健侧比较）		75%～84%	6
无增加	10	65%～74%	2
增加 1°～5°	5	疼痛	
增加 6°～10°	1	无	10
增加 >10°	0	最大用力时	8
踝关节跖屈（与健侧比较）		中等用力时	3
无增加	10	正常用力时	2
增加 1°～5°	5	主观力量减弱	
增加 6°～10°	1	无	10
增加 >10°	0	最大用力时	8
胫骨结节以远 10cm 小腿周径		中等用力时	3
无差异或大于健侧	10	正常用力时	2
患侧小 1cm	5	与受伤以前相比运动水平	
患侧小 2cm	3	完全恢复	10
患侧小且大于 2cm	0	下降很少	8
单足脚跟抬起		明显下降	6
完全正常（1 分钟）	10	受限	2
不完全（10 秒）	5	对天气的敏感性	
仅能尝试	1	不敏感	5
不能	0	敏感	0
Thompson 挤压试验		对于治疗的主观评定	
阳性	5		10
阴性	0		8
与健侧比较等张力位			6
95%～100%	10		2
85%～94%	8		

立、行走、转移等日常生活活动部分受限。急性期日常生活能力评定采用改良巴氏指数评定表，恢复期采用 IADL 评定，具体评定方法参照本教材第一章。

（6）社会参与能力：肌腱损伤后，由于患侧肌力、肌耐力下降、活动度减少、本体感觉异常等功能受限，站立、行走等日常生活活动受到影响，最终会影响患者的生存质量、劳动、就业和社会交往等能力。需要进行生存质量、休闲娱乐、社会交往、劳动力和职业评定。

2. 康复治疗目标　跟腱损伤的康复目标由减轻疼痛、肿胀开始，进而逐步恢复踝关节活动度和力量，最终达到重建协调运动和安全恢复体育运动功能的目的。

3. 康复治疗方法　跟腱损伤的成功康复建立在对跟腱解剖、损伤类型、细胞修复机制、治疗方案选择、患者年龄、病史、社会史及运动项目等内外在因素的全面了解基础上，通过对相关因素的综合分析考虑，为患者制订个体化的康复治疗方案。

跟腱修复术后的康复对于重新获得活动、力量和功能而言非常关键。一般患者术后 4 ~ 5 周佩戴下肢支具，为了预防术后关节僵硬逐渐进行负重和活动练习，继而康复进程逐渐进展到力量训练、步态、平衡活动的训练。

根据跟腱损伤愈合过程不同时期的特点，康复过程也可分为不同的阶段，并且每个阶段的康复目标各有重点，共同为总体康复目标服务。跟腱修复术后的主要康复目标及相应的治疗方法见表 3-6-4。

表 3-6-4　跟腱修复术后的康复目标及康复治疗方法

康复目标	治疗方法
减轻疼痛和肿胀	按摩、压力治疗、渐变压力衣、冰敷、冷热水交替浴、电疗都是消肿的有效手段
保护跟腱修复的同时恢复踝关节的背屈	治疗师或教练应不断评估患者的临床表现以调整康复进程 热身运动、按摩、深部透热治疗都可以与牵伸治疗结合进行，以利于恢复踝背屈 关节囊僵硬和挛缩的患者进行被动关节活动度训练时会给关节面带来额外的压力。为解决这个问题，进行关节松动术时，关节活动度训练之前应着重进行关节分离和关节移动
安全地增强腓肠肌 - 比目鱼肌 - 跟腱运动单元	单独的运动单元力量强化可通过用弹力带、闭链运动进行渐进抗阻训练 足与地面或器械接触的闭链运动被认为比开链运动更安全。如坐位踝泵运动、双侧踝泵运动、在平衡板或弹簧垫上的踝泵运动
增强整个下肢的力量和协调性	用于增强组运动单元的方法也适用于整个下肢。结合游泳、水下慢跑、自行车训练等方法有利于康复进程

续表

康复目标	治疗方法
安全有效地恢复体育运动（在三头肌 - 跟腱运动单元、受伤下肢、运动员整体康复的同时，重点预防再损伤，尤其是跟腱再断裂）	用自行车运动、水下运动来促进有氧运动能力恢复、同时促进双侧下肢的运动协调能力

　　跟腱修复术后，最初 6 周大致是跟腱愈合的炎症期和增生期，此阶段跟腱最脆弱；接下来的 6 周至术后 12 个月内，跟腱愈合进入重塑期（包括巩固阶段和成熟阶段），跟腱强度逐渐增强。术后的康复进程应根据跟腱愈合阶段的特点进行。跟腱修复术后的下肢固定时间、开始下肢承重的时间尚存在一定争议，应由手术医生根据患者具体情况决定。由于年龄、损伤情况、再次损伤情况、整体健康状况、康复治疗依从性、组织恢复情况以及损伤程度等因素的不一致，不同的患者康复的节奏各有差别。个性化的康复方案应在保证跟腱的修复和促进功能恢复之间寻求平衡，以减少并发症的产生，促进功能的最大限度恢复。由物理治疗师 DanEnz 和威斯康星州大学运动医学物理治疗团队共同开发的跟腱修补术后康复指南除了时间规定外还提出了康复阶段的进阶标准（表 3-6-5 ~ 表 3-6-9）。

表 3-6-5　第一阶段（手术到术后 2 周）

项目	内容
康复指导时间	康复指导从术后 14 ~ 16 天开始
康复目标	保护手术修复的跟腱 伤口愈合
注意事项	持续使用下肢支具，保持踝关节跖屈 20°~ 30° 使用拐杖辅助情况下进行患肢地面接触 保持切口干燥 注意是否存在感染征象 在第一周避免长时间的足支撑体位以利伤口愈合
耐力训练	上身功率循环仪训练
进阶标准	术后 2 周

表 3-6-6   第二阶段（达到第一阶段进阶标准后，一般为术后 2~4 周）

项目	内容
康复指导时间	12 次 / 周
康复目标	使用支具及辅助拐杖进行耐受性负重以正常化步态 保护修复的跟腱 主动背屈踝关节至中立位
注意事项	术后 2~3 周：除了康复治疗的时间，持续使用支具保持踝关节跖屈 10° 术后 3~4 周：除了康复治疗的时间，持续使用支具保持踝关节跖屈 0° （根据疼痛、肿胀、伤口情况）使用支具及辅助拐杖进行耐受性负重 不要浸泡切口（如在池子或澡盆中） 注意观察是否存在伤口愈合不良情况
建议的治疗性练习	无痛的主动踝关节活动度训练，包括踝关节初级运动及踝泵等 无痛的踝关节等长运动：内翻、外翻、背屈和次最大范围跖屈 开链髋关节及核心肌群力量训练
耐力训练	上身功率循环仪训练或上肢功率循环仪训练
进阶标准	术后 4 周 无痛主动踝关节背屈至 0° 无伤口并发症；如果出现伤口并发症应请医师会诊

表 3-6-7   第三阶段（达到第二阶段进阶标准后开始，一般为术后 4~8 周）

项目	内容
康复指导时间	每周一次
康复目标	在水平地面不使用支具或足跟垫，步态达到正常化 单足站立 10 秒，控制良好 主动关节活动度达背屈 5° 至跖屈 40°
注意事项	逐步停止使用支具：从在网球鞋中使用 1~2.25 英寸（2.5~5.7cm）的后跟垫，从在水平表面进行短 距离行走开始，根据外科医生的意见，在第 5~8 周逐渐移除足跟垫 避免修复部位的过度张力（避免矢状面的过大运动、任何背屈姿势下的猛烈跖屈、剧烈的被动关节活动度以及冲击性运动）
建议的治疗性练习	额状面及矢状面的踏步练习（侧步，交叉步，交叉侧进步） 主动踝关节活动度练习 柔和的腓肠肌、比目鱼肌牵伸 静态平衡练习（从双足站立开始，到双足平衡板站立或窄的支撑板站立，逐步进展到单足站立） 双足站立指鼻练习

续表

项目	内容
建议的治疗性练习	利用阻力带进行踝关节伸展训练 低速和部分关节活动度范围的功能性运动（蹲、向后迈步、前冲步） 髋关节及核心肌群力量训练 如果伤口完全愈合可进行水中训练
耐力训练	上身功率循环仪训练或上肢功率循环仪训练
进阶标准	不使用支具的情况下步态正常 蹲至膝关节屈曲 30° 而不引起重心转移 单足站立 10 秒，控制良好 主动关节活动度达背屈 5° 至跖屈 40°

表 3-6-8　第四阶段（达到第三阶段进阶标准后开始，一般为术后 8 周）

项目	内容
康复指导时间	1~2 周一次
康复目标	在任何地面上不使用支具或足跟垫，步态达到正常化 单足站立 10 秒，控制良好 踝关节主动关节活动度达背屈 15° 至跖屈 50° 功能性运动控制良好且无痛，包括上、下楼梯、蹲踞和前冲步
注意事项	避免强烈的冲击性运动
建议的治疗性练习	额状面及横断面的敏捷性练习（从低速到高速逐渐过渡，然后逐步增加矢状面训练） 踝关节主动关节活动度练习 腓肠肌、比目鱼肌牵伸 多维度的本体感觉训练——单足站立 单足站立指鼻练习 静态平衡练习（从双足站立开始，到双足平衡板站立或窄的支撑板站立，逐步进展到单足站立） 双足站立碰鼻练习 踝关节力量训练——向心性及离心性腓肠肌力量训练 功能性运动（蹲、向后迈步、前冲步） 髋关节及核心肌群力量训练
耐力训练	固定单车练习，漫步机练习，游泳
进阶标准	不使用支具的情况下在任何平面步态正常 蹲踞、前冲步至膝关节屈曲 70° 而不引起重心转移 单足站立 10 秒，控制良好 踝关节主动关节活动度达背屈 15° 至跖屈 50°

表3-6-9　第五阶段（达到第四阶段进阶标准后开始，一般为术后 4 个月）

项目	内容
康复指导时间	1～2 周一次
康复目标	运动和工作的特定活动控制良好，不产生疼痛，包括冲击性运动
注意事项	运动后的酸痛应该在 24 小时之内解决 避免运动后的肿胀 避免跛足跑
建议的治疗性练习	冲击性控制运动练习，从双足——双足练习，逐步进展到单足到另侧足，单足到同侧足练习 运动控制练习从低速、单维度到高速、多维度运动过渡 运动 / 工作的特定平衡和本体感觉训练 髋关节及核心肌群力量训练 针对患者特殊的肌肉不平衡状态进行牵伸
耐力训练	模仿运动或工作所需的特定能量需求
恢复运动 / 工作准备	在多维度的活动中能灵活地进行神经肌肉控制，不引起疼痛或肿胀

（范春建　吴铭柯）

三、跛外翻术后的照护与康复

（一）概念

跛外翻（hallux valgus）是指跛趾在第一跖趾关节处向外偏斜超过正常生理范围的一种前足畸形。跛外翻作为前足最常见的病变之一，病变畸形复杂多变，治疗方案也因人而异，需要选择患者合适的个体化治疗方案，获得满意的疗效。

（二）损伤机制

本病损伤机制并未完全阐明。既往研究认为跛外翻的发生发展由多种因素所致，包括鞋具穿戴习惯、遗传、创伤、系统性关节疾病等。

在穿鞋人群中，有症状、伴有疼痛的跛外翻畸形更为普遍。穿戴前足紧束的鞋具被认为会促进跛外翻的发生发展。目前也有研究表明，穿戴高跟鞋导致前足负重过大，是促成年轻女性跛外翻高发的重要因素。

遗传因素在青少年跛外翻人群的发病机制中起到重要作用，青少年跛外翻往往具有家族聚集性，并存在较高的母性遗传率。创伤所致的跖趾内侧关节囊破坏，也会影响跖趾关节稳定性，导致踇外翻发生。类风湿关节炎患者中，因滑膜炎造成跖趾关节囊破坏，也会导致踇外翻畸形。

（三）临床表现

踇外翻主要表现为第 1 跖趾关节远端的踇趾向外侧偏斜，故而得名。第 1 跖趾关节内侧成角，关节内侧骨性增生，出现明显骨赘。骨赘表面的关节囊软组织磨损挤压，产生红肿疼痛，称为踇囊炎。踇趾远端向外侧偏斜，挤压第 2、3 足趾等，可产生叠趾畸形，足趾相互挤压可导致挤压部位产生痛性胼胝。由于第 1 跖趾关节外翻畸形，该区域负重能力下降，前足内侧主要负重区域转移至第 2、3 跖骨头下区域，导致后者区域下产生痛性胼胝，在行走步态中足跟推离地面、前足负重时尤为明显。

（四）辅助检查

常规行足负重正侧位 X 线片，并测量相应角度评估踇外翻畸形程度。

1. **踇外翻角**　第 1 跖骨和第 1 近节趾骨干轴线的夹角，正常值小于 16°。

2. **第 1/2 跖骨间角**　第 1、2 跖骨干轴线的夹角，正常值小于 10°。

3. **第 1 跖骨远端关节角**　第 1 跖骨头关节面与第 1 跖骨轴线的交角，正常为跖骨头关节面向外侧倾斜小于 7°。

4. **第 1 趾骨间角**　第 1 趾近节及远节趾骨轴线的夹角，正常小于 10°。

5. **关节匹配度**　第 1 跖骨头和近节趾骨的关节表面是否有半脱位，如果关节的两侧倾斜，关节是不匹配的。

足部 CT 检查有助于评估跖骨有无旋转、跖趾关节退变程度等，在合并中后足畸形（如平足症）或关节退变严重的病例中（如类风湿关节炎）对后续的诊治具有一定的参考意义。

（五）诊断

基于病史询问、查体及负重足 X 线片检查，即可对踇外翻畸形做出诊断。踇外翻基于畸形病变程度，可分为轻、中、重三度。

轻度踇外翻指踇外翻角小于 20°，第 1/2 跖骨间夹角小于 13°。第 1 跖趾关节常是匹配的，畸形可能由第 1 趾骨外翻引起。中度踇外翻指踇外翻角

20°~40°，跖骨间夹角 13°~20°。跖趾关节常不匹配（半脱位），跛趾旋前并常对第 2 趾造成压迫。重度跛外翻指跛外翻角大于 40°，跖骨间夹角 20° 或更大。跛趾旋前并常常重叠在第 2 趾之上或之下，跖趾关节不匹配。第 2 跖骨头下时常有转移性疼痛，可能有关节炎改变。

（六）临床治疗

目前主流观点认为，对于仅有畸形、不伴有疼痛不适症状或症状较轻的患者，应考虑保守治疗。进行健康宣教，指导选择宽松的前足鞋具、减少或避免穿戴高跟鞋、佩戴足趾间垫及前足减压鞋垫、应用跛外翻拉力带锻炼等措施，延缓畸形进展。对跛囊炎症状明显者，可局部或口服应用非甾体消炎镇痛药可起到缓解症状的作用。对于合并系统性疾病者应积极控制原发疾病。

对于畸形较重、症状突出、保守治疗欠佳、影响日常生活工作者，可考虑施行手术治疗。手术方式较多，应根据患者的具体情况选择合适的手术方式。常规术式包括如下：

1. **软组织松解术（Silver 术）**　Silver 术式即软组织松解术，可单独应用于轻中度跛外翻畸形病例中，纠正轻中度增大的跛外翻角；也可用于其他骨性术式的联合术式。Silver 术包括跖趾关节外侧关节囊松解、内收肌松解、内侧骨赘切除及内侧关节囊紧缩；并视情况行籽骨悬韧带及跖横韧带松解。

2. **跖骨截骨术**　跖骨截骨术广泛应用于中重度跛外翻畸形术中，其中 Chevron 截骨术为跖骨远端 V 形截骨、Scarf 截骨术为跖骨干部 Z 形截骨、改良 Ludloff 截骨术为跖骨近端截骨。跖骨截骨后，远端截骨块可以向外侧推移，均可纠正过大的第 1/2 跖骨角，纠正跛外翻畸形。纠正畸形后，可使用钢板或螺钉固定截骨面。

3. **趾骨截骨术**　近节趾骨基底部截骨（Akin 术），可用于轻中度的跛外翻畸形矫形。通过近节趾骨基底部闭合截骨，可以纠正软组织手术及跖骨截骨术式残留的跛外翻或趾骨间外翻畸形，也可以用于纠正跛趾旋转畸形。

4. **关节融合术**　跖趾关节融合术适用于跖趾关节炎病例，该术具有同时矫正跛外翻畸形、跖骨远端关节面不匹配与跛趾的旋转畸形的能力。该术的优点是能有效地解除第 1 跖趾关节疼痛，使跛趾保持较好地负重功能。尤其适用于术后对负重行走功能有较多要求者。缺点是丧失了第 1 跖趾关节的活动度，患者可能受限于某种活动，术后需要较长时间的适应期。

跖楔关节融合术（Lapidus 术）适用于拇外翻合并平足、第 1 跖列不稳定的病例。通过融合近端的跖楔关节，稳定第 1 跖列，纠正拇外翻畸形。

5. 人工跖趾关节置换术 该术适用于跖趾关节面不匹配且术后要求活动相对较少的患者。硅胶假体在国外已使用 50 余年，临床中发现有硅胶假体松动、假体柄的末端碎裂、关节滑膜炎等并发症。

6. 微创术式 拇外翻微创术式成为近年来热门领域，主要应用于轻中度的拇外翻矫形病例，尤其是有美容需求的年轻人群体。目前第 3 代微创拇外翻技术逐渐成为主流，该术式主要包括软组织松解以及透视引导下的跖骨颈近端截骨及螺钉内植入固定等步骤。中远期疗效有待进一步报道。

（七）照护

拇外翻患者一般具有一定的自理能力，围术期照护重点为术后照护。

1. 伤口护理 矫形术后伤口创面大，容易出现伤口感染及延迟愈合等术后常见并发症。须注意保持伤口敷料清洁干燥，如若创面敷料潮湿渗血，应当及时换药。伤口如出现感染及愈合欠佳状况，可采用抗感染、局部创面清创缝合、银离子敷料覆盖、使用低过敏性伤口敷料贴、加强营养支持等有效措施促进伤口愈合。行关节融合术、创面较大的患者，往往放置引流管，需妥善管理引流管道。

2. 疼痛管理 严重的术后疼痛可导致患者睡眠不足、情绪激动、烦躁不安，对随后的康复锻炼引起抗拒和阻碍，因此快速高效的缓解疼痛对患者的康复及预后极为重要。术后即行 NRS 评分，根据分级进行心理疏导，疼痛剧烈时及时报告医生予以药物干预。

3. 血运观察 术后松止血带后，应常规观察患者末梢血运有无恢复，如若出现患趾苍白、皮温低等，应当警惕血管损伤，及时查明原因，如若持续血运不恢复，应及时探查修复供血血管。术后至病房，也应定期查看足趾末梢有无肿胀、苍白、紫绀等情况，依据病情应用血管活性药物甚至手术探查修复血管等。

4. 出院指导 术后每 2～3 天伤口换药，12～14 天拆线，保持敷料干燥整洁。术后 1 个月内适度下地，主要行不负重的下肢肌力锻炼。如确需下地，应穿戴前足减压鞋或木屐等以保证前足无负重，利于恢复；同时建议患者家属搀扶，避免摔倒造成二次损伤。术后 3 个月、6 个月及半年门诊复查，在医生指导下行康复锻炼。

（八）康复

1. 早期功能锻炼 术后第 1 天，协助患者进行下地活动行走，满足上厕所等日常需要。康复动作以踝关节屈伸活动、旋转活动为主；同时可行下肢肌肉等长收缩锻炼，3min/ 次，3~4 次 /d。嘱咐患者依据自身情况锻炼，以无不适感为宜。

2. 恢复早期康复锻炼 术后 2 周内，指导患者被动活动，再做被动屈伸第 1 跖趾关节（融合术除外），3~4min/ 次，1~2 次 /d，动作轻柔避免内固定失败。

3. 恢复后期康复锻炼 术后 2 周后，切口已拆线。行第 1 跖趾关节主被动功能锻炼，5min/ 次，3~4 次 /d。术后 3 个月骨性结构愈合后，可逐步开展站立提踵训练。

（陆　佩　邱小峰）

第七节　腕关节疾病照护与康复

一、桡骨远端骨折的照护与康复

（一）概述

桡骨远端骨折是距桡骨远端关节面 3cm 内的骨折，这个位置是松质骨与密质骨的交界处，是力学上的弱点，一旦遭受外力容易骨折。占全身骨折的 10%~16%，上肢骨折的 14%，前臂骨折的 75%。由于其解剖结构的特点，尤其好发于骨质疏松症患者，为骨质疏松性骨折高发病种之一。

（二）损伤机制

前臂任何外伤都可能导致桡骨远端发生骨折，包括剪切应力、纵向压缩及过伸过屈伤等多种形式的直接或间接暴力，其中最为常见的原因是在跌倒时，患者手部着地，暴力向上传导至桡骨远端而造成骨折。根据受伤当时腕关节的状态，分三种类型：

1. 伸直型骨折（Colles 骨折） Colles 骨折多为腕关节处于背伸位、手掌着地、前臂旋前时受伤。典型畸形姿态即侧面看呈"银叉"畸形，正面看呈"枪刺样"畸形。X线可见骨折远端向桡、背侧移位，近端向掌侧移位。

2．**屈曲型骨折（Smith 骨折）**　受伤时腕关节屈曲、手背着地引起，也可由于腕背部受到直接暴力打击发生。受伤后腕部下垂，局部肿胀，腕背侧皮下瘀斑。X线片可见典型移位，近折端向背侧移位，远折端向掌侧、桡侧移位。可合并下尺桡关节损伤、尺骨茎突骨折和三角纤维软骨损伤。

3．**桡骨远端关节面骨折伴腕关节脱位**　桡骨远端关节面骨折伴腕关节脱位（Barton 骨折）是桡骨远端骨折的一种特殊类型。在腕背伸、前臂旋前位跌倒，手掌着地，暴力通过腕骨传导，撞击桡骨关节背侧发生骨折，腕关节也随之而向背侧移位。其发生率占全身骨折的 0.1%。临床上表现为与 Colles 折相似的"银叉畸形"及相应的体征。X线拍片可发现典型的移位。当跌倒时，腕关节屈曲、手背着地受伤，可发生与上述相反的桡骨远端掌侧关节面骨折及腕骨向掌侧移位。这类骨折较少见，临床上常漏诊或错误诊断为腕关节脱位。只要仔细阅读 X 线片，诊断并不困难。

（三）临床表现

1．**症状**　由于损伤机制和暴力程度不同，桡骨远端骨折移位、肢体肿胀和畸形的程度也不同，患者的症状和体征存在差异。主要症状为腕关节周围疼痛、肿胀、瘀斑和活动障碍，伸直型骨折（Colles 骨折）可呈现典型的"餐叉手"和"枪刺手"畸形，其尺桡骨茎突在同一平面，前臂"直尺"试验呈阳性，屈曲型骨折（Smith 骨折）的畸形表现与伸直型骨折正好相反。若掌侧移位骨折端压迫正中神经，可引起正中神经刺激征，表现为手掌桡侧 3.5 个手指麻木等。桡骨远端骨折也可造成肌腱断裂，如拇长伸肌腱断裂。若为开放性骨折，可伴随皮肤软组织损伤，造成出血、骨折端外露，需急诊处理。

2．**体征**　专有体征为桡骨远端畸形、异常活动、骨擦音或骨擦感。在体格检查过程中，应特别关注上肢及其他系统的损伤情况，先对患者进行全身诊断及评估，再进一步对损伤局部进行检查。腕部检查应按照视（肿胀、畸形和皮肤完整性）、触（桡动脉指动脉、神经感觉分布）、动（手指活动情况）、量（上肢长度）的顺序依次进行。

5.4%～8.6% 的桡骨远端骨折伴有正中神经受压，因此体格检查时应特别予以注意。此外，还应检查前臂和肘关节的损伤情况，患者可能合并腕舟骨骨折、Galeazzi 骨折、Monteggia 骨折和 Essex-Lopresti 损伤等。体格检查中发现鼻烟窝存在压痛时，须警惕腕舟骨骨折的发生。如有可疑，在摄片时，应加摄舟骨位 X 线片或行 CT 检查。一旦漏诊，极易造成舟骨不愈合，导致腕关节功能恢复延迟。

Essex-Lopresti 损伤是指桡骨头骨折、下尺桡关节脱位及骨间膜撕裂的三联损伤，因此对于桡骨头骨折患者，一定要检查腕部是否有压痛及脱位，并拍摄包含肘部、腕部的前臂全长 X 线片以防止漏诊。在体格检查和反复手法复位过程中，也应警惕骨折移位加重及继发性血管、神经损伤。

（四）辅助检查

1．X 线　X 线进行平面诊断时主要为桡骨关节位置平面检测，对于骨折范围较大且损伤较为显著的桡骨、腕关节诊断较为方便，通过 X 线正侧位诊断时整体诊断结果良好。当桡骨骨折合并腕骨骨折时常会显示为腕骨间隙消失以及排列紊乱，腕关节至少有一条弧线出现中断问题，桡骨中轴仅穿过头状骨但并未穿过月骨。当 X 线平片有上述问题时即可判定出现骨折。但各种骨折损伤程度有较大差异，因此骨折并不严重患者，X 线为重叠影像，诊断难度较大，因此极易漏诊。同时由于 X 线检查对于软骨组织分辨率较差，因此对于创伤不显著患者也无法明确诊断骨折范围和程度。临床医师对腕关节骨折检查时需注意是否有软骨组织损伤，需对损伤位置进行加照斜位片进而确定骨折位置，此种方式方可提升骨折诊断检出率。

2．CT　近年来，CT 及其图像后处理技术不断发展进步，并逐渐广泛被应用在骨折诊断中。CT 能够对微小、复杂的骨折累及范围与分型进行明确，通过此检查对骨折实施诊断，能够为骨折的诊断、分型、损伤程度评估、治疗方案确定等提供可靠性依据。CT 诊断时横断面薄层切片效果更好同时三维重建技术可进行 360° 整体分析，进而对各个方面骨折线均可有效显示，因此可极大弥补二维诊断不足，使得细小骨折无处可藏。CT 三维重建技术显示图像，由其为腕骨三维重建，不仅可显示尺桡骨损伤状况，同时对复杂性桡骨远端患者分型也更为准确。

3．磁共振检查　MRI 在桡骨远端骨折的应用，主要针对于合并三角纤维软骨复合体损伤、关节软骨损伤、腕关节周围肌腱韧带损伤、腱病、腕关节不稳、慢性疼痛、炎症等的诊断及鉴别诊断。

（五）骨折分型及特点

目前临床常用的桡骨远端骨折分型为 AO 分型，将桡骨远端骨折共分 A、B、C 三大类，每类有 3 个组，每组又分 3 个亚组。

A 类：关节外骨折。包括 A1 型：孤立的尺骨远端骨折；A2 型：桡骨远端骨折，无粉碎、无嵌插；A3 型：桡骨远端骨折，粉碎、嵌插。

B 类：简单关节内骨折。包括 B1 型：桡骨远端矢状面骨折；B2 型：桡骨远端背侧缘骨折；B3 型：桡骨远端掌侧缘骨折。

C 类：复杂关节内骨折。包括 C1 型：关节内简单骨折（2 块），无干骺端粉碎；C2 型：关节内简单骨折（2 块），合并干骺端粉碎；C3 型：粉碎的关节内骨折。

（六）临床治疗

由于约 50% 以上的桡骨远端骨折为粉碎性骨折并涉及关节面，从而影响腕关节活动，如果治疗不及时及治疗方式不当，不仅短期会导致腕关节疼痛，长期更会导致腕关节僵硬、创伤性骨关节炎等并发症。因而把握桡骨远端骨折的治疗原则显得尤为重要，其治疗原则主要是恢复关节面的平整性，维持和稳定其解剖复位，同时最大可能地保护腕关节功能。治疗方式主要分为非手术治疗和手术治疗，非手术治疗主要是指闭合复位石膏托固定、小夹板固定或支具固定等，手术治疗主要包括经皮穿针内固定术、外固定架固定术、切开复位内固定术、髓内钉内固定术、腕关节镜、人工腕关节置换术及骨移植物应用等。

1. 非手术治疗 传统教科书中，桡骨远端骨折闭合复位后，多采用小夹板或石膏等固定，随着材料技术的革新、生物力学的发展，支具固定成为了一种新型的固定方式。

与传统夹板、石膏固定相比，支具具有质量轻、固定牢靠、易透气及操作简捷等优点，能够有效地避免因透气性差引起的皮肤瘙痒和压疮，并且可根据不同需要及时调整。

非手术治疗操作相对容易，尤其适用于部分高龄患者，老年患者常伴有基础疾病，这类患者手术风险较高，甚至不能耐受手术，并且老年患者多骨质疏松，即便行手术治疗也未必能达到稳定有效的内固定。非手术治疗也存在其弊端，可能导致肌腱损伤、关节僵硬、畸形愈合，复位不佳，易发生骨折再移位等，并进一步引起桡腕关节和桡尺远侧关节创伤性关节炎。桡骨远端非手术治疗，需定期复查，若手法复位或固定失败，需考虑手术治疗。

对于稳定性桡骨远端骨折，保守治疗常能获得满意临床疗效；对于不稳定性骨折的最佳治疗方式目前尚存在争议。目前临床上对于复位后短缩＞3mm，背侧成角＞10°或关节面塌陷＞2mm 的建议手术治疗。

2．手术治疗

（1）经皮穿针内固定术：经皮穿针内固定的优点：创伤小、费用低、相对容易操作、易于取出、对骨折断端血运破坏影响较少，有良好的临床应用价值。缺点包括针道感染、骨折再移位、肌腱损伤、桡神经浅支损伤等并发症。对于不能耐受切开复位内固定手术的患者及儿童患者可使用此术式。

研究表明经皮克氏针治疗儿童桡骨远端骨折术后骨折再移位的发生明显低于单纯的复位石膏固定，在临床中常将经皮穿针术与外固定或内固定联合应用治疗不稳定的桡骨远端骨折。

（2）外固定架固定术：外固定架是通过力学原理，由钢针发生变形而产生作用力，作用于骨折端形成轴向挤压力，来达到稳定骨折端的效果。其主要用于不稳定性关节外骨折、背侧移位明显的骨折、开放性关节内骨折等骨折类型。

外固定架的主要优点：①具有可调性，在支架的部分结构出现问题，可及时更换与调整；②具有一定的柔韧性，同时外固定架可在一定程度上撑开腕关节间隙，有利于显露桡骨远端关节面，并可对塌陷、旋转骨块实施可视下撬拨复位，亦可纠正并维持掌倾角及尺偏角，恢复桡骨远端高度，因而外固定支架可作为存在明显短缩的粉碎性桡骨远端骨折的首选治疗。

外固定架的缺点是易出现针道感染等相关并发症，同时因外固定需暴露在皮外，严重影响患者生活质量，因而临床医师更倾向于内固定治疗。但由于对周围软组织损伤低，可减小对骨折部位血供的进一步破坏及避免金属内置物细菌感染风险，外固定架固定常用于开放性桡骨远端骨折。

（3）切开复位内固定术：切开复位钢板内固定术多用于不稳定型桡骨远端骨折的治疗，如复杂的关节内骨折，采用非手术方法治疗后再次发生移位也应行切开复位内固定术。桡骨远端骨折传统的手术入路有掌侧入路、背侧入路和 Henry 桡骨远端入路等，由于桡骨远端掌侧缘平坦有利于钢板放置，且钛板表面有旋前方肌覆盖，减少了神经损伤及肌腱磨损的发生率，临床大多数类型的骨折患者选择掌侧入路。掌侧锁定钢板的优势在于允许术后腕关节早期活动，有助于避免关节黏连、创伤性关节炎等不良反应的发生。

（4）髓内钉内固定术：髓内钉作为一种新型的髓内固定系统，适用于简单、稳定的关节外桡骨远端骨折。该术式的优点在于手术切口较小，保留了骨折部位的血供，同时由于髓内钉系统是相对稳定系统，具有一定弹性，可刺激骨痂的生长，不会产生桡侧钢板对软组织激惹、肌腱神经损伤等并发症，由于该手术不适用于涉及关节面的复杂桡骨远端骨折，且髓内针费用昂贵，目前国内相关报道较少。

（5）腕关节镜：随着腕关节镜的发展，其在桡骨远端骨折中的应用逐渐增多，腕关节镜的优点是骨折复位过程能在可视下操作完成，能直接撬拨复位关节面并评估复位效果，避免螺钉进入关节腔。关节镜下行 TFCC 修复也有其显著的优势，同时手术创伤小、恢复快，与切开修复同样能获得满意的临床效果，而且，如果关节镜技术熟练，能显著节省手术时间。

（七）照护

1. **伤口护理**　在伤口彻底愈合之前注意保持伤口清洁和干燥。根据医生的建议进行伤口消毒换药。遵医嘱使用有效的抗生素积极控制感染，定期观察伤口愈合情况。一旦发现红肿、渗液或感染迹象，需立即就医。

2. **疼痛管理**　使用数字评分表动态评估疼痛的部位、性质、程度，运用放松技术、转移注意力（如听音乐、看书或聊天）等方法缓解疼痛，必要时使用镇痛药，观察镇痛效果及不良反应，做好用药护理。对于轻、中度疼痛推荐口服止痛药，如果出现疼痛加重或剧烈疼痛需排除伤口感染、骨折移位等可能，必要时尽早就医。

3. **活动护理**　避免长时间保持同一姿势，应注意活动肩部，防止关节僵硬。锻炼应循序渐进，既不能畏惧疼痛而拒绝锻炼，也不可过于急躁，以免活动幅度过大、力量过猛，造成软组织损伤。骨折愈合前避免使用患肢进行重力负荷活动，如举重、推拉等动作。

4. **主动运动**　①肘关节活动：通过缓慢屈伸、旋转前臂等动作，帮助恢复肘关节的灵活性；同时通过旋转腕关节和屈伸指间关节，保持其灵活性。②肌肉强化：使用轻量级的手臂绷带或橡皮筋进行肌肉强化练习，如屈曲和伸展手臂，避免肌肉萎缩。③在局部疼痛允许的范围内，鼓励患者自我照护，做一些力所能及的事情，锻炼肢体的功能，并给予足够的时间来完成各项日常生活活动。

5. **饮食和营养** 保持均衡的饮食，摄入足够的蛋白质、维生素、高钙和丰富膳食纤维的食物，以促进骨骼的愈合和健康。合并骨质疏松或骨密度降低时需补充维生素 D 等营养素和含钙高的食物，如牛奶、海米、虾皮等。

6. **注意事项** 在居家期间，确保环境安全，清除地面杂物，保持通道畅通，穿防滑鞋，避免跌倒或再次受伤。避免承重或过度用力。对于手术内固定后的患者，可使用三角巾悬吊来稳定手臂，以减轻重力。注意休息，保持心情愉快和充足睡眠。

7. **康复和随访** 按时进行康复训练，包括物理治疗和康复锻炼，以恢复肌肉力量和关节功能。遵循医生或康复治疗师的指导进行功能锻炼。根据复诊时间表，定期到医院进行复查和评估。

（八）康复

1. **康复功能评定**

（1）视觉观察：密切观察伤口周围情况，包括红肿、渗出等基本情况。

（2）形态学评定：测量双上肢肘关节上下 10cm 位置的围度并加以比较，明确患侧肢休有无肿胀以及肿胀的程度。

（3）疼痛评估：使用视觉模拟评分法、面部表情量表法、压力测痛法、疼痛日记评分法等任意一种方法评估患者在不同体位，不同活动状态下，不同时间段有无疼痛及疼痛的剧烈程度。

（4）感觉评估：切开复位钢板内固定手术可能损伤前臂神经，需要测试前臂神经感觉区域。

（5）关节活动范围测量：在保证患者安全的前提下，在允许限度内，测量肩、肘、腕关节各个方向的主动和被动活动范围。

（6）肌力评定：采用徒手肌力测量法测量肩前屈肌群、肩后伸肌群、肩内收肌群、肩外展肌群、肩内外旋肌群、伸肘肌群、屈肘肌群。

（7）心肺功能评定：常用心功能评定方法包括对体力活动的主观感觉分级（如心脏功能分级）、超声、心电心脏负荷实验等；常用肺功能评定方法包括呼吸困难分级、肺容积与肺通气功能测定等。

（8）手功能评定：采用 Carroll 手功能评定、Jebsen 手功能测试量表评估患者手的精细功能。

（9）ADL 评定：常用的基本 ADL 评定量表有改良 Barthel 指数、Katz 指数、PULSES、修订的 Kenny 自理评等。常用的工具性 ADL 评定量表有功能活动问卷、快速残疾评定量表等。

（10）心理评估：焦虑自评量表、抑郁自评量表等。

2. 康复方案 桡骨远端骨折后治疗的指导原则就是实现骨折部位的解剖复位，实现前臂及指间关节的实用性功能。一切治疗都应与骨折愈合、伤口愈合等具体情况相关联，所有早期干预技术都应该在安全范围内进行，达到安全有效的治疗效果。

桡骨远端骨折术后的康复流程：桡骨远端骨折术后康复时间分为三个阶段：第一阶段：保护期（术后2周内）；第二阶段：纤维形成期或骨折稳定期（术后第2~8周）；第三阶段：骨折愈合期（术后第8~12周）。根据相关康复指南和临床实践经验，我们将桡骨远端骨折术后的康复流程总结为下表（表3-7-1）。

表3-7-1 桡骨远端骨折术后的照护与康复方案

时间	康复计划
术后 3天内	治疗目的： 保持患侧上肢处于安全体位；保护修复后或受损的结构；保护伤口，避免减少感染风险，预防并发症 治疗方法： 1. 密切观察患者伤口，患肢被固定后，因肿胀及疼痛明显，建议患者卧床休息 2. 保护患肢，减轻负重。术后一般会辅以石膏固定或热塑性夹板给予外固定，患肢下垫垫子以抬高患肢促进远端回血，减轻患肢肿胀。密切观察肢体肿胀程度、感觉运动功能及血液循环情况，以防发生骨筋膜隔室综合征 3. 外固定后即可鼓励患者做伸指握拳运动 缓慢匀速最大限度张开手指，保持2~3秒，然后用力握拳，达到最大限度，保持2~3秒，术后3天内疼痛肿胀反应比较明显，运动同时辅以消肿PRICE原则 4. 冷疗 术后每次做完运动治疗后进行15~20分钟的冷敷治疗 注意事项： 1. 抬高患肢，密切观察患肢末端血运及感觉，防止骨筋膜间室高压及神经损伤 2. 肿胀明显者及时告知专科医师，结合临床对症处理 3. 鼓励患者主动训练患肢远端手指关节的自主训练，加强肌肉收缩，有利于前臂消肿 4. 严禁做腕关节的旋转运动 5. 注意查看外固定和前臂接触的骨突部位，防治压疮的发生

续表

时间	康复计划
术后 3天~1周	治疗目的： 减轻患侧肢体的肿胀和疼痛；维持肩、肘关节充分活动范围，防止关节黏连；增加患肢肌力 治疗方法： 1. 继续加强伸指握拳训练 2. 肿胀未缓解者可局部进行肌内效贴"爪形"导引贴进行对症处理 3. 增加肘关节和前臂的挤压、分离刺激，保持本体觉。下地活动时用颈横吊带将前臂悬吊于胸前中立位 4. 肿胀及疼痛反应减轻，此时可以在健侧肢体的帮助下开始肘关节和手指关节的主、被动 ROM 训练，10~20 次/组，2 组/d 5. 加大肘、手指关节活动度，可借助健手的力量配合患肢肘、指间关节的屈、伸训练，10~20 次/组，2 组/d 6. 单纯桡骨远端骨折的患者肩肘关节是不会受到影响的，如合并肩、肘部的损伤，依照损伤程度给予相应的处理 7. 此阶段对腕关节的活动应根据骨折情况酌情给予干预，鼓励患者做小范围的自主屈伸训练，活动度以不引起骨折部位疼痛为参考依据 8. 术后前 1 周不主张做腕关节的旋转活动 注意事项： 1. 应用肌内效贴技术时进行贴布过敏试验，无过敏者方可使用，贴布必须和伤口保持一定的距离，严禁接触伤口 2. 50 岁以上的老年人鼓励早期全方位活动肩关节 3. 继续密切观察患肢末端肿胀、血运及感觉情况，防止骨筋膜间室高压及神经损伤 4. 鼓励患者进行肘关节的屈伸训练
术后 2~4周	治疗目的： 保证肘、腕关节无痛范围内最大活动度；逐渐进行前臂的旋前、旋后运动；独立完成家庭锻炼计划 治疗方法： 1. 无痛范围内进行患肢肘、腕关节活动度训练 2. 保持肌腱的滑动训练，防治肌腱黏连在骨折部位 3. 强化肘、腕关节的抗阻训练，10 次为一组，每天 2~3 组，具体剂量依据患者耐受度为参考标准 4. 逐渐加强前臂旋转的主动辅助活动范围练习，10 次为一组，每天 2~3 组，注意此动作在患者无痛或微痛范围内进行 5. 此阶段可要求患肢参与部分 ADL 方面的训练，如饮食、穿衣等 注意事项： 1. 下地后注意患肢肿胀情况 2. 只能在指定的安全范围内活动 3. 避免过度活动或疲劳活动，否则会引发炎症和疼痛 4. 注意复查 X 线检查，判断内固定的稳定性和骨折愈合情况，如有异常，及时报告专科医师

时间	康复计划
术后 4~6周	治疗目的： 保证腕关节和前臂在无痛范围内达到最大活动度；强化患侧上肢肩、肘、腕多关节三维复合运动功能，提升患肢灵敏性；减少瘢痕黏连；强化ADL 治疗方法： 1. 此阶段腕关节和前臂活动度恢复最为重要，尽管在第三阶段可应用大剂量的被动的活动范围和夹板固定术来进一步增进活动度，但是获得活动度的最佳时机是第二阶段。治疗干预重点是恢复活动度以及增进功能 2. 在屈肘90°且上臂贴近身体时进行前臂旋转练习，以防止肩关节代偿前臂旋转。此动作前期以主动练习为主，等适应训练强度以后可以应用PNF技术里的动态反转技术或者等张组合进行无痛范围内的抗阻训练，加强前臂旋转力量 3. 提高整个上肢多关节联合运动灵敏性，利用上肢智能反馈训练系统中的三维模式，经过系统软件评估患者患肢的整体情况以后，根据所采集的数据会有一个综合分析，包括肩关节、肘关节、前臂、腕关节的关节活动度、肌力、张力等，自动生成适合此阶段该患者训练强度的参数，结合VR技术随机变换活动方向和高低远近度，要求患者主动调整上肢的控制能力，去提高整个上肢的协调功能 4. 此阶段应该介入瘢痕松解术，预防瘢痕增生，有研究表明，贴硅凝胶片，可防止和改善肥大型瘢痕和瘤状瘢痕 5. 此阶段要求患肢完全参与日常生活，要求ADL基本正常 注意事项： 1. 复查X线片，密切观察骨折愈合情况，发现异常请及时门诊复查 2. 治疗过程中全程要求无痛或微痛，出现明显不适请及时与治疗师沟通，以免出现治疗性损伤 3. 禁忌患肢超负荷负重和暴力性动作 4. 大剂量训练完给予安全冷敷，防止渗出
术后 7~8周	治疗目的： 保证腕关节以及前臂的正常活动度。强化患肢肌力、优化患肢灵敏度；控制瘢痕增生；ADL完全正常；加大大家庭自我训练方法剂量 治疗方法： 1. 此阶段基本治疗方法和术后4~6周的方法相似，但考虑到多数患者没有条件一直坚持来医院进行专业治疗，所以重点应该放到以家庭康复为主的训练方法上，可以借助弹力带进行PRE（渐进性的抗阻力训练），力量强度可以加大，尝试小负荷多重复性的肌力耐力提升训练 2. 瘢痕松解手法治疗结束后可以佩戴压力袖，控制瘢痕增生 3. 前臂旋前、旋后活动度力争恢复正常。如有活动障碍，给予关节松动术，增加活动度 4. 此阶段应该达到患肢ADL完全正常 5. 保质保量完成家庭训练计划，适当接触与自己工作有关的工作性动作，为即将步入工作岗位做好衔接工作

续表

时间	康复计划
术后 7~8周	注意事项： 1. 复查 X 线片，密切观察骨折愈合情况，发现异常请及时门诊复查 2. 治疗过程中全程要求无痛或微痛，出现明显不适请及时与治疗师沟通，以免出现治疗性损伤 3. 禁忌患肢超负荷负重和暴力性动作
术后 9~12周	治疗目的： 继续强化患肢肌力；保证受累关节全功能活动范围；保证患肢的肌力、耐力，完成所有功能活动、工作和休闲活动 治疗方法： 1. 保质完成第三阶段（术后 4~6 周）训练任务的基础上，加大家庭训练剂量，利用大负荷系数弹力带给予患肢肘、腕关节全范围全方向的抗组训练，剂量大小根据患者耐受制订 2. 利用拉力器、弹力带等进行小剂量多重复的患肢耐力提升训练 3. 直接介入全面正常生活能力层面，结合工作性质，达到正常化模式，完全融入社会 注意事项： 1. 定期复查 X 线片，密切观察骨折愈合情况 2. 治疗过程中全程要求无痛或微痛，出现明显不适请及时与专科医师沟通，以免出现治疗性损伤 3. 理论上来说，桡骨远端骨折内固定术后一般在 1 年以后才考虑拆除内固定，具体要结合 X 线复查结果确定拆除内固定的时间 4. 复评患者心理状态，必要时给予心理指导

（缪荣明　吴治才）

二、舟骨骨折的照护与康复

（一）概念

　　舟骨通过诸多韧带与桡骨远端、月骨、头骨以及大小多角骨构成关节，舟骨在维持腕关节稳定性和力量传导方面起着极为重要的作用。舟骨是近排腕骨之一，但排列于远近两排腕骨间，在功能解剖上发挥桥接作用，控制和协调桡腕和腕中关节的运动。因此，在腕关节外伤时易发生骨折。由于舟骨中部细小，对暴力抗折性小，所以舟骨骨折以腰部最为多见，占 70%，结节部及近端骨折相对少见，分别占 15%。

（二）损伤机制

舟骨骨折多为间接暴力所致，因体育运动或交通事故等造成腕关节的非生理性过伸及内收（尺偏），舟骨背伸，舟月间韧带断裂，舟骨呈水平位嵌于桡骨茎突与大、小多角骨之间，受嵌压应力和桡骨茎突背侧缘的挤压应力而发生骨折。

（三）临床表现

1. 鼻烟窝的肿胀、疼痛和压痛是新鲜舟骨骨折最典型的症状和体征。由于鼻烟窝的底为舟骨腰部，此体征较特异，可同时伴有舟骨结节的压痛但在陈旧性骨折病例，该体征往往不典型，新鲜骨折亦有体征轻微者，应双侧对比检查，以免漏诊。

2. 舟骨的纵向叩痛　沿第 1，2 掌骨的纵向叩痛是诊断新鲜舟骨骨折的又一特有体征。

3. 腕关节功能障碍　以桡偏和掌屈受限为主，是新鲜舟骨骨折的非特异体征。

（四）辅助检查

1. X 线检查　现常规采用 4 个体位摄影：腕关节正位、侧位、旋前 45° 斜位和舟骨轴位像。在 X 线诊断上，只要能正确而熟练的阅片，上述 4 种体位可诊断 97% 的舟骨骨折。对疑有而 X 线片不明确的，应在 3~4 周后重复拍片，可因骨折端骨质坏死吸收、骨萎缩而间距增大，而显示清晰的骨折线，以明确诊断。

2. 腕关节造影　通过腕关节造影，可直接观察舟骨骨折的骨折线及有无连接，软骨有无损伤，舟骨与其他腕骨间韧带是否断裂，是否有滑膜炎及其程度与范围等。

3. 腕关节镜　在镜下可直接观察舟骨的骨折线，是否移位和缺损，关节软骨及骨间韧带有无损伤等，是一有价值的诊断方法。

4. CT　由于 CT 能得到腕关节的不同横断面图像，对于舟骨骨折、移位和骨不连是一种有决定意义的诊断方法，在国外已作为常规进行的术前、术后检查。CT 的最大优点是可在横断面观察舟骨，观察范围广，1mm 的骨折线或骨分离均可有良好的图像显示，并可沿舟骨长轴做横断像观察。

5．MRI　MRI 对腕骨的缺血性变化显示了非常敏感的反应，这种性质对舟骨骨折、骨坏死的临床诊断是非常有用的。在 T1 加权像骨折线表现为低信号区，舟骨的缺血性改变亦为低信号区。而在 T2 加权像远位骨折端表现为高信号时，表示为骨折的愈合期；近位骨折端的低信号表示骨的缺血性改变；点状信号存在于等信号区域表示缺血性改变有明显恢复。这些变化突破了 X 线诊断的界限，对舟骨骨折的早期诊断和骨折的转归判定有重要意义。

（五）诊断

早期正确的诊断，取决于以下几个方面：①理学检查方法的改善和开发。② X 线摄影方法的改进和计测等的进展。③ CT、MRI、骨扫描、腕关节镜和关节造影等先进诊断技术的应用。

（六）临床治疗

舟骨骨折治疗分手术和保守治疗两大类。

1．保守治疗　适用于非移位性骨折。石膏固定是非移位性舟骨骨折的主要治疗手段。通常在固定 2 周后更换石膏以保证固定牢靠，6 周时复查 X 线片，如果此时可见到明确的骨折愈合证据，则继续使用短臂拇指人字形石膏并复查舟骨 CT；如果没有影像学的骨折愈合证据，无论是否有疼痛，都应该再给予肘前石膏固定 6 周。通常远侧 1/3 及腰部骨折固定 10～12 周，近侧 1/3 骨折要固定 12～20 周。

2．手术治疗　适用于移位或不稳定骨折。对急性移位的舟骨骨折，可选择的方案包括闭合复位经皮穿针或螺钉固定、关节镜辅助下穿针或螺钉固定和切开复位内固定等多种选择。切开复位内固定术背侧入路主要用于舟骨近端骨：由于舟骨的主要血供位于背侧，入路对舟骨腰部或远 1/3 骨折比全。必要时需要的骨移植材料往往小于桡骨远端。

（七）照护

1．伤口护理　在伤口彻底愈合之前注意保持伤口清洁和干燥。根据医生的建议进行伤口消毒换药。定期观察伤口愈合情况，注意是否有任何红肿、渗液或感染迹象。一旦出现则需要尽快就医。

2．疼痛管理　对于中度疼痛推荐口服止痛药，如果出现疼痛加重或剧烈疼痛需排除伤口感染、骨折移位等可能，必要时尽早就医。

3. **活动护理** 避免长时间保持同一姿势，可以每隔一段时间活动患侧五指，进行手指间关节简单的屈伸运动，防止关节僵硬。骨折愈合前避免使用患侧腕部进行重力负荷活动，如提物、拧等动作。

4. **主动运动** 五指动作：可在无痛范围内进行五指的屈伸运动，帮助恢复和维持指间关节的灵活性。肌肉强化：使用橡皮筋或捏橡皮泥进行肌肉强化练习，避免肌肉萎缩。在局部疼痛允许的范围内，鼓励患者自我照护，并给予足够的时间来完成部分日常生活活动。

5. **饮食和营养** 保持均衡的饮食，摄入足够的蛋白质、维生素和矿物质，以促进骨骼的愈合和健康。合并骨质疏松或骨密度降低时需补充钙和维生素 D 等营养素。

6. **注意事项** 在居家期间，确保环境安全，避免过早使用患侧腕部抓握重物，必要时应佩戴好固定支具。

（八）康复

1. 功能评定

（1）观察：受累上肢，观察两侧手、腕是否对称、有无缺失、肿胀或萎缩；受累手部皮肤的色泽、营养状况、有无伤口、瘢痕及其程度；水肿、汗毛和指甲生长的情况判断是否合并有神经损伤等；是否天鹅颈畸形、槌状指、杵状指等畸形。

（2）触诊：局部温度和湿度、肌肉弹性、瘢痕硬度等。

（3）关节活动度评定：包括肌肉主动收缩时的关节活动范围和肌肉完全松弛状态时关节在外力作用下被动活动的范围。一般情况下，先评定主动活动范围，若正常则不必评定被动活动的范围。

（4）肌力评定包括受累上肢肩肘部周围肌力评定和手部肌力评定。

1）患侧上肢肩、肘部周围肌力：使用 MMT 评定肩关节和肘关节周围肌群肌力并与健侧对比。

2）握力评定：主要反映屈肌肌力，正常值约为体重的 50%。使用标准手测力计测肌力。握力正常值一般用握力指数来表示。握力指数 = 健手握力（kg）/体重（kg）×100%。正常握力指数应大于 50。测试时受试者坐位，肩内收，肘屈 90°，前臂中立位，3 次用力握测力计，如果可能双手交替，健手用作比较。

3）捏力评定：主要反映拇指肌力，约为握力的30%。使用标准捏力计测试。手捏方式通常有掌捏（拇指尖对示指尖）、侧捏或钥匙捏（拇指尖对示指中节侧面）、三点捏（拇尖对示、中指指尖）。

4）徒手肌力测试：用徒手肌力测定的6级分类法定量评定肌力，这对患者肌腱转移或其他重建手术时的肌力精确评定尤为重要。

（5）感觉功能评定：感觉检查包括痛觉、触觉、温度觉、两点辨别觉和振动觉等检查。

（6）疼痛：一般可用视觉模拟评分法和McGill疼痛问卷进行评估。

（7）手的灵巧性和协调性测量：手灵巧性和协调性有赖于感觉和运动的健全，也与视觉等其他感觉灵敏度有关。常用评定方法有Jebsen手功能测试和测定手指协调的九孔插板试验。

1）Jebsen手功能评定：为设计的标准任务提供客观测量，利于患手比较。其优点测试费时短，易于管理，费用少。测试内容由7个部分组成：①书写短句；②翻转7.6cm×12.6cm卡片；③拾起小物品放入容器内；④堆积棋子；⑤模仿进食；⑥移动轻而大的罐头筒；⑦移动重而大的罐头筒。每项测试为优势和非优势手提供评定标准，对性别和年龄也区别对待。

2）手灵巧性评定：用测定手指协调的9孔插板试验进行评定。方法：将9根插棒用手一次一根地插入木板孔洞中，然后每次拔出一根，计算共需的时间，测定时先利手后非利手。

（8）个体活动能力和社会参与能力：单侧手的创伤和疾患对日常生活活动和社会参与能力的影响较轻，双侧受累时可导致患者的日常生活活动能力和社会参与能力的障碍。根据情况对患者进行相应内容的评估。

2．康复治疗　手骨折临床处理后的康复治疗一般分为两个阶段：骨折固定期和骨折愈合期（早期和后期）。骨折固定时间因骨折部位和程度不同而有所差异。

手骨折后临床常见并发症是关节僵硬，而导致关节僵硬的最主要原因是长期固定和持续性肿胀，因此，早期康复的重点是控制肿胀和疼痛。对患侧上肢未受累关节应在术后立即进行主动活动范围练习，以减少因制动而发生的关节活动受限，利于骨折早期愈合以及受累关节功能恢复。对于固定良好的骨折，伤后5~7天，一旦肿胀和疼痛减轻，即可开始主动活动，以减少肿胀和防止失用性肌萎缩。后期康复目的：消除残存的肿胀；软化和松解纤维瘢痕组织；增加关节的ROM；恢复正常的肌力和耐力；恢复手功能协调和灵活性。

（1）手法治疗：腕舟骨骨折其特点为血运差、疗程长，早期合理的"动静结合、医患协作"是康复的重要关键。在有牵引力的配合下，中、晚期适度的动静结合对愈合起到促进作用，最快者8周即达到临床治愈水平。反之，则有发生骨囊肿不良后果的病例，因此应引起临床中的高度重视。

1）早期：患者固定24小时后即可开始患指的屈伸、展收活动，注意其力度应尽量做到"紧握拳、强伸指"，发挥肌肉活动的内在动力，促进血液循环，可以较好地完成有关肌组的等长与等张活动任务，及时保持与增强全患肢肌力。每日3~4次，每次组数及次数因人而异，但其原则为循序渐进、力量递增。尽量保持患肢其他部位及全身的活动，维护与增强各部位与各系统的生理功能。

2）中期：在早期的基础上，患腕可渐渐进行牵拉活动练习，局部适当地轻微地进行各方向活动，如屈伸、展收及旋转等在弹力绷带固定下，腕伸直前臂中立位，屈肘于胸前，两手握紧拳，2~5指第1节指骨骨背相对，进行不同力度的对抗挤压，以局部不引起疼痛为度。

3）晚期：渐渐增加局部活动力度与腕关节各方向的抗阻活动，可利用弹力带、拉力机、小哑铃、沙袋等进行负重练习。适当地递增腕背伸力度，直到背伸支撑无明显不良反应。根据腕部情况适当递增腕部的器械活动。

（2）理疗

1）热疗：光疗与蜡疗等可交替进行，均为腕舟骨骨折中、晚期较常用的理疗方法，常规应用。但应注意患者的耐热性递增，尽量控制时间与热度，按疗程进行。多次反复进行，严防烫伤。

2）电脑中频治疗：在损伤的各期均可使用，早、中期即可用于患肢其他有关肌组，防止肌肉失用性萎缩的并发。在腕舟骨长期固定下，肌萎缩的快慢可直接影响到康复疗程的长短。晚期可作用于局部，改善血运，促进愈合。电脑中频治疗安全可靠，副作用少，可进行稍多疗程。

3）超声波、超短波也可交替进行或适当伍用。

4）热灯疗加中药渗透是一种较好的理疗与中药相结合的医疗方法，但药品的选用至关重要。其基本原则为急性期以解痉镇痛、活血化淤药为主；中期以接骨续筋、强筋壮骨药为主；晚期以软坚消癥、祛风散寒药为主。周林频谱、红外线等热灯加中药渗透或直流电中药双极导入、熏洗、熨烫等均可交替进行，具体用药请参阅本书总论中药篇有关章节。腕舟骨骨折，具有疗程长、愈合慢的特点，因此中药局部外用与理疗的伍用时，应注意皮肤承受力及过敏反应，以免影响治疗。

（3）作业治疗：根据骨折后患者具体的功能障碍，从日常生活活动、手工操作劳动和文体活动中选出一些有助于患手功能和技能恢复的作业治疗。

（4）矫形器的应用：闭合性骨折应用矫形器既能稳定手骨折部位，又提供功能活动，有利于骨折断面的接触，促进更多骨痂生成。当关节挛缩严重时，为维持治疗效果，可在治疗间歇期内用矫形器固定患肢，以减少纤维组织的弹性回缩。随着关节 ROM 的改善，矫形器也应做相应的调整。

针对手术与否，可参考相关康复治疗方案（表 3-7-2 和表 3-7-3）。

表 3-7-2   舟骨骨折（非手术治疗）后康复治疗参考方案

时间	康复内容
0~6 周	前臂石膏管形固定，主动活动肩关节，主动活动示、中、环及小指的 MCP、PIP 和 DIP
6~12 周	更换前臂石膏管形，继续活动肩、肘和手指
12 周	用 CT 检查骨折是否愈合，如果骨折没有愈合，继续用前臂管形石膏固定
12~14 周	如果骨折愈合，可拆除石膏。主动活动腕关节：屈曲 / 伸直、桡偏 / 尺偏、被动活动要轻柔。主动活动拇指的 MCP 和 IP。拇指环绕运动
14~18 周	主动活动，逐渐增加外力辅助的被动活动
18 周	握力训练，用力活动各个关节。不限制手部活动

表 3-7-3   舟骨骨折（手术治疗）后康复治疗参考方案

术后时间	康复内容
0~10 天	同非手术
10 天至 4 周	拆线，管形石膏外固定，活动肩、肘、手
4~8 周	更换较短的管形石膏，活动肩、肘、手
8 周	用 CT 检查分析骨折是否愈合
8~10 周	如愈合，可拆除石膏。主动活动腕关节：屈曲 / 伸直、桡偏 / 尺偏，活动拇指 MCP、IP。拇指环绕运动
10~14 周	拆除各种支具，主动活动各个关节，增加外力辅助的被动活动
14 周	握力训练，用力活动各个关节，不限制手部活动

（殷曼曼　单盼盼）

第四章

脊柱疾病照护与康复

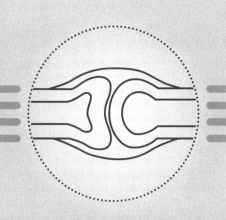

一、颈椎病的照护与康复

（一）概念

颈椎病又称颈椎综合征，是颈椎骨关节炎、增生性颈椎炎、颈神经根综合征、颈椎间盘脱出症的总称，是一种以退行性病理改变为基础的疾患。主要由于颈椎长期劳损、骨质增生，或椎间盘脱出、韧带增厚，致使颈椎脊髓、神经根或椎动脉受压，出现一系列功能障碍的临床综合征。表现为椎节失稳、松动；髓核突出或脱出；骨刺形成；韧带肥厚和继发的椎管狭窄等，刺激或压迫了邻近的神经根、脊髓、椎动脉及颈部交感神经等组织，引起一系列症状和体征。

颈椎病可分为：颈型颈椎病、神经根型颈椎病、脊髓型颈椎病、椎动脉型颈椎病、交感神经型颈椎病、食管压迫型颈椎病。

（二）损伤机制

1.**颈椎的退行性变**　颈椎退行性改变是颈椎病发病的主要原因，其中椎间盘的退变尤为重要，是颈椎诸结构退变的首发因素，并由此演变出一系列颈椎病的病理解剖及病理生理改变。

2.**发育性颈椎椎管狭窄**　近年来已明确颈椎管内径，尤其是矢状径，不仅对颈椎病的发生与发展，而且与颈椎病的诊断、治疗、手术方法选择以及预后判定均有着十分密切的关系。有些人颈椎退变严重，骨赘增生明显，但并不发病，其主要原因是颈椎管矢状径较宽，椎管内有较大的代偿间隙。而有些患者颈椎退变并不十分严重，但症状出现早而且比较严重。

3.**慢性劳损**　慢性劳损是指超过正常生理活动范围最大限度或局部所能耐受值时的各种超限活动。因其有别于明显的外伤或生活、工作中的意外，因此易被忽视，但其对颈椎病的发生、发展、治疗及预后等都有着直接关系。

4.**不适当的体育锻炼**　正常的体育锻炼有助于健康，但超过颈部耐量的活动或运动，如以头颈部为负重支撑点的人体倒立或翻筋斗等，均可加重颈椎的负荷，尤其在缺乏正确指导的情况下。

5.**颈椎的先天性畸形**　在对正常人颈椎进行健康检查或作对比研究摄片时，常发现颈椎可有各种异常所见，其中骨骼明显畸形约占 5%。

（三）临床表现

颈椎病的临床症状较为复杂。主要有颈背疼痛、上肢无力、手指发麻、下肢乏力、行走困难、头晕、恶心、呕吐，甚至视物模糊、心动过速及吞咽困难等。颈椎病的临床症状与病变部位、组织受累程度及个体差异有一定关系。

1. 神经根型颈椎病

（1）具有较典型的根性症状（麻木、疼痛），且范围与颈脊神经所支配的区域相一致。

（2）压头试验或臂丛牵拉试验阳性。

（3）影像学所见与临床表现相符合。

（4）痛点封闭无显效。

（5）除外颈椎外病变如胸廓出口综合征、腕管综合征、肘管综合征、肩周炎等所致以上肢疼痛为主的疾患。

2. 脊髓型颈椎病

（1）临床上出现颈脊髓损害的表现。

（2）X线片上显示椎体后缘骨质增生、椎管狭窄。影像学证实存在脊髓压迫。

（3）除外肌萎缩性侧索硬化症、脊髓肿瘤、脊髓损伤、多发性末梢神经炎等。

3. 椎动脉型颈椎病

（1）曾有猝倒发作。并伴有颈性眩晕。

（2）旋颈试验阳性。

（3）X线片显示节段性不稳定或枢椎关节骨质增生。

（4）多伴有交感神经症状。

（5）除外眼源性、耳源性眩晕。

（6）除外椎动脉 Ⅰ 段（进入颈6横突孔以前的椎动脉段）和椎动脉 Ⅲ 段（出颈椎进入颅内以前的椎动脉段）受压所引起的基底动脉供血不全。

（7）手术前需行椎动脉造影或数字减影椎动脉造影。

4. 交感神经型颈椎病　临床表现为头晕、眼花、耳鸣、手麻、心动过速、心前区疼痛等一系列交感神经症状，X线片颈椎有失稳或退变。椎动脉造影阴性。

5. 食管压迫型颈椎病　颈椎椎体前鸟嘴样增生压迫食管引起吞咽困难（经食管钡剂检查证实）等。

6. 颈型颈椎病　颈型颈椎病也称局部型颈椎病，是指具有头、肩、颈、臂的疼痛及相应的压痛点，X线片上没有椎间隙狭窄等明显的退行性改变，但可以有颈椎生理曲线的改变，椎体间不稳定及轻度骨质增生等变化。

（四）辅助检查

1. X线检查　正常40岁以上的男性，45岁以上的女性约有90%存在颈椎椎体的骨刺。故有X线平片之改变，不一定有临床症状。现将与颈椎病有关的X线所见分述如下：

（1）正位：观察有无枢环关节脱位、齿状突骨折或缺失。第七颈椎横突有无过长，有无颈肋。钩椎关节及椎间隙有无增宽或变窄。

（2）侧位：①曲度的改变：颈椎发直、生理前凸消失或反曲；②异常活动度：在颈椎过伸过屈侧位X线片中，可以见到椎间盘的弹性有改变；③骨赘：椎体前后接近椎间盘的部位均可产生骨赘及韧带钙化；④椎间隙变窄：椎间盘可以因为髓核突出，椎间盘含水量减少发生纤维变性而变薄，表现在X线片上为椎间隙变窄；⑤半脱位及椎间孔变小：椎间盘变性以后，椎体间的稳定性低下，椎体往往发生半脱位，或者称之为滑椎；⑥项韧带钙化：项韧带钙化是颈椎病的典型病变之一。

（3）斜位：摄脊椎左右斜位片，主要用来观察椎间孔的大小以及钩椎关节骨质增生的情况。

2. 肌电图检查　颈椎病及颈椎间盘突出症的肌电图检查都可提示神经根长期受压而发生变性，从而失去对所支配肌肉的抑制作用。

3. CT检查　CT已用于诊断后纵韧带骨化、椎管狭窄、脊髓肿瘤等所致的椎管扩大或骨质破坏，测量骨质密度以估计骨质疏松的程度。此外，由于横断层图像可以清晰地见到硬膜鞘内外的软组织和蛛网膜下腔。故能正确地诊断椎间盘突出症、神经纤维瘤、脊髓或延髓的空洞症，对于颈椎病的诊断及鉴别诊断具有一定的价值。

（五）诊断

颈椎病的试验检查，颈椎病的试验检查即物理检查，包括以下几个方面。

1. **前屈旋颈试验** 令患者颈部前屈、嘱其向左右旋转活动。如颈椎处出现疼痛，表明颈椎小关节有退行性变。

2. **椎间孔挤压试验（压顶试验）** 令患者头偏向患侧，检查者左手掌放于患者头顶部、右手握拳轻叩左手背，则出现肢体放射性痛或麻木、表示力量向下传递到椎间孔变小，有根性损害；对根性疼痛厉害者，检查者用双手重叠放于头顶、向下加压，即可诱发或加剧症状。当患者头部处于中立位或后伸位时出现加压试验阳性称之为 Jackson 压头试验阳性。

3. **臂丛牵拉试验** 患者低头、检查者一手扶患者头颈部、另一手握患肢腕部，作相反方向推拉，看患者是否感到放射痛或麻木，这称为 Eaten 试验。如牵拉同时再迫使患肢作内旋动作，则称为 Eaten 加强试验。

4. **上肢后伸试验** 检查者一手置于健侧肩部起固定作用、另一手握于患者腕部，并使其逐渐向后、外呈伸展状，以增加对颈神经根牵拉，若患肢出现放射痛，表明颈神经根或臂丛有受压或损伤。

（六）临床治疗

1. **药物治疗** 可选择性应用止痛剂、镇静剂、维生素（如维生素 B_1、维生素 B_{12}），对症状的缓解有一定的效果。可尝试使用硫酸氨基葡萄糖和硫酸软骨素进行支持治疗。

2. **运动疗法** 各型颈椎病症状基本缓解或呈慢性状态时，可开始医疗体操以促进症状的进一步消除及巩固疗效。症状急性发作期宜局部休息，不宜增加运动刺激。有较明显或进行性脊髓受压症状时禁忌运动，特别是颈椎后仰运动应禁忌。椎动脉型颈椎病时颈部旋转运动宜轻柔缓慢，幅度要适当控制。

3. **牵引治疗** "牵引"在过去是治疗颈椎病的首选方法之一，但近年来发现，许多颈椎病患者在使用"牵引"之后，特别是那种长时间使用"牵引"的患者，颈椎病不但没有减轻，反而加重。牵引不但不能促进颈椎生理曲度的恢复，相反牵引拉直了颈椎，反而弱化颈椎生理曲度，故颈椎病应慎用牵引疗法。

4. **手法按摩推拿疗法** 是颈椎病较为有效的治疗措施。它的治疗作用是能缓解颈肩肌群的紧张及痉挛，恢复颈椎活动，松解神经根及软组织黏连来缓解症状，脊髓型颈椎病一般禁止重力按摩和复位，否则极易加重症状，甚至可导致截瘫，即使早期症状不明显，一般也推荐手术治疗。

5．**理疗** 在颈椎病的治疗中，理疗可起到多种作用。一般认为，急性期可行离子透入、超声波，紫外线或间动电流等；疼痛减轻后用超声波、碘离子透入，感应电或其他热疗。

6．**温热敷** 此种治疗可改善血循环，缓解肌肉痉挛，消除肿胀以减轻症状，有助于手法治疗后使患椎稳定。本法可用热毛巾和热水袋局部外敷，急性期患者疼痛症状较重时不宜作温热敷治疗。

7．**手术治疗** 严重有神经根或脊髓压迫者，必要时可手术治疗。

（七）照护

1．阅读颈椎病相关书籍，对颈椎病的发生及颈部损伤、风寒湿、枕头高矮不合理等有一定了解，做到针对性预防。

2．保持积极乐观的心态，对医生的治疗予以积极配合，降低疾病复发率。

3．强化颈椎肩部肌肉的锻炼，坚持做相关的医疗体操。

4．形成较好的生活习惯，例如，避免高枕睡眠，伏案工作者需定时变换头部体位；谈话和看书时应采用正面注视的方式，保证脊柱的正直，头颈部需要避免过度劳累的情况，不负重，劳动、行走过程中应避免跌伤和挫伤。

5．**药物管理** 对于颈椎病急性期患者，建议使用解热镇痛抗炎药物，对乙酰氨基酚对颈椎病疼痛、椎体活动和患者生活质量的改善并不具有显著作用。脑蛋白水解物与塞来昔布的联合应用要优于塞来昔布的单一用药，这可能和脑蛋白水解物具有神经保护作用有密切关联。糖皮质激素、肌松剂和脱水剂亦可应用于颈椎病急性期患者的治疗，但要注意药物的使用剂量和不良反应。抗癫痫药物、抗抑郁药物和前列腺素类药物针对颈椎病可以起到一定的缓解作用。苯二氮䓬类药物对于急性疼痛具有一定的缓解作用，度洛西汀可应用于慢性疼痛的缓解。

6．**心理照护** 术后密切关注患者情绪变化，并评估其负性情绪，及时予以心理支持。对于主动配合护理者，予以表扬和夸赞，并告知病情变化情况；对于存在消极情绪者，用通俗易懂的话语向其解释负性情绪对术后康复的不良影响。鼓励家属积极参与患者康复治疗和护理，以提高其治疗依从性和信心。定期举办病友交流会，康复患者分享自身康复经历，以发挥激励作用，促进病友间彼此帮助、相互鼓励。

（八）康复

1. 术后康复训练　第 2 天无不适症状即可下床活动，麻醉消退后先进行踝泵训练，然后依次在康复治疗师的指导下进行握拳、直腿抬高和抬臂练习，每日坚持直至术后 3 个月。

2. 物理因子治疗　物理因子治疗是颈椎病治疗中比较常用的一种治疗方法，可以有效缓解患者的疼痛。其中电疗是最为常用的治疗方法，主要有高频、中频和低频电疗。经皮神经电刺激可以借助特定的低频脉冲电流，形成对人体皮肤纤维感觉的刺激作用，从而实现对患者疼痛的缓解。高强度激光和运动疗法相联合亦是颈椎病的康复治疗方法，患者的颈部活动度、疼痛感均会得到显著改善，应用效果优于单一运动疗法。牵引治疗在颈椎病的康复治疗中具有较好的效果，特别是对于神经根型颈椎病。牵引重量、牵引角度、牵引时间是牵引治疗中的三要素，针对牵引重量，采用体重 7% 的拉力能够使得患者颈椎间隙分开，采用体重 10% 的拉力不良反应最小，治疗效果要优于体重 7.5% 或是 15% 的拉力。然而牵引治疗中不宜采用过大力量，超过 15 千克的牵引力，会使患者颈部疼痛加重。

3. 强化康复锻炼　于术后 1 天，指导患者进行功能训练，借助健身球、穿针等方式增强其手部灵活度；指导患者伸屈足背，收缩股四头肌，缓慢将腿抬高至 30°~ 45°、踢腿；指导患者实施项背肌锻炼，在此期间需采用颈围护住颈椎。若患者在功能锻炼期间出现抵痛感，应借助播放音乐或转移注意力等方式予以缓解，并鼓励患者坚持锻炼；若患者痛感较明显，则遵医嘱予以止痛剂，对努力战胜疼痛且坚持锻炼的患者予以言语夸赞和眼神肯定。嘱患者以视频方式记录每天的训练过程，使其发现不足之处，也可看到自身改善和进步，提高康复积极性。

4. 稳定肌康复训练

（1）McKezie 综合疗法技术要点：选用站位或坐位训练，患者颈部保持放松、中立状态，下颌略微内收，使颈部向前屈曲约 15°，嘱患者十指紧扣置于后枕部，头部保持不动，用颈部发力，促使双手和后枕部相互对抗，持续 10 秒；头颈部保持不动，将手放于前额，手和头相互用力形成对抗，维持 10 秒；而后保持姿势不变，将手放于太阳穴，手和头部相互用力形成对抗，维持 10 秒后，更换至另一侧。

（2）仰卧位锻炼：指导患者选择硬板床，取仰卧位，脊椎保持放松状态，颈部屈曲，内收下颌，轻抬枕部至离床约 1cm，保持 5 秒后复位；将毛巾卷放于颈下，做收下颌、伸颈动作，保持 5 秒后复位。上述训练遵循步骤，每个动作量力而行，2 次 /d。

（施克勤　王星亮　陈　铭）

二、腰椎间盘突出症的照护与康复

（一）概念

　　腰椎间盘突出症是较为常见的疾患之一，主要是因为腰椎间盘各部分（髓核、纤维环及软骨板），尤其是髓核，有不同程度的退行性改变后，在外力因素的作用下，椎间盘的纤维环破裂，髓核组织从破裂之处突出（或脱出）于后方或椎管内，导致相邻脊神经根遭受刺激或压迫，从而产生腰部疼痛，一侧下肢或双下肢麻木、疼痛等一系列临床症状。

　　腰椎间盘突出症大多数患者可采用非手术治疗。其治疗原理并非将退变突出的椎间盘组织回复原位，而是改变椎间盘组织与受压神经根的相对位置或部分回纳，减轻对神经根的压迫，松解神经根的黏连，消除神经根的炎症，从而缓解症状。腰椎间盘突出症以腰 4～腰 5、腰 5～骶 1 发病率最高，约占 95%。骶 1 神经根受累时则跟腱反射障碍。反射改变对受累神经的定位意义较大。

（二）损伤机制

　　1. **腰椎间盘的退行性改变是基本因素**　髓核的退变主要表现为含水量的降低，并可因失水引起椎节失稳、松动等小范围的病理改变；纤维环的退变主要表现为坚韧程度的降低。

　　2. **损伤**　长期反复的外力造成轻微损害，加重了退变的程度。

　　3. **椎间盘自身解剖因素的弱点**　椎间盘在成年之后逐渐缺乏血液循环，修复能力差。在上述因素作用的基础上，某种可导致椎间盘所承受压力突然升高的诱发因素，即可能使弹性较差的髓核穿过已变得不太坚韧的纤维环，造成髓核突出。

　　4. **遗传因素**　腰椎间盘突出症有家族性发病的报道。

　　5. **腰骶先天异常**　包括腰椎骶化、骶椎腰化、半椎体畸形、小关节畸形和关节突不对称等。上述因素可使下腰椎承受的应力发生改变，从而构成椎间盘内压升高和易发生退变和损伤。

6. **诱发因素**　在椎间盘退行性变的基础上，某种可诱发椎间隙压力突然升高的因素可致髓核突出。常见的诱发因素有增加腹压、腰姿不正、突然负重、妊娠、受寒和受潮等。

（三）临床表现

1. **症状**

（1）腰痛：是大多数患者最先出现的症状，发生率约91%。由于纤维环外层及后纵韧带受到髓核刺激，经窦神经而产生下腰部感应痛，有时可伴有臀部疼痛。

（2）下肢放射痛：虽然高位腰椎间盘突出（腰2~腰3、腰3~腰4）可以引起股神经痛，但临床少见，不足5%。绝大多数患者是腰45、腰5~骶1间隙突出，表现为坐骨神经痛。典型坐骨神经痛是从下腰部向臀部、大腿后方、小腿外侧直到足部的放射痛，在喷嚏和咳嗽等腹压增高的情况下疼痛会加剧。放射痛的肢体多为一侧，仅极少数中央型或中央旁型髓核突出者表现为双下肢症状。

2. **体征**

（1）腰椎侧凸：是一种为减轻疼痛的姿势性代偿畸形，具有辅助诊断价值。

（2）腰部活动受限：大部分患者都有不同程度的腰部活动受限，急性期尤为明显，其中以前屈受限最明显，因为前屈位时可进一步促使髓核向后移位，并增加对受压神经根的牵拉。

（3）压痛、叩痛及骶棘肌痉挛。

（4）直腿抬高试验及加强试验：腰椎间盘突出症患者神经根受压或黏连使滑动度减少或消失，抬高在60°以内即可出现坐骨神经痛，称为直腿抬高试验阳性。

（5）股神经牵拉试验：患者取俯卧位，患肢膝关节完全伸直。检查者将伸直的下肢高抬，使髋关节处于过伸位，当过伸到一定程度出现大腿前方股神经分布区域疼痛时，则为阳性。此项试验主要用于检查腰2~3和腰3~4椎间盘突出的患者。

3. **神经系统表现**　感觉障碍、肌力下降、反射改变。

（四）辅助检查

1. **腰椎 X 线片**　单纯 X 线片不能直接反应是否存在椎间盘突出，但 X 线片上有时可见椎间隙变窄、椎体边缘增生等退行性改变，是一种间接的提示，部分患者可以有脊柱偏斜、脊柱侧凸。此外，X 线平片可以发现有无结核、肿瘤等骨病，有重要的鉴别诊断意义。

2. **CT 检查**　可较清楚地显示椎间盘突出的部位、大小、形态和神经根、硬脊膜囊受压移位的情况，同时可显示椎板及黄韧带肥厚、小关节增生肥大、椎管及侧隐窝狭窄等情况，对本病有较大的诊断价值，已普遍采用。

3. **磁共振（MRI）检查**　无放射性损害，对腰椎间盘突出症的诊断具有重要意义。MRI 可以全面地观察腰椎间盘是否病变，并通过不同层面的矢状面影像及所累及椎间盘的横断位影像，清晰地显示椎间盘突出的形态及其与硬膜囊、神经根等周围组织的关系，另外可鉴别是否存在椎管内其他占位性病变。但对于突出的椎间盘是否钙化的显示不如 CT 检查。

4. **其他**　电生理检查（肌电图、神经传导速度与诱发电位）可协助确定神经损害的范围及程度，观察治疗效果。实验室检查主要用于排除一些疾病，起到鉴别诊断作用。

（五）诊断

精确的定性、定位诊断是获得满意疗效的根本保证。定性诊断是确定腰腿痛患者是否患有腰椎间盘突出症。定性诊断切忌先入为主，对腰腿痛患者，在诊断明确之前，除了考虑常见的腰椎间盘突出症外，还需考虑其他相关疾病，如腰肌劳损、棘间韧带损伤、腰椎管狭窄症、梨状肌综合征、腰椎结核、骶髂关节疾病、肾结石及妇科疾病等。定位诊断即确定椎间盘突出的具体部位，不仅要依据影像学诊断结果还应注意临床神经系统检查的定位诊断。定位诊断时，除注意好发节段，如 L4～L5、L5～S1 节段，还应注意少见节段的腰椎间盘突出；除注意常见突出部位，如椎间盘后外侧、后正中外，还应注意椎间孔型、椎间孔外侧型。除此之外，定位诊断还要考虑神经根变异及移行椎等。

（六）临床治疗

1. **非手术疗法**　非手术治疗主要适用于：①年轻、初次发作或病程较短者。②症状较轻，休息后症状可自行缓解者。③影像学检查无明显椎管狭窄。

（1）绝对卧床休息：初次发作时，应严格卧床休息，强调大、小便均不应下床或坐起，这样才能有比较好的效果。卧床休息 3 周后可以佩戴腰围保护起床活动，3 个月内不做弯腰持物动作。此方法简单有效，但较难坚持。缓解后，应加强腰背肌锻炼，以减少复发的概率。

（2）牵引治疗：采用骨盆牵引，可以增加椎间隙宽度，减少椎间盘内压，椎间盘突出部分回纳，减轻对神经根的刺激和压迫，需要专业医生指导下进行。

（3）理疗和推拿、按摩：可缓解肌肉痉挛，减轻椎间盘内压力，但注意暴力推拿按摩可以导致病情加重，应慎重。

（4）支持治疗：可尝试使用硫酸氨基葡萄糖和硫酸软骨素进行支持治疗。硫酸氨基葡萄糖与硫酸软骨素在临床上用于治疗全身各部位的骨关节炎，这些软骨保护剂具有一定程度的抗炎抗软骨分解作用。基础研究显示氨基葡萄糖能抑制脊柱髓核细胞产生炎性因子，并促进椎间盘软骨基质成分糖胺聚糖的合成。临床研究发现，向椎间盘内注射氨基葡萄糖可以显著减轻椎间盘退行性疾病导致的下腰痛，同时改善脊柱功能。有病例报告提示口服硫酸氨基葡萄糖和硫酸软骨素能在一定程度上逆转椎间盘退行性改变。

（5）皮质激素硬膜外注射：皮质激素是一种长效抗炎剂，可以减轻神经根周围炎症和黏连。一般采用长效皮质类固醇制剂 +2% 利多卡因行硬膜外注射，每周一次，3 次为 1 个疗程，2～4 周后可再用 1 个疗程。

（6）髓核化学溶解法：利用胶原蛋白酶或木瓜蛋白酶，注入椎间盘内或硬脊膜与突出的髓核之间，选择性溶解髓核和纤维环，而不损害神经根，以降低椎间盘内压力或使突出的髓核变小从而缓解症状。但该方法有产生过敏反应的风险。

2．经皮髓核切吸术 / 髓核激光气化术　通过特殊器械在 X 线监视下进入椎间隙，将部分髓核绞碎吸出或激光气化，从而减轻椎间盘内压力达到缓解症状目的，适合于膨出或轻度突出的患者，不适合于合并侧隐窝狭窄或者已有明显突出的患者及髓核已脱入椎管内者。

3．手术治疗

（1）手术适应证：①病史超过三个月，严格保守治疗无效或保守治疗有效，但经常复发且疼痛较重者。②首次发作，但疼痛剧烈，尤以下肢症状明显，患者难以行动和入眠，处于强迫体位者。③合并马尾神经受压表现。④出现单根神经根麻痹，伴有肌肉萎缩、肌力下降。⑤合并椎管狭窄者。

（2）手术方法：经后路腰背部切口，部分椎板和关节突切除，或经椎板间隙行椎间盘切除。中央型椎间盘突出，行椎板切除后，经硬脊膜外或硬脊膜内椎间盘切除。合并腰椎不稳、腰椎管狭窄者，需要同时行脊柱融合术。

近年来，显微椎间盘摘除、显微内镜下椎间盘摘除、经皮椎间孔镜下椎间盘摘除等微创外科技术使手术损伤减小，取得了良好的效果。

（七）照护

1. **快速康复护理**　术前健康教育。健康教育可以通过提供影像资料进行疾病介绍，让患者了解术中情况以及术后的预后，以提升患者的配合度。采取有效的心理干预措施，减轻患者的紧张、害怕等不良情绪，让患者以积极的态度接受治疗。患者在手术之前仍然需要禁食和饮水，但是所需要的时间从传统的禁食、禁水12小时和8小时变成了6小时和2小时，并且可以通过服用规定的饮品400ml来进行热量补充。在此过程中，要做好手术区域的皮肤的清洁消毒和备皮的准备工作，选择塞来昔布作为提前的止痛方案，并且要对患者进行正确的咳嗽、咳痰的方法，以防止呼吸系统感染，在手术前两个星期内禁止吸烟；为了防止手术中出现事故，应将患者的血压、葡萄糖等指标保持在一个合理的水平上。在手术之前，对患者进行了卧位的训练，脊柱侧弯训练。

2. **术中护理干预**　在手术实施期间需要为患者提供全面、安全、有效的护理措施，有效提升患者的舒适度，将手术室内的温度控制在23~26℃之间，密切关注患者的体位，必要时可以将静脉输注的液体进行加温，及时做好躯体的保温工作，避免患者发生并发症，护理干预期间对患者的各项体征变化进行密切的观察，如有异常立即进行处理和反馈。

3. **术后护理**　患者被送回病房后，可以喝点温水，4小时后如果没有任何的不适感，可以继续吃东西进食，这样可以让患者的肠胃蠕动，更加容易缩短患者首次排气时间。在日常生活中，患者应该从流质食物向普通食物转变，主要是吃一些高蛋白食物，多吃一些新鲜的蔬菜和水果，维持身体的正常运转。早期拔除导管，可减少患者的不适感，防止感染事件的发生。手术结束后，根据医生的指导服用镇痛药，提高患者的舒适度，并提倡患者早期的康复训练和下床活动。手术后的第 1 天可以在医师的指导下进行床上运动，对其膝关节进行拉伸，在外力作用下将下肢抬升至 30°~60°，每次约停留 20 秒，之后依照患者实际情况逐渐将其转变为膝关节屈伸、髋关节屈伸、双下肢交替以及踝泵运动等。术后的第 2 天，根据患者自身疼痛的耐受能力对患者实施抬腿训练，幅度在适应范围内逐渐增大，可以佩戴支具坐立于床边，2 次 /d，5min/ 次。在术后的第 3 天可以在佩戴支具的前提下进行床下活动，期间需要注意腰背部肌肉强度以及背部柔韧性。

4. **疾病教育**　护理人员要结合患者的认知水平和文化水平进行健康教育，为其讲讲疾病发生的原因、进展和表现等，让患者对后续可能会出现的不良症状有正确的认识。

5. **用药指导**　结合患者用药方案耐心讲解药物的作用机制，告知用药方案，强调按时按量用药的重要性，并耐心解释药物可能引起的不良反应。若患者担心长时间用药对肾脏功能造成损伤，应科学的为其分析药物代谢机制，告知患者不按医嘱用药的危害性，帮助患者理性对待用药方案。

6. **心理照护**　长期的疼痛会使患者暴躁，护理人员对此表示理解，并疏导患者情绪，积极与患者交流，改善其不良情绪。长期用药给患者带来一定心理压力，护理人员应主动引导患者倾诉情绪，帮助患者认识到不良情绪对于疾病的影响，让患者意识到自己可以调控情绪，做自己身体的主人，在察觉负面情绪后可以通过深呼吸、培养兴趣等方式促进情绪的放松，调整心态。

7. **疼痛照护**　护理人员要评估患者的疼痛程度，按照患者的疼痛程度给予相应的护理措施。轻度疼痛可以通过深呼吸和听音乐等方式改善；中度疼痛患者可以在深呼吸、听音乐等的改善基础上进行按摩，恢复患者的肢体活动能力，促进腰部血液循环，改善患者疼痛情况；重度疼痛患者要通过药物镇痛，按照医嘱使用药物，并且使用药物后观察患者恢复情况，同时可以一起使用轻度和中度镇痛方法。

8. **生活照护**　如果患者的卧床时间较长，应注意预防便秘，并采用合理的饮食方案促进患者的肠胃蠕动。在饮食前，护理人员需要向患者说明每日食用丰富纤维食物的作用。日常多食用新鲜的水果和蔬菜，多饮水。指导患者认识饮食合理性在疾病治疗中所起到的重要作用。如果患者饮食不当发生便秘，用力排便可致病情加重。抽烟对患者的骨质有一定的影响，患者易发生骨质疏松，而直接影响临床治疗效果。相关研究表明，抽烟和不抽烟的腰椎间盘突出症者采用同样方法治疗后，前者的治疗效果不如后者。在睡觉时，腰椎间盘突出症患者应调整好枕头的位置，尤其要选择高度与软硬度适合的枕头。在枕头下面放一块毛巾，使颈椎得到支撑。腰椎间盘突出症的患者在睡醒后应当缓慢起身，使整个身体保持协调和平衡，用双腿支撑上部身体慢慢起身，避免突然起身加剧疼痛感。腰椎间盘突出症的患者在生活和工作中应当有一个良好的坐姿，不要长时间趴着，也不要久坐，疲劳时，可起身做一些能够缓解疲劳的腰部体操。在患病期间，腰椎间盘突出症患者应当注意饮食，多吃一些清淡、钙含量高的食物，不能吃辛辣食物和生冷食物，更要避免吃一些油腻的食物，且要避免抽烟和喝酒。在锻炼时，患者应选取最合适的锻炼方法，要避免长时间剧烈的运动，在医师的指导下有计划有目的地锻炼，这样对改善病情大有裨益。

9. 运动护理

（1）弯腰运动：在腰椎间盘突出症发生后，患病程度较轻的患者应当适量进行一些弯腰运动。在弯腰时，应放松全身；弯腰的幅度不应太大，根据自己的情况，循序渐进地使腰部得到放松，保持灵活。

（2）开展一些爬行训练：爬行训练能够使腰部力量集中，能够调整整个身体的姿势，使腰部的血液得到循环，避免腰肌过于劳损。患者每日应根据自己的病情适当训练，每次训练 30～40 分钟，锻炼 1 个月，效果将会非常明显。

（3）注重保暖：在寒冷的冬天，患有腰椎间盘突出症的患者应当注重保暖，以增强自身的抵抗力，避免受寒。

（4）做好腰椎护理：首先，应及时嘱托患者多休养，减轻腰部负重，平常注重保暖，可用毛巾热敷腰部，在必要时可进行理疗。其次，日常注重锻炼腰部，锻炼腰部的方法多种多样，常见的方法有三点支撑锻炼、平板支撑等，适当锻炼腰部可使腰部肌肉得到放松，使病情能够得到缓解。最后，在腰椎间盘突出症患者卧床后，医护人员应当嘱咐患者做好一系列的护理，如及时给骶尾部位通气通风，告诉患者经常做下肢肌肉的收缩练习，使下肢的肌肉得到放松，避免形成下肢深静脉血栓。

（八）康复（表 4-1-1、表 4-1-2）

表 4-1-1　轻度腰椎间盘突出症患者非手术治疗患者康复治疗参考方案

治疗时间	康复治疗	注意事项
1~3 天	卧床休息或间断卧床，腰椎牵引，理疗，一般镇痛药及外用药物治疗，心理辅导和健康宣教，卧位上下肢主动运动训练	有适应证的患者可选择骶管封闭治疗，注意药物不良反应。训练时以不加重症状为度
4~7 天	卧床休息为主，卧位上下肢主动运动训练，可在腰围保护下少量下床活动（可应用步行器），继续腰椎牵引，理疗，一般镇痛药及外用药物治疗，逐渐腰伸肌等长收缩训练（每日 2~3 次）	训练时以不加重症状为度，避免负重
1~2 周	休息或轻工作，在腰围保护下可离床活动，继续腰椎牵引，理疗，外用药物治疗，逐渐加大腰伸肌等长收缩训练（每日 3 次），可进行麦肯基背伸训练（每日 3 次）。可开始按摩治疗	训练时以不加重症状为度，避免负重。如症状明显缓解可恢复日常工作（非体力劳动）。症状无缓解者可延长卧床时间
3~4 周	症状缓解可在腰围保护下离床活动，腰背伸肌肌力增强训练，症状缓解者逐渐参加日常生活活动或工作	保持正确坐姿，避免直腿弯腰活动，坐立时保持腰前凸，避免弯腰负重
5~6 周	继续腰伸肌训练及适度的腹肌等长收缩训练，在腰围保护下，症状缓解者可以参加日常生活活动及一般工作	避免弯腰负重。可试行悬吊训练，增加腰部相关肌力
7~8 周	继续腰屈、伸肌训练，症状明显缓解者解除腰围并逐渐参加日常生活活动及一般工作	同上，可进行游泳等训练活动

表 4-1-2　中、重度腰椎间盘突出症患者非手术治疗患者康复治疗参考方案

治疗时间	康复治疗	注意事项
1~7 天	卧床休息（必要时绝对卧床，床上排便），腰椎牵引，理疗，中效或强效镇痛药物及外用药物治疗，心理辅导和健康宣教，卧床上肢主动运动训练，下肢被动 ROM 训练，腰伸肌等长收缩训练肌肉，等长收缩训练	有适应证的患者可选择骶管封闭治疗，严重者可使用激素治疗或脱水药，注意药物不良反应

续表

治疗时间	康复治疗	注意事项
2~3周	卧床休息或间断卧床，继续腰椎牵引、理疗，一般镇痛药物及外用药物治疗，卧床上下肢主动运动训练，逐渐开始仰卧位腰伸肌肌力增强训练，试行麦肯基背伸训练，每天3次。可开始轻手法按摩治疗	训练时以不加重症状为度，症状较重者，可第2次骶管封闭，下床如厕时要佩戴腰围
4周	疼痛缓解者可在腰围保护下离床站立、活动（可应用步行器），每次活动30分钟左右，可应用腰椎牵引、理疗及外用药物治疗，根据情况减少使用镇痛药，加大腰伸肌训练，逐渐进行腰屈肌训练	症状仍较明显者，可第3次骶管封闭
5~6周	疼痛缓解者在腰围保护下离床活动，药物治疗，加大腰伸肌训练，逐渐进行腰屈肌训练（腹肌）	症状不缓解者可考虑手术治疗。症状明显缓解者可考虑逐渐参加日常生活活动
7~8周	在腰围保护下离床活动，加大腰伸肌训练、腰屈肌训练	坐立时保持腰前凸，避免直腿弯腰。症状明显缓解者可考虑逐渐参加一般工作
9~10周	加大腰伸肌训练、腰屈肌训练。在腰围保护下逐渐参加日常生活活动及一般工作	同上
11~12周	继续腰屈、伸肌训练，解除腰围，逐渐参加日常生活活动及一般工作	同上

（施克勤　陆　佩　於静华）

三、腰椎管狭窄症的照护与康复

（一）概念

腰椎椎管狭窄症，是指各种原因引起椎管各径线缩短，压迫硬膜囊、脊髓或神经根，从而导致相应神经功能障碍的一类疾病。它是导致腰痛及腰腿痛等常见腰椎病的病因之一，又称腰椎椎管狭窄综合征，多发于40岁以上的中年人。静止或休息时常无症状，行走一段距离后出现下肢痛、麻木、无力等症状，需蹲下或坐下休息一段时间后，方能继续行走。随着病情加重，行走的距离越来越短，需休息的时间越来越长。

（二）损伤机制

腰椎椎管狭窄症是骨科的常见病，其发病原因十分复杂，有先天性的腰椎管狭窄，也有由于脊柱发生退变性疾病引起的，还有由于外伤引起脊柱骨折或脱位或腰部手术后引起椎管狭窄。其中最为多见的是退变性腰椎管管狭窄症。原发性腰椎椎管狭窄：单纯由先天性骨发育异常引起的，临床较少见；继发性腰椎椎管狭窄：由椎间盘椎体、关节退化变性或脊椎滑脱、外伤性骨折脱位、畸形性骨炎等。其中最常见的是退行性椎管狭窄症。

（三）临床表现

本病起病多隐匿，病程缓慢，好发于 40～50 岁之间的男性。引起狭窄的病因十分复杂，患者典型的症状可包括：长期腰骶部痛、腿痛，双下肢渐进性无力、麻木，间歇性跛行，行走困难。其中麻木可由脚部逐渐向上发展到小腿、大腿及腰骶部，腹部出现束带感，严重时出现大小便异常，截瘫等。做腰部过伸动作可引起下肢麻痛加重，此为过伸试验阳性，是诊断椎管狭窄症的重要体征。

（四）辅助检查

1. 腰部正侧位 X 线片。
2. 腰穿及椎管造影。
3. CT 及 CTM 检查。
4. MRI 检查。
5. 其他如肌电图检查等（可帮助判断受压神经部位及鉴别诊断）。

（五）诊断

1. 腰腿痛　长期多次反复的腰痛，有时可放射到下肢。
2. 间歇性跛行　当患者站立或行走时，出现腰酸痛、腿痛或麻木、无力、抽筋，并逐渐加重以至不能继续行走。坐下或蹲下几分钟后上述症状消失并可继续步行，因有间歇期，故名间歇性跛行。
3. 部分患者可有下肢麻木、冷感、乏力、某些肌肉萎缩以及鞍区麻木、大小便失禁或尿急或排尿困难等症状。

4. 做腰部过伸动作可引起下肢麻痛加重，此为过伸试验阳性，是诊断椎管狭窄症的重要体征。

5. 一般需要拍摄腰椎正侧位、斜位X线片有时需加摄过伸过屈侧位片。可见椎间隙狭窄、骨质增生、椎小关节骨性关节炎改变等，多见于腰4~5（L4~L5）与腰5骶1（L5~S1）之间。

6. CT检查 可见矢状径小于12mm，有向后延伸的骨刺等，一般取L4~L5，L5~S1的小关节水平摄CT片。

（六）临床治疗

腰椎管狭窄症轻型及早期病例以非手术疗法为主，无效者则需行手术椎管减压＋固定融合术。

1. 非手术疗法

（1）传统的非手术疗法：①腹肌锻炼；②腰部保护；③对症处理：理疗推拿按摩、药物外敷等。

（2）药物治疗：主要应用中医药进行治疗。

（3）硬膜外封闭术：对一部分患者效果明显，可明显减轻间歇性跛行症状。

2. 手术治疗 手术治疗主要适用于：经非手术治疗无效者；出现明显的神经根症状；对于继发性腰椎椎管狭窄，进行性加重的腰椎滑脱及伴有腰椎侧凸或后凸者，已伴有相应的临床症状和体征。

（1）减压的病例：可以采用传统常规治疗方式包括椎板开窗、半椎板切除、全椎板切除等，也可以采用微创技术治疗。

（2）对于需要"减压＋固定"病例：可以采用传统常规治疗方式，也可以采用微创技术治疗。而融合技术可以选用横突间后外侧融合技术、椎板间后侧融合技术、椎间融合技术等。

（七）照护

1. 综合住院照护

（1）基础护理：术后患者卧于硬板床上休息，去枕，术后3小时协助患者进行翻身，术后6小时将枕头以及软枕分别放在头部、肩部、臀部的下方及双膝之间。

（2）疼痛护理：评估患者术后的疼痛程度，针对疼痛较轻的患者，通过音乐疗法、交流、看电视等方式分散患者对疼痛的注意力；针对疼痛剧烈且难以忍受的患者，遵医嘱予以适量的镇痛药。

（3）饮食护理：术后指导患者进食少量的水和流质食物，于胃肠道功能恢复后可摄入足够的蛋白质、维生素和矿物质，以促进愈合和健康恢复。多食粗纤维的食物、新鲜水果和蔬菜，多饮水，利于通便。合并骨质疏松或骨密度降低时需补充维生素 D 等营养素和含钙高的食物，如牛奶、海米、虾皮等。

2．常规出院后护理　干预时间为 30 天，具体内容如下。

（1）信息留存：待患者各项生理体征符合出院标准后，责任护士需及时为其办理出院手续，在征得患者同意后，留存患者基础信息，包括姓名、年龄、当前身体状况、复查时间等内容，并上传至本院医疗信息保存系统，便于查询，患者出院前 1 小时在基础信息留存的基础上，建立微信群。

（2）健康教育：嘱患者及家属相关生活注意事项。例如适当运动，避免过度劳累，注意保暖，同时需保持正确坐姿、站姿，床、椅子等不宜过软；注意营养均衡，每日饮食需遵循少量多餐原则，日常饮食以水果、蔬菜、豆类食物为主，注意补充钙、镁、维生素 D 和 B 族维生素等微量元素，严禁食用高脂肪、高嘌呤食物；由护士长与主治医师编写腰椎间盘突出症健康知识，主要包括疾病基础知识、相关药物用法用量及日常防护方法等健康内容，形式包括文字、视频、图片等，每间隔 5 天更新 1 次。

（3）跟踪随访及健康引导：每间隔 2 周进行 1 次电话随访，了解患者个体情况，嘱患者按时用药和复查；通过询问患者主观感受，引导其主动诉说，耐心解答患者内心疑问，并为其提供合理建议时向患者分享其他恢复良好患者的生活状态，树立康复信心。在常规护理基础上采用延续性康复护理，干预时间为 30 天。

（4）嘱患者每日参与康复训练：训练方法一：家属可通过按摩方式帮助患者进行下肢肌肉放松，随后指引患者收紧腿部肌肉，反复持续 10 秒，此为 1 组，每日持续 10 组。训练方法二：由家属协助患者进行关节转动、腿部拉伸与抬高训练，每天持续 5 分钟。训练方法三：开展腰背肌训练，可采用五点支撑法，患者仰卧在床上，随后屈曲髋关节与膝关节，利用双足和双侧肘关节及头顶的力量，拱起背部，抬高上半身，每次维持 5 秒，然后放松 5 秒，周而复始进行 20～30 次，此为 1 组，2～3 组 /d。训练方法四：开展慢走训练，慢走时间为 20min/d。

（八）康复（表4-1-3）

表4-1-3　腰椎管狭窄症的照护与康复方案

治疗时间	康复计划
术后第1天	术后24小时，若患者生命体征指标稳定，且引流液正常，可协助取半卧位，待拔除引流管后可在佩戴胸腰部支具前提下指导患者进行早期锻炼，如床上坐起、床边站立等训练。指导患者进行股四头肌等长收缩运动和踝关节跖屈背伸训练，在卧床休息期间进行床上功能锻炼
术后第2天	指导患者屈伸髋膝关节，一组30次，5min/次，一日三组。同时指导患者进行直腿抬高练习，逐渐将抬高高度增加，5s/次，一组10次，一日6组
术后第1周	进行腰背骶棘肌训练，一组15次，一日三组，仰卧位下抬高双下肢，4～10s/次，一组10次，一日两组；当患者可以下床进行活动后，指导患者进行坐起、站立、行走等训练
术后第6周	进行保护性屈伸脊柱训练，根据患者的恢复情况指导其进行上下楼梯或上下坡行走练习

（施克勤　邱小峰）

四、急性腰扭伤的照护与康复

（一）概念

急性腰扭伤是指腰骶、骶髂及腰背两侧的肌肉、筋膜、韧带、关节囊及滑膜等组织因过度牵拉而出现急性损伤，从而引起腰部疼痛及活动功能障碍的一种病症。此病多发于青壮年体力劳动者群体。此病引起的剧烈腰痛和活动受限会对患者的生活造成较大影响。若治疗及时，方法运用恰当，可取得显著疗效。若治疗不当，可致损伤加重，进而转变为慢性腰痛。

（二）损伤机制

当所受外力大于患者受伤时腰背抵抗能力时即可造成急性腰扭伤，常见于以下情形：第一种是由于遭受外力巨大，腰背的肌肉韧带软组织不足以防卫腰背暴力的冲击而受伤；第二种是虽然外力不大，但由于患者抵抗外力准备不足，腰背肌肉无法形成有效保护，韧带被拉伤；此外，腰背抵抗能力也与受伤时患者腰背姿态相关，在腰背屈曲、身体前倾时，腰背间椎间隙压力异常增大，超过实际外力负荷，也容易造成腰扭伤。比如在搬重物时，腰背前屈，因为骶棘肌距离脊柱很近，需要杠杆力大；欲提取的物件距离身体越远，骶棘肌的拉力越大，因而用双手端着物体就比背着要费力气。经常反复的积累性轻微损伤（劳损），可引起肌肉附着点、骨膜、韧带等组织的充血、水肿、渗出、纤维组织增生和黏连等病理改变，刺激和压迫神经末梢导致腰痛。病变发生以后，为了减少病变部位的活动，一些肌肉常呈痉挛状态，而持续性的腰肌痉挛也可造成软组织的积累性劳损，从而加重组织的病理改变。某些职业需要在一个固定姿势下工作，这也是劳损的重要原因。急性软组织扭伤如未能获得完全恢复、迁延不愈，也可转为慢性劳损。

（三）临床表现

患者伤后腰部即出现剧烈疼痛，其疼痛性质为持续性，深呼吸、咳嗽、打喷嚏等用力时均可使疼痛加剧，常以双手撑住腰部，防止因活动而产生更剧烈的疼痛，休息后疼痛减轻但不消除，遇寒冷加重。脊柱多呈强直位，腰部僵硬，腰肌紧张，生理前凸改变，不能挺直，仰俯转侧均感困难，严重者不能坐立，行走或卧床难起，有时伴下肢牵涉痛。

患者可因受伤部位不同而存在腰背不同区域的疼痛与活动受限：①腰肌及筋膜损伤时，腰部各方向活动均受限制，在棘突旁骶棘肌、腰椎横突或髂嵴后部有疼痛。②棘上、棘间韧带损伤时，在脊柱屈曲受牵拉使疼痛加剧，压痛多在棘突或棘突间。③髂腰韧带损伤时，其压痛点在髂嵴部与第5腰椎间三角区，屈曲旋转脊柱时疼痛加剧。④椎间小关节损伤时，腰部被动旋转活动受限并使疼痛加剧，脊柱可有侧弯，有的棘突可偏歪，棘突两侧较深有压痛。

查体可有如下表现：①局部压痛：损伤的腰背软组织局部有明显的压痛点，部分患者可伴有下肢牵扯痛。②肌肉痉挛：多数患者有单侧或双侧腰部肌肉紧张痉挛，多位于骶棘肌、臀大肌等处。这是疼痛刺激引起的一种保护性反应。③脊柱侧弯：疼痛引起不对称性的肌肉痉挛，可改变脊柱正常的生理曲线，表现为生理曲度消失或不同程度的脊柱侧弯，多数向患侧侧弯。

（四）辅助检查

患者就诊时，往往主诉腰背疼痛不适，常规行腰椎X正侧位检查多数无明显异常表现。对于扭伤严重者，棘突间距离增大提示棘上、棘间韧带断裂可能；或偶见合并棘突，关节突骨折等。现在随着腰椎 MRI 在脊柱外科临床诊疗中广泛应用，MRI 也越来越多应用于急性腰扭伤的诊断。在急性腰扭伤患者中，MRI 检查可发现腰背筋膜、肌肉损伤部位的高信号表现；部分严重患者检查时可发现合并腰椎间盘突出表现。

（五）诊断

结合患者急性腰背外伤病史、腰背局部疼痛，查体腰背压痛、腰背肌肉痉挛等表现，急性腰扭伤的诊断并不难。而在临床诊疗中，更为重要的是进行鉴别诊断，排除合并的腰椎骨折、腰椎退行性变（腰椎滑脱症、腰椎椎管狭窄症、腰椎间盘突出症）、腰椎肿瘤等所致的腰痛。通过详尽的病史询问、仔细的查体以及必要的 X 线、CT、MRI 检查可明确诊断。

（六）临床治疗

治疗的目的是减轻疼痛，促进腰背结构损伤恢复，重建腰背软组织稳定性。治疗方法包括卧床休息、局部封闭、理疗、药物治疗、中医推拿等。

1. **休息制动（睡硬板床）** 对外伤引起的急性腰扭伤应真正做到绝对卧床休息，使损伤完全恢复。对于疼痛严重者应该延长卧床时间。但若疼痛持续，需要排除是否存在椎间盘突出或脱出，有没有腰椎不稳或滑脱等情况。

2. **局部封闭** 对急性疼痛的止痛作用能取得立竿见影的效果。临床上常常采用利多卡因、罗哌卡因等麻醉药物与倍他米松等激素配伍行局部封闭。一般 5~7 日封闭 1 次，2~4 次为 1 个疗程。

3. **理疗** 在急性损伤的前 48 小时行局部冷疗，使毛细血管收缩，减少肌肉筋膜组织出血，可有效减少损伤部位的出血及创伤反应；并能起到止痛作用。48 小时后可用热疗等其他理疗，促进淤血的吸收和血液循环，利于创伤恢复。急性期不可盲目按揉，恢复期以轻手法为宜。

4. **药物治疗** 可依据患者急性腰扭伤的不同病理表现应用不同药物。可应用消炎镇痛药行止痛治疗，如塞来昔布等；应用肌松药缓解肌肉痉挛，如乙哌立松等；对合并失眠者可应用抗失眠药。

5. **中医推拿** 中医推拿包括理筋手法和正骨手法，二者也可结合治疗急性腰扭伤。推拿理筋手法可通过手法的机械刺激作用于损伤处的筋肉或经络循行处来起到改善肌紧张和缓解疼痛的功效。不同手法在作用上有所差异，如揉法、揉法较轻柔，可改善血液循环，缓解肌肉痉挛；点按法、弹拨法较重，可调和气血，提高痛阈；推法、擦法可温经通络，活血散瘀。常用的手法主要为扳法、摇法等。

（七）照护

1. 心理护理

（1）鼓励患者正确看待疾病，急性腰扭伤一般经过充分休息治疗可恢复较好，以积极的心态对待疾病，配合治疗。

（2）帮助腰背疼痛、活动受限的患者，给予足够的心理支持。

2. 疼痛护理

（1）评估疼痛形态，必要时使用止痛药，并观察患者用药后的反应。

（2）帮助患者掌握放松与休息的技巧，鼓励患者进行应用。

（3）配合局部冷敷、热敷理疗，封闭后局部加强护理防治感染。

（4）提供硬床垫或床板来休息制动。

3. 活动护理

（1）在腰背活动与疼痛允许的范围内，鼓励患者自我照护，并给予足够的时间来完成各项日常生活活动。

（2）指导患者卧床休息期间应注意进行适当的运动，如俯卧位挺胸、后蹬腿等，动作要求轻柔、和缓而有节奏，运动量逐渐增加。

（3）指导患者避免用力过度，指导其正确地站立和行走，尤其要注意弯腰和捡拾东西时减少负重。

（4）卧床休息期间应尽量下地大小便，在床上利用卧便器容易加重病情。去厕所时最好有他人搀扶，以减轻腰椎间盘的负荷。大便时可用坐式便盆或有支持物。

（八）康复

在腰痛急性期缓解后，可在骨科或康复科医师指导下逐渐开展康复锻炼，程度以不引起疼痛为宜；循序渐进，逐渐开展。

1. 腹部收缩训练　仰卧屈髋屈膝位，正常呼吸，无屏气及深呼吸，肚脐眼主动下沉，沉到最大程度的时候保持10秒，放松10秒。以上为一次，重复20次。该动作主要锻炼腹横肌，它是很多训练的基础，也可在站立、行走或坐位时训练。

2. **腰部扭转训练**　仰卧位，屈髋屈膝 90°，运动过程中保持腹部收缩，缓慢地控制双膝一起同时向两边反复运动，保持髋关节一直接触地面。重复 20 次。

3. **四肢交替撑地训练**　跪趴在垫上，双手双脚与肩膀同宽，将对侧手脚分别向上平举，与身体持平，保持 5～10 秒慢慢放下。尽量保持头部不伸展或屈曲，背部保持水平，身体尽量减少向两侧晃动。两侧轮换进行，每侧重复 10 次。

4. **挺腹训练**　仰卧位，双脚固定，抬高臀部，使身体的重量由肩及双足跟支撑，保持 5～10 秒慢慢放下，重复做 10 次。

5. **"飞燕"训练**　俯卧位，手背伸，头后仰，双腿绷紧后伸，后背发力，身体反翘，抬起 5～10 秒放下，然后重复一次，一般 5～10 次，年轻人可以长一些。

6. **直腿抬高训练**　仰卧位，将双手放于身体两侧，慢慢抬起双下肢，膝关节可微屈（可做双腿或单腿交替），然后放下，重复 15 次。

（施克勤　陆　佩）

五、慢性腰肌劳损的照护与康复

（一）概念

慢性腰肌劳损，主要指腰骶区域的肌肉筋膜、韧带软组织的慢性损伤，导致局部无菌性炎症，进而引发腰骶部弥漫性慢性疼痛。本病多见于青壮年，中老年人亦可发病。在慢性腰痛中，本病最常见。

（二）损伤机制

本病最常见的病因为腰背肌肉筋膜韧带等软组织的慢性劳损：患者因职业因素需长期弯腰，或因姿势不正，导致腰背肌肉筋膜长期处于被牵拉状态，无法获得休息，导致腰肌慢性劳损，出现腰痛。急性腰扭伤后休息或处理不及时、不恰当，肌肉急性损伤不恢复也可遗留症状，迁延为慢性腰痛。

少部分患者因先天性或后天性脊柱结果畸形，也会导致腰背肌肉肌力不平衡，进而发展为慢性腰肌劳损。如各种类型的脊柱侧弯、下肢长度不一致所致的骨盆倾斜等，均会导致一侧的腰背肌肉过度牵拉，逐渐产生慢性腰痛。

（三）临床表现

慢性腰肌劳损以腰部疼痛为主要表现，患者常常主诉腰背部酸痛或胀痛，劳累时加重、疼痛剧烈时影响工作，休息后可有一定程度的缓解。患者腰部活动时基本正常，一般无明显障碍，但活动时伴有酸胀不适感，不能够长时间久坐久站等。

查体时患者的腰背部压痛范围较广泛，压痛点多位于骶髂关节背面、骶骨背面和腰椎横突等处。轻者压痛多不明显，重者伴随压痛可有一侧或双侧骶棘肌痉挛僵硬。多数患者腰部外形及活动多无异常，也无明显腰肌痉挛，少数患者腰部活动稍受限。

（四）辅助检查

腰椎正侧位 X 线片是明确腰痛患者病因的重要检查项目。除少数可发现腰骶骨性结构先天性畸形和老年患者腰椎骨性增生外，慢性腰肌劳损患者腰椎 X 线片上多无异常发现。

（五）诊断

慢性腰背疼痛患者，结合患者长期腰背劳损病史，查体腰背广泛压痛，不伴有明显的腰椎活动受限及下肢感觉活动异常，诊断慢性腰肌劳损并不困难。而在临床诊疗中，更为重要的是进行鉴别诊断，排除合并的腰椎骨折、腰椎退行性变（腰椎滑脱症、腰椎椎管狭窄症、腰椎间盘突出症）、腰椎肿瘤等所致的腰痛。通过详尽的病史询问、仔细的查体以及必要的 X 线、CT、MRI 检查可明确鉴别。

（六）临床治疗

治疗的目的是去除致病因素、缓解疼痛、改善症状、增强腰背肌力。治疗方法包括去除致病因素、休息固定、药物止痛、理疗、康复锻炼（详见本章康复一节）等。

1. **去除致病因素**　需加强宣教，指导患者纠正慢性腰肌劳损的工作姿势，如长期弯腰固定姿势、弯腰搬运重物等。针对性使用保护腰背姿势，如调整坐姿高度避免弯腰工作、下蹲式搬运重物等。

2. **休息固定**　慢性腰肌劳损患者腰痛急性发作时，应予以卧床休息，睡硬板床，起身时可用腰围或宽腰带保护固定；工作时可配腰围，以减少腰肌牵拉，但每天必须解除腰围；同时疼痛好转后应及时在医师指导下做腰背肌锻炼，增强腰肌肌力。否则，长期佩戴腰围固定反而使得腰肌萎缩，腰背肌肉保护能力下降，慢性腰肌劳损病情也容易加重。

3．**药物止痛**　对疼痛剧烈者可使用消炎镇痛药口服或外用止痛膏药止痛。痛点局限者也可应用利多卡因、罗哌卡因等局麻药物与倍他米松、醋酸地塞米松等激素配伍行局部封闭。一般 5~7 日封闭 1 次，2~4 次为 1 个疗程。

4．**理疗**　可通过按摩、牵引、局部热疗、超声波、中医调理等理疗方式缓解肌肉痉挛，改善腰背血液循环，促进慢性腰肌劳损的恢复。

（七）照护

1．**加强健康宣教**　告知患者根据实际情况锻炼腰背肌肉、劳逸结合、避免下腰搬运重物。

2．**加强腰背部护理**　劳作或锻炼后腰背部出汗应及时擦拭，防止吹冷风；夏天避免在潮湿位置睡觉、冬天应对患者腰部进行保暖。

3．**协助指导患者康复锻炼**　动作缓慢进行，以不引发疼痛为宜，避免二次损害。

4．**患者饮食应偏温性**　不应饮用生冷性饮品。患者可饮用低度酒，饮量不应过大。老年患者由于肝肾亏损，可食用蚕豆、芝麻、牛肉、胡桃肉或狗肉。由风寒引发此病的患者可以食用白花蛇、蚯蚓、海鳗以及苍耳子等。如果患者出现咳嗽或者在转侧时出现疼痛，应食用李子、柚子、西以及桃仁等食物，起到理气活血的目的。

（八）康复

患者可以在医师指导下，行腰背前后屈伸动作、腰背回旋动作、拱桥动作、飞燕点水动作等，逐步伸展腰背肌肉，增强肌力，有利于疾病恢复。

1．**腰背前后屈伸动作**　两足分开与肩同宽直立，双手叉腰。做腰部充分前屈和后伸各四次，运动时尽量使腰部肌肉放松。

2．**腰背回旋动作**　两足分开与肩同宽直立，双手叉腰。做腰背顺时针及逆时针水平方向旋转各一次，然后由慢到快，由大到小，顺逆交替回旋各八次。

3．**拱桥动作** 患者取仰卧位，双腿屈曲，以双足、双肘和后头部为支点（五点支撑），用力将臀部抬高，如拱桥状，保持5秒，而后恢复原位。通过锻炼，可增强患者的腰肌力量。随着锻炼的加深，可将双臂放于胸前，仅以双足和头后部为支点进行练习。反复锻炼20～40次。

4．**飞燕点水动作** 患者取俯卧位，双臂放干身体双侧，双腿伸直后伸，然后将头，上肢和下肢用力向上抬起，肘和膝关节伸直、不屈曲，如飞燕状。此过程中需要患者的身体抬起时吸气，随后呼气时还原体位。反复锻炼20～40次。

（施克勤 王星亮）

第五章

其他常见骨病照护与康复

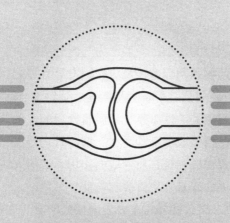

第一节 骨质疏松症照护与康复

（一）概念

骨质疏松症是指人体代谢异常所导致的以骨量减少、骨组织微细结构破坏、骨脆性增高及易发生骨折为特征的全身性疾病。一般可分为原发性及继发性两种，原发性骨质疏松症是指身体及骨骼本身生理功能退化而引起的骨质疏松，即因为年纪增大而逐渐出现的疾病。原发性骨质疏松症又可分为 Ⅰ 型和 Ⅱ 型两种， Ⅰ 型主要是指绝经后骨质疏松症，大多由于进入老年后卵巢功能衰减，雌激素水平分泌下降所致； Ⅱ 型亦称为老年型骨质疏松症，多见于 60 岁以上老年人。继发性骨质疏松症常见于营养缺乏或吸收障碍和内分泌疾病所致的骨质疏松症，本节主要介绍原发性骨质疏松症。

（二）病因

骨质疏松症的病因较为复杂，一般认为与内分泌因素、营养因素、性别及年龄因素、疾病及药物因素、遗传及免疫因素等有关。

1. **内分泌因素**　性激素、甲状旁腺激素、降钙素、活性维生素 D 等与骨质疏松症的发生密切相关。性激素在骨质疏松症的发生中起决定作用，雌激素具有抑制骨吸收，增强成骨细胞活性、抑制骨钙溶出、促进骨重建等作用；雄激素具有促进蛋白质和骨基质合成的作用。老年人性腺功能减退，性激素分泌生成减少，因而容易发生骨质疏松症。

2. **营养因素**　钙、磷代谢异常是骨质疏松症形成的主要原因，蛋白质、微量元素、维生素等异常也与骨质疏松症密切相关，上述营养物质摄入异常，均可导致骨形成减少，骨吸收增加，继而导致骨质疏松症。

3. **性别及年龄因素**　人体在 30~40 岁达到骨量的峰值，并维持相对稳定 5~10 年，之后随着年龄的增加，骨量开始缓慢减少。女性因为在绝经后血中雌激素水平下降，骨量急剧流失，因此女性的骨质疏松症发病率明显高于男性。

4. **其他因素**　如部分全身性疾病（甲状腺疾病、肝肾疾病、免疫性疾病等）、长期服用某些药物（激素、避孕药、抗结核药等）、户外运动减少、环境污染（重金属超标）等，均可影响骨骼对钙、磷的吸收，加速骨量流失，导致骨质疏松症的发生。

（三）临床表现

主要表现为疼痛，甚至出现身长缩短、驼背、骨折等。

1.**疼痛**　疼痛是原发性骨质疏松症最常见的病症，以腰背痛多见，占疼痛患者的 70% ~ 80%。其特点是在长时间保持固定姿势时疼痛加重，此外肩关节疼痛和足跟痛也常见。

2.**身长缩短**　当骨质疏松时，椎体内部骨小梁塌陷，数量减少，疏松而脆弱的椎体受压，致椎体缩短，每个椎体缩短 2mm 左右，身长平均缩短 3 ~ 6cm。

3.**驼背**　脊椎是身体的支柱，椎体前部多为松质骨组成，而且此部位负重量大，尤其 T11、T12 负荷量更大，当骨质疏松时，更容易压缩变形，使脊椎前倾、前屈加大，形成驼背。随着年龄增长，骨质疏松加重，驼背曲度也加大。

4.**骨折**　其特点是无外力或轻度的外力作用下均可发生骨折，骨折好发于胸腰椎、桡骨远端和股骨的近端。股骨颈及股骨粗隆间骨折是骨质疏松症骨折中症状最重、治疗最困难的一种，预后欠佳。由于股骨颈骨折的不愈合及股骨头缺血坏死，故致残率较高。

5.**呼吸功能下降**　胸腰椎压缩性骨折和脊椎后凸、胸廓畸形可使肺活量和最大换气量显著减少。多数老年人的肺功能随着年龄增加而下降，若再加上骨质疏松症所致的胸廓畸形，患者往往可出现胸闷、气短、呼吸困难等。

（四）辅助检查

测量骨密度的方法主要有双倍能量 X 线吸光测定法、超声波检测、单能 X 线吸光测定法、定量计算 X 线断层照相技术及 X 线 5 种。其中双倍能量 X 线吸光测定法是目前得到广泛应用的骨密度检测方法。

（五）诊断

1.**骨量诊断**　目前，骨质疏松症的诊断是以骨密度降低为基本依据。骨骼 X 线检查是进行定性诊断的重要手段。对于未发现骨折的骨质疏松症高危人群，在未做骨活检确定其微结构时，检查骨密度是唯一实用的诊断方法。

目前，国际上对于骨质疏松症的诊断标准倾向于测定的 BMD 数值与同性别峰值 BMD 比较，减少 1%～12% 为基本正常，减少 13%～24% 为骨量减少，减少 25% 以上为骨质疏松，减少 37% 以上为严重骨质疏松。

此外，男性骨质疏松的诊断标准尚未得到较为统一的认识。WHO 专家小组 Kanis 认为骨密度或者骨矿物含量低于正常成年男性峰值骨量均值 −3s 以下可诊断为骨质疏松。

2. 骨强度诊断　以骨密度值诊断骨质疏松在临床上有大量的误诊和漏诊。事实上，骨密度只是反映骨骼的结构指标，而骨骼的物理承受能力才是反映骨骼的生物性能。因此，采取骨强度指标，即股骨颈在骨折前所能承受的体重倍数，可降低误诊漏诊的发生率。使用股强度作为诊断标准，具有如下特点：①清晰的物理意义；②单纯从骨强度的角度描述骨质疏松的程度，不受其他无关因素影响；③不需要测定者的历史测定值，仅根据受试者当前值即可；④具有普遍性，不受种族、性别、地域和体重等因素影响。

（六）临床治疗

1. 药物治疗　药物治疗适应证：已有骨质疏松症或发生过脆性骨折；或已有骨量减少并伴有骨质疏松症危险因素者。

（1）抗骨吸收药物。

（2）双膦酸盐类：有效抑制破骨细胞活性、降低骨转换。目前临床上应用的阿仑膦酸钠有 70mg/ 片（每周 1 次），服用方便，对消化道刺激小，有效且安全，因而有更好的依从性。

（3）降钙素类：能抑制破骨细胞的生物活性和减少破骨细胞的数量。可预防骨量丢失：并增加骨量。目前临床上应用的有两种：鲑鱼降钙素和鳗鱼降钙素类似物。

（4）选择性雌激素受体调节剂：能有效抑制破骨细胞的生物活性，降低骨转换至妇女：绝经前水平。目前临床上应用的有雷诺昔芬，能阻止骨丢失，增加骨密度，明显降低椎体骨折发生率，是预防和治疗绝经后骨质疏松症的有效药物，该药只用于女性患者。

（5）雌激素类：此类药物只能慎用于女性患者，抑制骨转换，阻止骨丢失。

（6）促进骨形成药物：甲状旁腺激素，有促进骨形成的作用，能有效地治疗绝经后严重骨质疏松，增加骨密度，降低椎体和非椎体骨折发生的危险，因此适用于严重骨质疏松症患者。一定要在专业医师指导下应用，治疗时间不宜超过 2 年。

（7）其他药物

1）活性维生素 D：适当剂量的活性维生素 D 能促进骨形成和矿化，并抑制骨吸收。

2）中药：经临床证明有效的中成药可按病情选用。

2. **手术治疗**　随着老年人群的增加，骨质疏松性椎体骨折患者逐渐增多，因此，骨质疏松性椎体骨折日益受到人们的重视。经皮椎体成形术（percutaneous vertebroplasty，PVP）是近年兴起的脊柱微创治疗新技术，是骨质疏松性椎体骨折治疗一大进展。1987 年由 Galibert 等首次报告经皮穿刺椎体成形术用于椎体血管瘤的治疗，该技术能使患者迅速缓解疼痛、创伤小，尤其是治疗骨质疏松性椎体压缩骨折的一种新的、有效的微创方法。通过经皮穿刺向椎体内充填增强材料，可以达到稳定骨折、恢复椎体力学强度，防止椎体进一步塌陷和缓解疼痛的目的，使患者能够早期恢复正常活动。

骨质疏松症导致椎体力学强度降低和造成椎体压缩骨折（vertebral compression fracture，VCF），70 岁以上人群 VCF 发生率为 20%，椎体高度降低 20% 或者 4mm 即被认为 VCF。Rao 将骨质疏松性椎体骨折分为 3 种类型：楔形压缩骨折、双凹压缩骨折和粉碎压缩骨折，其中最常见的是楔形压缩骨折（51%）。骨质疏松性椎体骨折可导致患者腰背疼痛、脊柱后凸畸形和活动减少，影响患者的呼吸、消化功能，降低生活质量。传统治疗方法如卧床休息、支具保护、口服止痛药和切开手术等，治疗效果常不甚理想。手术治疗受到内固定困难和融合效果差的限制，且骨质疏松性椎体骨折患者邻近椎体 1 年内再发生椎体骨折的危险性增加 5 ~ 25 倍。Alvarez 认为骨折椎体的 MRI 信号改变与治疗效果密切相关，T 加权像呈低信号，T 加权像呈高信号者，68.3% 的患者取得了满意的治疗效果，只有 4% 的患者症状无改善。闭合复位过程中应轻柔操作，避免使患者再次出现椎体骨折和脊髓损伤。其长期的安全性和有效性尚需要进一步的临床观察。

（七）照护

主要进行防跌倒宣教与训练，要求患者戒除不良嗜好、坚持平衡饮食、多做户外活动和家庭自我运动训练，特别是静力性体位训练和步行锻炼。

1. 坚持做户外活动、多晒太阳　如每日户外散步 1km。

2. 戒除不良嗜好　如偏食、酗酒、嗜烟，长期饮用咖啡因饮料；每日坚持食用新鲜蔬菜、水果。

3. 家庭自我运动训练　在医生指导下，在家中长期坚持进行肌力、肌耐力、关节活动度和平衡功能训练，以提高运动反应能力和对环境的适应能力、防止跌倒。

4. 改造环境　尽量改造和去除家庭和周边环境的障碍，以减少跌倒的机会；采取切实有效的防跌倒措施，如穿戴髋保护器。

5. 步行锻炼　以每日步行大于 5 000 步，小于 1 万步为宜（2 ~ 3km）。适合老年骨质疏松患者。日本学者发现，步行能有效维持脊柱及四肢骨盐含量，每日步行少于 5 000 步，则骨量下降，大于 1 万步则骨量增加不明显，而两者之间则骨量明显增加，步行锻炼能防止下肢及脊柱的骨质疏松。

6. 静力性体位训练　对骨质疏松患者首先应教会他们在日常生活中保持正确的体位和姿势：坐、卧或立位时由于重力和持久双重原因，一旦不能有意识地保持正确的姿势，就会加重症状，使脊柱变形甚至导致骨折，因此对骨质疏松患者进行静力性体位训练，使其在日常生活和工作中保持正确的体位和姿势是十分必要的。对所有骨质疏松患者无论其有无骨折都应进行本项训练，使其习惯训练所要求的姿势，以防骨折驼背的发生。

7. 在骨质疏松的情况下，骨的力学强度明显减低，所以在扭身、持物、弯腰、下楼、坐汽车的抖动、站立倒地等情况下都可以引起骨折。治疗的初期应用双腋拐帮助行走，逐渐改为手杖，然后改为不用手杖。老年人如不训练，神经、肌肉的应急能力差，稍行走不稳，易于跌倒引起骨折；老人及骨质疏松症患者神经肌肉系统的训练，增加灵活性和应急能力。注意照明好、地防滑、地面无杂物都可以减少倒地危险。

（八）康复

1. 功能评定　骨质疏松症的康复治疗取决于对骨质丢失程度的准确判断、骨质衰弱程度和跌倒倾向的确定。世界卫生组织在 2011 年发表了骨质分类标准：正常、骨量减少、骨质疏松、严重骨质疏松。骨密度值低于同性别、同种族健康成人的骨峰值不足 1 个标准差属正常；降低 1 ~ 2.5 个标准差之间为骨量低下（骨量减少）；降低程度等于和大于 2.5 个标准差为骨质疏松；骨密度降低程度符合骨质疏松诊断标准同时伴有一处或多处骨折时为严重骨质疏松。现在也通常用 T-Score（T 值）表示，即 T 值≥-1.0 为正常，-2.5<T 值<-1.0 为骨量减少，T 值≤-2.5 为骨质疏松。此外，还有原发性骨质疏松症患者生活质量量表，该量表包含 75 个条目，其中疾病维度 20 个条目，生理维度 17 个条目，社会维度 17 个条目，心理维度 13 个条目；满意度维度 8 个条目，覆盖了与生活质量有关的 5 个维度（疾病、生理、社会、心理、满意度）和 10 个方面。

骨质疏松症的中医评价量表，对中医证型（包括痰浊证、肾虚证、脾虚证、血瘀证）进行综合评价，采用五等级选项记分，按患者症状、体征的程度，分 1～5 个等级，分别取 1～5 分，依照受试者的主观感受或体验进行自评。量表总分越高，表示患者病情越重、生活质量越差。量表得分分为 4 个等级：34～68 分为较好，69～102 分为中等，103～136 分为较差，137～170 分为差。

2. 康复治疗（表 5-1-1）

表 5-1-1　骨质疏松症照护与康复方案

时间	康复计划
急性期	急性期患者往往存在骨折及较严重的疼痛，物理治疗的目的是改善血液循环、消肿止痛，促进骨痂形成，同时防止失用性改变和骨量丢失，促进骨折愈合 1. 物理因子治疗 （1）超短波、短波疗法：骨折复位固定后，可在石膏绷带或夹板外采用对置法，骨折后 1 周内用无温量，每次 6～10 分钟，1 周以上微温量，每次 10～15 分钟，每日 1 次。有金属内固定的患者局部禁用。用石膏固定时需待石膏干后再进行治疗 （2）超声波疗法：采用小剂量超声可促进骨痂形成。接触移动法或水下法，5～8 分钟，每日 1 次 （3）冷疗法：采用冰敷或冷敷，每次 15～20 分钟。治疗中应注意观察局部皮肤情况，随时调整治疗时间，防止出现局部组织冻伤 （4）紫外线骨折区局部照射：亚红斑量或红斑量，每日或隔日 1 次，3～5 次为 1 个疗程。如局部石膏固定，也可在健侧相应部位，或在相应节段部位照射 （5）磁疗法：选用脉冲电磁疗法，患肢位于环状磁极中，或采用患区对置法，每次 20 分钟，每日 1 次，20 次为 1 个疗程。也可在患区痛点或邻近穴位，用动磁法或磁片贴敷、消炎镇痛 （6）直流电离子导入：患区局部对置，或患肢及相应脊柱区并置，10% 钙离子局部导入阳极或 5% 磷离子导入阴极，每次 20 分钟，每日 1 次

时间	康复计划
急性期	（7）温热疗法：适用于骨折后期，可用红外线、可见光疗法、电光浴疗法、蜡疗、泥疗、温水浸泡、熏洗等，每次 15～30 分钟，每日或隔日 1 次 （8）冲击波疗法：适用于骨质疏松疼痛、骨折延迟愈合。Saisu 研究报道体外冲击波可使骨矿化质含量增加，使不成熟骨过量增长，提示可用于局部骨质疏松（如股骨颈和桡骨）及肢体延长 （9）低频脉冲电磁场疗法：1989 年 Bassett 预言脉冲电磁场将可能对骨质疏松症治疗产生影响。可采用 UNION-2000A 型骨质治疗系统进行治疗。方法：每天 1 次、每次 40 分钟、连续 30 天 2．运动治疗 （1）呼吸练习：静力性体位训练中进行深呼吸练习。方法：坐或立位时腰背伸直，收缩腰肌和腹肌，增加腹压，吸气时扩胸伸背，接着收颏和向前压肩，或坐直背靠椅；卧位时应平仰、低枕，尽量使背部伸直，坚持睡硬板床 （2）关节活动度训练：伤肢未被固定关节在无痛状况下完成全关节活动范围的运动，关节各个运动方向的训练均要进行，每种运动 10 次为宜，必要时给予助力 （3）肌力训练：在骨折复位基本稳定时，进行固定部位肌肉有节奏的静力性等长收缩练习，可防止失用性萎缩，并使骨折断端靠近而有利于骨折愈合。腰背肌等长收缩训练可在电动起床上进行。可在 1 周后开始，每次 20～30 分钟。从第 3、4 周开始逐渐适应体位变化，可从斜床 45°，15 分钟，每日 3 次开始，斜床的角度以 15°，时间 15 分钟交替增加直至 90°，维持 30 分钟即可练习下地行走。健肢宜进行床上维持和强化肌力的等张抗阻训练 （4）脊柱压缩性骨折：①体位摆放：仰卧过伸位，骨折部位下垫高枕垫以保持脊柱过伸位。②俯卧位休息：因压缩性骨折而致脊旁肌痉挛出现明显疼痛者，可每日俯卧 20～30 分钟，放松胸、腰背部肌群以缓解疼痛，并可给予轻手法按摩。同时在卧位下进行腰背肌、臀肌、腹肌的等长运动训练。俯卧位下进行腰背肌小弧度（10°～20°）等张收缩。由于制动期间骨吸收明显、骨量丢失加重，使骨质疏松进行性加重，也容易发生肌力低下等废用综合征，故卧床休息应维持在最低限度，只要患者能翻身起坐而无严重不适则应在直背的姿势下进行短时、间歇的坐、立与行走练习并慢慢增加活动强度。但有骨质疏松脊柱变形者或为预防脊柱变形应在佩戴相应矫形器下进行 （5）股骨颈骨折：床上训练应尽早开始，如踝关节主动背伸与跖屈运动，股四头肌等长收缩及健侧肢体的功能练习。注意将两下肢放在外展位并避免内收，避免髋关节内收和旋转。牵引去除后做髌骨松动及髋膝的屈伸活动。3 个月后可扶拐下地行走。有坚固内固定的患者，2 周内床上活动，2 周后扶拐下地，但应以健侧及上肢负重为主，患侧不宜过早负重 （6）桡骨远端骨折：固定后可做屈伸手指及握拳活动、肩肘关节运动，4 周后腕关节活动，6 周解除外固定后做前臂旋转及腕关节大幅度的屈伸练习 （7）肱骨近端骨折：早期进行肩臂部肌肉的等长运动训练。4～6 周解除外固定后应做肩关节各个方向的活动

续表

时间	康复计划
急性期	3．运动注意事项 （1）骨折患者应在复位、固定的前提下进行运动治疗。应避免爆发性练习动作，运动强度应从小逐渐增大，以防发生运动损伤 （2）运动期间，要加强饮食营养，尤其注重动物性食物中钙的补充。必要时，应在医生指导下适量补充药物 （3）以伸展、等长和静力性运动为主，少做屈曲、等张和动力性运动，对脊柱骨质疏松骨折术后患者禁用等长屈曲运动 （4）脊柱压缩性骨折患者从卧位到坐位时应保持躯干在伸直位，肩、髋、膝关节"三点一线"至侧卧位坐起，或戴腰围后坐起，以防屈曲躯干而加重疼痛或加重椎体压缩 4．矫形器、腰围技术 骨质疏松最常出现的问题是椎体压缩性骨折、脊柱畸形、股骨颈骨折、桡骨远端骨折和肱骨近端骨折。因此在治疗中应用康复工程原理，为患者制作合适的支具、矫形器和保护器是固定制动、减重助行、缓解疼痛、矫正畸形、预防骨折发生、配合治疗顺利进行的重要措施之一。如脊柱支具能限制脊柱的过度屈伸、又使患者有一定的活动度、预防椎体出现压缩性骨折，又如髋保护器对髋部骨折有预防作用
慢性期	此期的康复治疗目的应是：①改善血液循环，松解黏连，缓解和消除原发的痛点。②纠正不良姿势，加强脊柱稳定性，维持正常的腰部功能。③提高日常生活能力和工作能力，提高生存质量。增强肌力、耐力和 ROM。④防止失用性改变（防止失用性骨质疏松、肌萎缩、关节挛缩）和骨量丢失、并渐增骨量和骨的密度。⑤调节骨的代谢、促进神经体液的调节，利于血钙向骨内输送、破骨细胞向成骨细胞转变，使骨钙含量增加。⑥促进胃肠道蠕动，提高消化功能，增加饮食中的营养物质的吸收率，尤其是钙的吸收率 1．物理因子治疗 （1）超短波、微波疗法：温热量，每日 1 次，每次 10～15 分钟 （2）温热疗法：常用的是红外线、日光浴、蜡疗、泥疗、中药热敷等，对消肿止痛有很好效果，可适当选用或交替使用，每日 1 次，每次 20～30 分钟 （3）低频及中频电疗法：如间动电流、经皮电刺激神经疗法，干扰电疗法、音频电疗法等，电流强度可逐渐加大至耐受量，有促进血液循环，止痛作用 （4）电刺激疗法：长期卧床的骨质疏松患者在静脉血管中易形成血栓，可利用电流对腓肠肌进行节律性刺激，对静脉和淋巴管有促进回流的作用，治疗时可试用 T 宽为 15 毫秒左右的方波，f 为 30Hz，调制频率为每分钟 10～30 次 （5）磁疗法：患者痛区和穴位相结合的方法。特别是脉冲磁场 PEMFS 能增加骨压电位和骨密度，电场和磁场最终能以力场形式作用于骨胶原基质发生形变 （6）超声波疗法：接触移动法、0.8～1.5W/cm^2，5～10 分钟，每日或隔日 1 次，1 个疗程 15 次左右 （7）旋涡浴疗法：适用于肌肉萎缩、关节功能活动障碍者，水温 38～40℃，每次 15～20 分钟，每日 1 次，每疗程 15～20 次

续表

时间	康复计划
慢性期	（8）按摩疗法 2. 运动疗法　多数学者主张以主动运动、耐力运动、渐进抗阻运动和短暂最大收缩练习为主，其作用是维持并渐增骨量 （1）运动方式：研究发现：大负重、爆发力的运动对骨骼的应力刺激大于耐力运动，是成年人维持和提高骨量的主要方法。在耐力锻炼中适当穿插爆发性运动可以预防疲劳性骨折。运动方案应包括承重耐力训练，抗阻力量训练、柔韧性和协调性训练。①预备运动：包括全身柔软体操，以躯干伸展训练为主、屈曲训练为辅。牵伸肌群练习、呼吸练习和 / 或慢跑等。时间为 10分钟左右。目的是使心肺功能、肌肉韧带，血压逐渐适应练习部分的运动治疗，防止运动性不适和损伤。②主动运动、抗阻运动和耐力训练：可以选择性针对骨质疏松好发部位的相关肌群进行运动训练以维持和增加该部位的骨量。如蹬楼梯、踩功率车可预防股骨和髋部骨质疏松造成的骨折、体操训练可预防腰椎骨质疏松所造成的骨折，经常跑步训练的人其跟骨骨密度的提高高于身体其他部位的骨骼。上述训练可以采取渐进抗阻练习。时间 20 ~ 30分钟。健身跑：爆发性运动以短跑为主，每日 50 ~ 100m，适合中青年人；耐力运动以慢跑为主，可适当调整速度，每日 2 000 ~ 3 000m，主要适合老年人。步行训练：每日步行 2 ~ 3km，适合老年骨质疏松患者。③放松运动：可防止在运动治疗结束后，由于血液聚集于肢体，回心血量减少而出现的一些心血管症状。时间 5 ~ 10 分钟 （2）运动强度：从运动的安全性、有效性角度考虑，慢性期的运动强度宜低强度开始为好。对于体力好的中青年患者，运动强度可适当加大，而对于体力差的老年患者，强度要适当减轻 （3）作业治疗：在对骨质疏松患者伤残情况进行全面评价以后，有目的、有针对性地从日常生活活动、职业劳动、认知活动中选择一些作业，指导患者进行训练，以改善或恢复患者躯体、心理功能和预防骨质疏松骨折 （4）饮食和营养调理：与骨质疏松关系密切的元素和营养素有钙、镁、锌、铜、维生素 C、维生素 D 和蛋白质，其中最为缺乏的是钙和维生素 D。中国预防医学院调查的钙摄入量每日在 400 ~ 500mg，维生素 D 在儿童和老人缺乏尤为明显，应加大摄入量。国外研究股骨颈骨折蛋白质摄入量丰富的食物及蔬菜、水果，如每日半斤以上牛奶，多食豆制品，戒烟酒等 （5）针灸治疗：祖国医学对疾病症候有独特的病因病机分析，从中决定治疗原则。骨质疏松症临床主要表现为疼痛、身长缩短、驼背、骨折。根据其临床症状、体征，大多数学者将其归于"骨痿""骨枯""骨痹"的范畴，认为其发病与肾精亏虚，脾胃功能减退、外伤制动等有关。所以临床治疗原则多以补肾为主，结合健脾法。①针刺疗法：常用足太阳膀胱经相应背俞穴及足太阴脾经、足少阴肾经腧穴，同时配合督脉进行治疗。穴取肾俞、脾俞、胃俞、气海俞、足三里、太白、太溪等，隔日 1 次，10 次为 1 个疗程，中间休息 5 天，连续 3 个疗程。②艾灸疗法：用补肾益精、温阳壮火之法，穴选肾俞、脾俞、命门、关元、神阙、足三里、中脘、大椎、大杼等；并用当归、熟地黄、蛇床子等中药制成药饼置穴位上，隔药饼灸治疗。

续表

时间	康复计划
慢性期	③耳针疗法：有人采用耳针治疗中老年妇女骨质疏松症，取穴：子宫、肾、内分泌、卵巢、脾。每次埋针上述 5 穴，每日自行按压 5~6 次，每次 10 分钟左右，留针 2 天，两耳交替埋治，总有效率 95%。④穴位敷贴：艾双春等以四物汤合左归丸为基础方，按膜剂工艺制成补血益精贴，隔日贴于神阙穴，每次保留 24 小时，共治疗 6 个月，采用定量超声骨密度仪测量患者治疗前后超声穿透速度，并与口服邦得林组、补血益精药丸组比较，结果显示三者均能极明显提高超声穿透速度，与治疗前比较有显著差异（$P<0.01$），而三者间无明显差异（$P>0.05$）。同时有相当数量的实验研究证实针灸能改善骨代谢指标，调节相关细胞因子及激素水平，提高血清雌二醇含量，降低尿钙排出。此外，中药内服补肾益脾、熏洗或外敷活血化瘀，通络止痛，对预防和治疗骨质疏松症也有一定的效果

（吴铭柯　吴治才）

第二节　骨性关节炎照护与康复

（一）概述

骨关节炎（osteoarthritis，OA）是发生在滑液关节的一种发展缓慢的，以局部关节软骨破坏，并累及软骨下骨、滑膜组织、关节囊、韧带和肌肉等结构，出现相邻软骨下骨板骨质增生、骨唇形成为特征的一种非对称性、非炎性的慢性骨关节病，也称退行性关节炎、骨性关节病或增生性关节炎。主要累及膝关节、髋关节、脊柱及手指关节。骨关节炎的病理特征为关节软骨的进行性变性和破坏，涉及生物力学以及生物化学等改变。关节软骨是一种无血管的组织结构，因此限制了其对软骨细胞的营养物质供应。骨关节炎早期病理所见是软骨超负荷表面的变薄和破坏，软骨碎片和凹陷，直至软骨完全裸露，然后软骨细胞沿着裸露软骨成串增生形成软骨细胞群，并大量分泌细胞生长因子。应当指出，在骨关节炎时软骨细胞有修复表现，但却始终不可能修复软骨。这些细胞生长因子包含具有组织破坏性的蛋白酶，如基质金属蛋白酶和蛋白聚糖酶，引起软骨细胞的凋亡，而在基质方面杂乱的胶原出现修复填补软骨缺损。这些细胞外基质并不能承受关节的正常的机械应力，使病理改变加剧形成恶性循环，由于关节软骨是无血管结构，早期并不会引起临床症状，直到有神经支配的组织受累才出现，这也是骨关节炎诊断延迟的原因之一。长期以来骨关节炎被认为是关节软骨的疾病，而最新研究认为它是一种累及骨、滑膜及关节周围支持结构的疾病。软骨的破坏，增加了关节中碎片数量，这些碎片及其分解代谢的介质被滑膜吞噬细胞清除，引起滑膜增生肥大，从而引起临床上关节肿胀、炎性疼痛的症状。这些滑膜炎症在骨关节炎的早期及晚期均出现，形成一个恶性循环，加重了骨关节炎的发展。骨关节炎另外一个重要的病理特点是软骨下骨的改变。骨赘形成、骨重塑、软骨下骨硬化及骨摩擦是软骨下骨的几个重要改变，其不仅仅发生于骨关节炎的晚期，更发生于骨关节炎的进展期，甚至早于软骨破坏。因此，软骨下骨的改变可以引起软骨的破坏骨关节炎是一种影响众多患者的慢性疾病，据北京大学人民医院骨关节科流行病学统计，中国人大于 65 岁的人群中，其整体发率约 8.1%，给广大患者造成痛苦及严重的经济负担，甚至与全因死亡率相关。而在世界范围内，随着人口老龄化进程，到 2020 年骨关节炎将成为第四大致残性疾病。

（二）病因

美国风湿病学分会诊断和治疗标准委员会将骨关节炎分为原发性和继发性两大类。

1. **原发性骨关节炎**　指关节无明显病因，而逐渐发生的退行性变，发病可能与年龄、遗传、体质、代谢等因素有关。一方面，随年龄的增长，软骨组织及黏多糖含量减少，纤维成分增加，软骨韧性降低；另一方面，随年龄的增长，日常活动对关节软骨积累性损伤增多，更易发生退变，此类患者一般有多个关节受损，常见于负重大关节。

2. **继发性骨关节炎**　指由于某种病因导致软骨破坏或关节结构破坏，以后因关节面摩擦和压力不平衡等因素而发生退变。常见病因：①畸形：先天和后天的脊柱畸形、髋关节发育不良（脱位）、膝内翻、膝外翻、大骨节病等；②损伤：关节内骨折脱位、韧带松弛与关节扭伤所致的创伤性关节炎；③炎症：化脓性关节炎、关节结核等，由于关节软骨破坏，以后可继发骨关节炎。

（三）临床表现

1. 症状　急性发作期关节局部有红、肿、热、痛现象，最显著的症状是疼痛，初期轻微钝痛，以后逐步加剧；活动多时，疼痛加剧。有的患者有"休息痛"，即在静止或晨起时感到痛，稍微活动后减轻。患者常感关节活动不灵活，晨起或休息后有僵硬感，需一定时间活动后才能逐渐缓解，关节活动时可有摩擦音。有时还可因关节内的游离体或软骨碎片出现活动时绞锁现象，上下楼梯感到疼痛吃力。

2. 体征　关节局部有压痛及肿胀，可有中度积液，如膝关节浮髌试验阳性；关节炎发展到一定程度，关节肿胀明显，主动或被动运动均受限制。后期出现关节周围肌萎缩、肌痉挛，严重时出现畸形，如膝内翻、手指远侧指间关节侧方增粗，踇外翻或第一跖骨关节的踇囊炎。

（四）辅助检查

关节滑液澄清、黏稠，细胞计数略增，偶见红细胞、软骨碎片和胶原纤维碎片。多数红细胞沉降率<20ml/h，但在侵蚀性或全身性疾病时有升高。X线片初期无明显变化，进行性病变时关节面不规则，邻近的骨端松质骨内可见多数直径1cm左右的小囊腔，有轻度骨质疏松和软组织肿胀，关节间隙变窄，软骨下骨硬化，多见于髋、膝关节，囊周有粗大的骨小梁包围，关节周围有骨赘形成；晚期关节面凹凸不平，周围骨质增生明显，骨赘增加，骨端变性，关节畸形，关节内可见游离体。

（五）诊断

诊断骨关节炎主要根据患者的临床症状、体征、影像学检查，目前仍采用美国风湿病学会1995年修订的诊断标准。该标准包括髋关节、膝关节和手部等原发性骨关节炎的临床和放射学标准，但对早期骨关节炎诊断价值有限。

根据患者的症状、体征及影像学检查，一般将骨关节炎分为四期。

1. 关节炎的发生前期　关节在活动后稍有不适，活动增加后伴有关节的疼痛及肿胀，在X线及MRI检查上看不到明显软骨损害迹象。

2. 关节炎改变的早期　活动多后有明显的疼痛，休息后减轻，X线观察，改变较少，只有MRI可见软骨轻度损害，同位素检查，被损关节可见凝聚现象。

3. 骨关节炎的进展期 骨、软骨进一步损害，造成关节畸形，功能部分丧失，X线可见关节间隙变窄，关节周围骨的囊性变，有时有游离体出现。

4. 骨关节炎的晚期 骨的增生、软骨的剥脱以及导致功能完全丧失，关节畸形明显，X线示关节间隙变窄，增生严重，关节变得粗大，甚至造成骨的塌陷。

（六）临床治疗

治疗的目的是减轻疼痛，改善活动力，减少残疾，治疗方法包括药物治疗、休息、物理治疗、辅助移动器具，必要时进行手术治疗。

1. 非药物治疗 非药物治疗在骨关节炎的治疗中有很重要的作用。包括患者教育、运动、生活指导及物理治疗等。

（1）健康教育：国内外研究均指出，应该对骨关节炎患者进行健康宣教，主要目的是对患者进行骨关节炎的病因、预防与治疗相关知识的教育，调整和改变生活方式，保护关节；同时减少加重关节负担不合理的运动，避免长时间爬楼梯、爬山；在文体活动及日常生活、工作中注意保护关节，预防关节损伤。由于疼痛的严重性与个人控制疼痛的能力及对疼痛的心理反应有关，因此，教育是骨关节炎疼痛管理的起初阶段。

（2）减轻体质量：基于Meta回归分析发现，残疾会因患者体质量减轻超过5.1%得以明显改善。国际骨关节炎会议强烈推荐减轻体质量，因为减轻体质量是膝骨关节炎患者减轻疼痛和减少残疾的1a级证据。因此体质量减轻是最有效的非药物干预骨关节炎措施，包括脂肪和热量的限制，增加的身体活动和一项拓展的体质量维持项目。

（3）运动及物理治疗：详见下文的康复治疗。

2. 药物治疗 对早期症状轻微的骨关节炎患者，应不用药或慎用药，也可在局部使用一些外用药，以达到止痛目的；对病情严重者需进行药物治疗，药物治疗分为快作用的缓解症状药、慢作用缓解症状药和软骨保护剂。现介绍如下：

（1）快作用的缓解症状药：①对乙酰氨基酚，引起骨关节炎患者疼痛的原因很多，实际上大部分原因不是炎症，或者只是轻度的炎症，因此，大多数情况下可用镇痛剂治疗。②非甾体抗炎药治疗骨关节炎的机制是抗炎和止痛作用，是最常用的一类控制骨关节炎症状的药物。有胃肠道危险因素者应

用选择性环氧合酶 -2 抑制剂，而关节炎疼痛明显优于传统的非甾体抗炎药。③阿片类药物：对于急性疼痛发作的患者，当对乙酰氨基酚及非甾体抗炎药不能充分缓解疼痛或有用药禁忌时，可考虑用弱阿片类药物，这类药物耐受性较好而成瘾性小。④透明质酸钠是人体的一种大分子糖胺多糖，在滑膜关节的关节软骨和关节滑液中含量较高。因此注射透明质酸可提高滑液质量，保护软骨，减轻疼痛敏感性，重建骨关节炎关节内已被打乱的平衡系统。

（2）骨关节炎慢作用药及软骨保护剂：此类药物一般起效较慢，需治疗数周才见效，故称骨关节炎慢作用药。具有降低基质金属蛋白酶、胶原酶等活性的作用，既抗炎、止痛，又可保护关节软骨，有延缓骨关节炎发展的作用。常用药物氨基葡萄糖、双醋瑞因、硫酸软骨素等。①氨基葡萄糖是人体关节软骨基质中合成蛋白聚糖所必需的重要成分，可改善关节软骨的代谢，提高关节软骨的修复能力，保护损伤的关节软骨，同时缓解骨关节炎的疼痛症状，改善关节功能，延缓骨关节炎的病理过程和疾病进程。因而兼具症状调控和结构调控效应。②硫酸软骨素通过竞争性抑制降解酶的活性，减少软骨基质和关节滑液成分的破坏；通过减少纤维蛋白血栓的形成。改善滑膜和软骨下骨的血液循环。能有效减轻骨关节炎的症状，减轻疼痛，改善关节功能。③双醋瑞因是白介素 -1 抑制剂，可抑制软骨降解、促进软骨合成并抑制滑膜炎症。它不仅能有效地改善骨关节炎的症状，减轻疼痛，改善关节功能，且具有后续效应。

3. 手术治疗　对于严重的骨关节炎患者，内科保守治疗无效，而日常活动受限时，则需要行手术治疗。

（1）关节镜治疗：关节镜技术应用于关节疾患的诊断和治疗已经非常广泛。在关节镜下行关节清理术和软骨成形术，可以去除炎性介质、变形软骨以及关节内游离体，调整关节液的渗透压和酸碱度，改善内环境，使滑膜代谢恢复。然而，临床随机研究发现关节镜清理术相比于药物及物理治疗，并没有给膝骨关节炎患者带来更多的获益。因此，对于晚期骨关节炎患者不建议推荐行关节镜清理术。

（2）截骨术：截骨术可改善关节力线平衡，有效缓解患者的髋或膝关节疼痛。常见的是胫骨高位截骨术、股骨远端截骨术及腓骨高位截骨术。尽管文献报道截骨术能改善患者的关节疼痛及功能，然而这些文献均没有严格的随机对照，因此有待进一步的随访与研究。

（3）人工关节置换术：骨关节炎的晚期最彻底和有效的治疗方法是人工

关节置换手术，在缓解疼痛、恢复关节功能方面具有显著效果。但由于关节置换手术存在一定的近期和远期并发症，如部件的松动和磨损、骨溶解，这些并发症目前还不能完全解决。因此，严格掌握关节置换的手术指征显得十分重要。

4. **生物治疗** 骨关节炎的生物治疗包括细胞因子治疗、干细胞治疗、基因治疗等，然而这些治疗手段大部分仍处于实验室研究阶段，而目前应用于临床研究治疗的为富含血小板血浆及间充质干细胞。

（七）照护

1. **心理护理**

（1）鼓励患者正确看待疾病，以积极的心态对待疾病，配合治疗。

（2）帮助活动受限的患者，给予足够的心理支持，并给他们表达活动受限和关节结节感受的机会。

（3）在整个治疗过程中，鼓励家属和患者共同参与。

2. **疼痛护理**

（1）评估疼痛形态，必要时使用止痛药，并观察患者用药后的反应。

（2）帮助患者掌握放松与休息的技巧，鼓励患者进行应用。

（3）手部关节处，根据医嘱给予热敷和石蜡浸泡来缓解疼痛。

（4）对于腰椎关节有问题的患者，提供硬床垫或床板来减轻晨痛。

（5）对于髋关节有问题的患者，用温湿的敷垫来减轻疼痛。

3. **活动护理**

（1）在关节活动与疼痛允许的范围内，鼓励患者自我照护，并给予足够的时间来完成各项日常生活活动。

（2）对于膝关节有问题的患者，可以每日进行两次关节活动范围练习，保持肌张力；帮助患者完成抗阻力锻炼，提高患者肌肉强度。

（3）指导患者避免用力过度，指导其正确的站立和行走，尤其要注意弯腰和捡拾东西时减少负重。

（4）安装适当的安全设施，如浴室里的把手等。

（5）指导患者正确使用拐杖或其他骨科辅助设施，并需要强调合理使用辅助设施的重要性，并定期检查这些设备。

（6）建议患者使用坐垫及抬高的坐便器，可减少坐位到站立姿势造成的压力。

（八）康复

1．功能评定

（1）常规检查：关节形态学检查，如关节肿胀情况可通过关节周径的检查获得；大腿围和小腿围的测量有助于了解肌肉萎缩的情况。疼痛的判断可以用视觉分级评定法进行半客观量化评定。

一般方法：10cm 长的直线中每隔 1cm 标定 1 格，0 为不痛，10 为最大程度疼痛。让患者自行在线上标出疼痛得分。治疗前后进行比较，以明确治疗的效果。

（2）肌力测定：肌力测定可反映关节炎肢体的肌肉状态。测定原则是让患者在规范化的姿势下，作规范化的运动，观察其完成运动的能力。常用的方法为徒手肌力检查法、等长肌力测定法和等速肌力测试法。其中等速肌力测定法可定量评定肌肉功能，对判断肌力减退的程度和康复治疗的疗效有作用。但等速测试仪的价格较昂贵，推广应用有一定困难。如患者处于急性期，有严重的关节疼痛、关节明显肿胀时，不应进行肌力测定。

（3）关节活动范围测定：关节活动范围测量是骨关节炎功能评定中重要方面之一。通过关节活动范围的测定可了解患者关节挛缩和黏连程度。每次关节活动范围测量应在功能训练之前，由专人进行操作。可利用通用量角器或方盘量角器进行关节活动范围的测定。

（4）步态检查：骨关节炎患者常表现步态的异常，如出现疼痛步态、关节挛缩步态、肌无力步态和关节不稳步态等。可采用足印法或目测法测定，如有条件可采用步态分析系统测定。

（5）日常生活活动能力评定：早期或轻度骨关节炎患者一般不影响患者的日常生活能力，但对于严重的骨关节炎患者常影响日常生活活动能力，此时应进行日常生活活动能力的功能评定，以了解患者日常生活活动能力困难程度和依赖程度，可以采用改良 Barthel 指数评定。对于下肢骨关节炎患者，国外研究及中华医学会骨科学分会均以活动评定为重点，推荐应用西部安大略省和麦克马斯特大学骨关节炎指数进行评定。

（6）骨关节炎生存质量的评定：慢性骨关节炎除引起患者的关节局部症状和体征外，还导致患者的生理功能、心理功能、社会活动能力、社会适用性等方面的损害，这部分的内容可通过生存质量的评定加以判断。

2．康复治疗目标　骨关节炎康复治疗的目标包括：缓解关节疼痛、消

炎退肿、减轻关节负荷、保持关节和肢体活动功能、增强患肢肌肉力量、预防与治疗肌软弱和肌萎缩、增加关节稳定性、保护关节、改善患者日常生活活动能力，提高生活质量。

3. 康复治疗方法　目前认为在骨关节炎的康复治疗中单一的治疗方法效果不佳，故主张采取综合治疗的方法。常用的康复治疗方法包括：

（1）适当休息，减少关节负荷：急性期，患者疼痛明显，应强调适当休息，患侧关节不宜进行负重活动，应采取减免负荷和制动的措施，如卧床、手杖或支具等，以减轻疼痛。但过多休息会引起关节僵硬，肌肉萎缩，因此应有适当的活动，但不应引起关节的明显疼痛。

（2）物理因子治疗：可采用热疗法，如蜡疗法或红外线疗法等，具有镇痛、消肿作用；应用低中频电疗，如音频电疗法、干扰电疗法、调制中频电疗法等，具有促进局部血液循环作用；应用高频电疗法，如短波、超短波、微波疗法，具有消炎、镇痛、缓解肌肉痉挛、改善血液循环的作用。

（3）运动疗法：在骨关节炎急性期后和慢性期，应重视关节周围肌肉力量的训练。通过训练可增加肌力，减少肌肉萎缩，保证关节的正常力学传递；同时肌力训练可增加关节的活动能力，改善患者的日常生活活动能力。运动疗法可通过关节体操或利用各种康复器械进行。

1）关节活动练习：它通过适宜的关节运动与应力，促进关节内滑液的循环，减轻滑膜炎症。适当的应力能促使关节滑液进入关节软骨，改善软骨营养，同时保持关节一定活动能力，可有效防止关节僵硬。方法：先进行关节不负重的主动运动，如肩、肘、腕等关节常采用摆动运动训练的方式；下肢则采取坐位或卧位进行，以减少关节的应力负荷；如关节活动障碍明显，可利用康复器械进行关节连续被动运动；必要时可做恢复关节活动范围的功能牵引治疗。

2）肌力练习：通过患肢关节肌力的练习，可预防和治疗肌肉无力和肌肉萎缩。肌力的增强，可增加关节的稳定性，具有保护关节的作用，防止骨关节炎发展。常用的肌力练习方法包括：等长、等张和等速肌力训练。①等长肌力训练是一种静力性肌力训练方法，训练时不伴有关节活动，适用于关节活动过程中有明显疼痛的患者；具有防治肌肉萎缩，消除肿胀、刺激肌肉肌腱本体感受器的作用；不需要特殊仪器，容易操作，方便于床上或家中运动；花费不多。其缺点为：缺乏关节活动，对改善肌肉的神经控制作用较少；主要增强在训练角度下及其周围约 20° 下的静态肌力，即仅有 20° 的生理溢流作用。②等张肌力训练是一种动力性肌力训练方法，可增强全关节活动范围内的肌力；可改善肌肉运动的神经控制；改善局部血液、淋巴循环；改善关节软骨营养；可允许多个关节同时运动；不需要贵重的训练仪器。其缺点为：对急性期骨关节炎患者不适宜，有关节明显挛缩、关节内损伤、运动时疼痛者也不适宜；在活动范围内阻力矩与最大肌力矩不尽一致，影响练习效果；在训练时，较强的肌群可能替代较弱肌群进行收缩；不易进行不同运动速度的训练。③等速肌力训练是一种动力性肌力训练方法，但兼有等长和等张肌力训练的优点，等速肌力训练时，等速仪器能提供一种顺应性阻力，容许肌肉在整个活动范围内始终承受最大阻力，产生最大肌力，从而提高训练效率；具有较好的安全性，由于等速肌力训练中，患者所遇到的阻力为一种顺应性阻力，当肌力较弱时，等速仪器提供的阻力相应减少，安全性较好；可同时训练主动肌和拮抗肌；可提供不同的速度训练，适应日常功能的需要；可进行等速向心及等速离心收缩练习；可作全幅度及短弧度练习。其缺点为：训练时花费时间较多；需要受过培训的操作人员；仪器费用较高，不易普及。

　　3）有氧运动：全身大肌群参加的有氧运动有利于促进患者体内脂肪消耗，配合饮食调节可促使患者的体重减轻，减少关节负荷。有研究认为，体重减轻可有效降低膝关节骨关节炎的危险因素约50%。因此，对骨关节炎患者应强调减轻体重，尤其对女性肥胖患者尤其重要。有氧运动包括游泳、散步等。还可进行其他运动，如太极拳、园艺以及轻松的舞蹈等都能提高机体有氧代谢能力，改善患者日常生活活动能力，消除抑郁和焦虑，提高患者的生活质量。

　　4）矫形器的应用：对骨关节炎患者可利用各种矫形器进行辅助治疗，如关节支持用具、夹板、手杖、助行器、支架及轮椅等。矫形器的应用可预防、矫正由于骨关节炎引起的关节畸形，保持和补偿关节功能，减轻负重关节的应力负荷等作用，从而减慢关节畸形的发展。如手杖使用可减少膝关节所承担的压力；外形楔形鞋垫可用于膝关节内侧软骨磨损以致膝内翻的骨关节炎患者，可使患者关节负荷偏移到较少磨损的外侧的软骨上，关节有松动者可选用护膝，以加强关节稳定性；髌骨磨损的患者可用黏膏带将髌骨牵拉向内侧，以减轻压力，从而减轻关节疼痛。

（缪荣明　夏　倩）

第三节　类风湿关节炎照护与康复

（一）概念

类风湿关节炎（rheumatoid arthritis，RA）是以对称性多关节炎为主要临床表现的系统性自身免疫性疾病，发病时可出现关节损害和关节外损害，可出现四肢关节对称性肿痛，伴有晨起僵硬感，主要可累及双手指间关节、掌指关节、双腕关节、双肘关节、双肩关节、双膝关节等，严重者还可出现血液、肺、心、肾等重要脏器的损害，如贫血、心包炎、心包积液、胸腔积液、间质性肺炎、肾淀粉样变、血管炎等关节外表现，类风湿关节炎在我国的发病率为 0.36%，女性比男性高 2～3 倍。

（二）损伤机制

1. **病因**　RA 的病因尚未完全阐明。已知遗传、激素、环境因素与其发病密切相关。

2. **发病机制**　RA 是在易感基因基础上，由某些感染因素启动了 T 细胞活化和自身免疫反应，引起炎症细胞因子、自身抗体、氧自由基大量增多，导致关节组织的炎症损伤、滑膜增生、骨和软骨的结构破坏。

（三）临床表现

1. **晨僵**　每天早晨起床后出现关节内或者关节周围僵硬，每日至少持续 1 小时，持续发作至少有 6 周。

2. **3 个或者 3 个以上关节炎**　全身 14 个关节中至少有 3 个同时出现肿胀或积液，持续至少 6 周。

3. **手关节炎**　腕、掌指关节和近端指间关节至少有一处肿胀，持续至少 6 周。

4. **对称性关节炎**　有双侧相同的关节区同时受累。

5. **类风湿结节**　关节伸侧、关节周围或骨突部位的皮下结节。

（四）辅助检查

1. 类风湿因子阳性。

2. 影像学改变　手及腕关节 X 线提示骨质侵蚀或者骨质疏松。

（五）诊断

国际上沿用美国风湿病学学会诊断标准。

1. 晨僵至少 1 小时（≥6 周）。

2. 3 个或 3 个以上关节肿胀（≥6 周）。

3. 腕、掌指关节或近端指间关节肿胀（≥6 周）。

4. 对称性关节肿胀（≥6 周）。

5. 皮下结节。

6. 手部 X 线片改变。

7. 类风湿因子阳性（滴度＞1∶32）。

确诊为类风湿关节炎需具备 4 条或 4 条以上标准。其敏感性为 93%，特异性为 90%。

（六）临床治疗

类风湿关节炎至今尚无特效疗法，仍停留于对炎症及后遗症的治疗，采取综合治疗，多数患者均能得到一定疗效。现行治疗的目的是：①控制关节及其他组织炎症，缓解症状；②保持关节功能和防止畸形；③修复受损关节以减轻疼痛和恢复功能。

1. 一般疗法　发热关节肿痛、全身症状者应卧床休息，至症状基本消失为止。待病情改善两周后应逐渐增加活动，以免过久的卧床导致关节废用，甚至促进关节强直。饮食中蛋白质和各种维生素要充足，贫血显著者可予小量输血，如有慢性病灶如扁桃体炎等在患者健康情况允许下，尽早摘除。

2. 药物治疗

（1）非甾体抗炎药：用于初发或轻症病例，其作用机制主要抑制环氧化酶使前腺素生成受抑制而起作用，以达到消炎为止痛的效果。但不能阻止类风湿关节炎病变的自然过程。

（2）金制剂：目前公认对风湿性关节炎有肯定疗效。常用硫代苹果酸金钠。用法：第 1 周 10mg 肌内注射，第 2 周 25mg。若无不良反应，以后每周 50mg。总量达 300～700mg 时多数患者即开始见效，总量达 600～1 000mg 时病情可获稳定改善。维持量每月 50mg。金制剂的作用慢，3～6 个月始见效，不宜与免疫抑制剂或细胞毒性药物并用。不良反应有大便次数增多、皮疹、口腔炎、肾损害等，停药后可恢复。

（3）青霉胺：是一种含巯基的氨基酸药物，治疗慢性风湿性关节炎有一定效果。它能选择性抑制某些免疫细胞，使 IgG 及 IgM 减少。不良反应有血小板减少，白细胞减少，蛋白尿，过敏性皮疹，食欲缺乏，视神经炎，肌无力，转氨酶增高等。用法第 1 个月每天口服 250mg，第 2 个月每次 250mg，每日 2 次。无明显效果第 3 个月每次 250mg，每日 3 次。每次总剂量达 750mg 为最大剂量。多数在 3 个月内临床症状改善，症状改善后用小剂量维持，疗程约 1 年。

（4）氯喹：有一定抗风湿作用，但显效甚慢，常 6 周~6 个月才能达到最大疗效。可作为水杨酸制剂或递减皮质类固醇剂量时的辅助药物。每次口服 250~500mg，每日 2 次。疗程中常有较多胃肠道反应如恶心、呕吐和食欲减退等。长期应用须注意视网膜的退行性变和视神经萎缩等。

（5）左旋咪唑：可减轻疼痛、缩短关节僵硬的时间。剂量为第 1 周 50mg，每日 1 次，第 2 周 50mg，每日 2 次，第 3 周 50mg，每日 3 次。不良反应有眩晕、恶心、过敏性皮疹、视力减退、嗜睡、粒细胞减少、血小板减少、肝功能损害、蛋白尿等。

（6）免疫抑制剂：适用在其他药物无效的严重类风湿关节炎患者，停药情况下或激素减量的患者。常用的有硫唑嘌呤，每次 50mg，每日 2~3 次。环磷酰胺每次 50mg，每日 2 次。待症状或实验室检查指标有所改善后，逐渐减量。维持量为原治疗量的 1/2~2/3。连续用 3~6 个月。不良反应有骨髓抑制、白细胞及血小板下降，肝脏毒性损害及消化道反应、脱发、闭经、出血性膀胱炎等。甲氨蝶呤（MTX）有免疫抑制与抗炎症作用，可降血沉，改善骨侵蚀，每周 5~15mg 肌内注射或口服，3 个月为 1 个疗程。不良反应有厌食、恶心、呕吐、口腔炎、脱发、白细胞或血小板减少、药物性间质性肺炎与皮疹。可能成为继金制剂和青霉胺之后被选用的另一缓解性药物。

（7）肾上腺皮质激素：肾上腺皮质激素对关节肿痛，控制炎症，消炎止痛作用迅速，但效果不持久，对病因和发病机制毫无影响。一旦停药短期内即复发。对 RF、血沉和贫血也无改善。长期应用可导致严重不良反应，因此不作为常规治疗，仅限于严重血管炎引起关节外损害而影响重要器官功能者，如眼部并发症有引起失明危险者，中枢神经系统病变者，心脏传导阻滞，关节有持续性活动性滑膜炎等可短期应用，或经非甾体抗炎药、青霉胺等治疗效果不好，症状重，影响日常生活，可在原有药物的基础上加用小剂量皮质类固醇。效果不显著可酌情增加。症状控制后应逐步减量至最小维持量。

（8）雷公藤：经国内多年临床应用和实验研究有良好疗效。有非甾类抗炎作用，又有免疫抑制或细胞毒作用，可以改善症状，使血沉和 RF 效价降低，雷公藤多苷 60mg/d，1~4 周可出现临床效果。不良反应有女性月经不调及停经，男性精子数量减少，皮疹，白细胞和血小板减少，腹痛腹泻等。停药后可消除。昆明山海棠，作用与雷公藤相似，每次 2~3 片，每天 3 次。疗程在 3~6 个月以上。不良反应头昏、口干、咽痛、食欲减退、腹痛、闭经。

3. 手术治疗　部分患者的病变和残疾经过各种非手术治疗仍无法解除，难以独立生活，需要借助手术治疗。常用手术有软组织松解术、滑膜切除术、关节融合术等。近年来关节置换术也已被比较广泛地应用。

（七）照护

1. 避免风寒湿邪侵犯。防止受寒、淋雨、潮湿，关节注意保暖，不穿湿衣、湿鞋等，不要贪凉，暴饮冷饮，不要卧居湿地。

2. 加强锻炼，增强体质。以加快血液循环，减少局部血液和炎性物质淤滞。

3. 预防和控制感染。

4. 注意劳逸结合，饮食有节，起居有常是强身健体的主要方式。

5. 保持情志舒畅。

（八）康复

1. 功能评定

（1）疾病活动期评定：参考美国风湿病学会所制定的疾病活动性标准（表 5-3-1）。

表 5-3-1　类风湿关节炎疾病活动性标准

	轻度活动	中度活动	明显活动
晨僵时间 /h	0	1.5	>5
关节疼痛数	<2	12	>34
关节肿胀数	0	7	>23
握力			

续表

	轻度活动	中度活动	明显活动
男/kPa（mmHg）	>33.33（250）	18.66（140）	<7.33（55）
女/kPa（mmHg）	>23.99（180）	13.33（100）	<5.99（45）
16.5m（50尺）步行秒数/s	<9	13	>27
血沉率（魏氏法）/(mm·h⁻¹)	<11	41	>92

（2）疾病稳定期评定：参考美国风湿病学会所制定的疾病稳定期标准（表5-3-2）。

表5-3-2　类风湿关节炎稳定性评估标准

1. 晨僵持续时间不超过15分钟

2. 无疲劳感

3. 关节无疼痛

4. 关节无压痛或无运动痛

5. 关节软组织或腱鞘不肿胀

6. 血沉：女性不超过30mm/h，男性不超过20mm/h，持续2个月或以上

（3）关节活动度评定：类风湿关节炎患者的关节活动度（ROM）在一个或者多个关节往往会受到限制，这时，关节的表面和支持结构被损坏，以致不能完成正常的活动。检查时，应该判断和记录累及关节的主动、被动运动情况，确定是否存在半脱位或脱位。检查者还应记录是疼痛限制了活动，还是非疼痛限制了活动。每个关节的活动受限要与X线平片进行对照，与对侧的关节进行对照，并要记录每个关节的炎症程度及异常情况。假如关节有肿胀、变形、发热及不稳定，也要记录下来。

一般认为，手指伸展活动受限不会严重影响手功能，远端指间关节屈曲活动丧失稍影响手功能，但由于人类手功能的发挥主要取决于完整的拇指功能，拇指功能很大程度上又取决于拇指基底关节（第1腕掌关节）正常与否，因此拇指基底关节即使轻度丧失屈曲功能就会出现明显功能受限。

（4）肌力评定：在关节由于肌肉的收缩而引起疼痛的情况下，徒手肌力评定往往不能准确地完成。检查者应该记录下在肌肉收缩时是否存在疼痛和肌力情况。当评估肌力时也应该考虑到患者肌力训练的量、状态、性别、年

龄、诊断及自身的努力程度。

手的肌力评估常用握力计法。因关节肿胀、畸形、挛缩和疼痛等原因，用一般握力计误差较大。用汞柱式血压计将袖带卷折充气形成内压为30mmHg（4kPa）的气囊，令患者双手分别在无依托的情况下紧握此气囊，水银柱上升，读数减去 30mmHg（4kPa）即为实测数。

（5）疼痛评定：可以根据对其程度的描述（如轻度、中度、重度）来测定；可依其在活动期间的情况来分级：①轻度：仅在压力性活动时有疼痛；②中度：在非压力性的主动活动时有疼痛；③重度：在休息时也有疼痛。也可采用 VAS 类比量表或用麦吉尔（McGill pain question-naire，MPQ）疼痛问卷对患者的疼痛水平进行评价。着重介绍专门针对 RA 关节压痛而设计的各种关节指数评定方法。

1）Ritchie 关节指数：通过对指定关节（双侧手近端指间关节、腕关节、肘关节、肩关节、膝关节等 28 个关节或更多关节）进行压诊，视其产生的反应对每一关节评分。

评定标准：无触痛"0"分；有触痛"1"分；有触痛且触之患者有躲避"2"分；有触痛且触之患者躲避并回缩"3"分。将各关节评分合计即为 Ritchie 关节指数。

2）Fuchs28 个关节定量关节指数：评定关节：双侧手近端指间关节（10个），腕关节（2个），肘关节（2个），肩关节（2个），膝关节（2个），共 28 个关节。

评定标准：肿胀分——正常"0"分，轻微"1"分，关节区域内有肿胀"2"分，超出正常范围的肿胀"3"分，共 4 级。压痛分—无压痛"0"分，轻微压痛"1"分，按压时肢体有退缩现象"2"分，按压时肢体有躲闪现象"3"分，患者拒绝按压"4"分，共 5 级。活动受限分——活动正常"0"分，活动受限达25%"1"分，活动受限达50%"2"分，活动受限达75%"3"分，关节强直"4"分，共 5 级。

（6）日常生活活动能力评定：由于本病造成患者不同程度的功能障碍，尤其是手关节的畸形，严重影响日常生活，甚至完全不能自理。因此，ADL 评定能够明确患者生活中的困难、所需要的帮助以及亟待解决的问题，以便康复医师和康复治疗师有针对性地进行作业治疗并提供适宜的生活辅助工具。可根据患者进餐、穿着、阅读、如厕、坐椅、洗澡、厨房、家务、清洗、购物及活动 11 项内容进行评定。也可采用国际通用的改良改良 Barthel

指数等量表进行评定。

2. 康复治疗　类风湿关节炎的康复治疗有以下特点：①存在关节炎症和疼痛在一定程度上限制了运动疗法的应用；②类风湿关节炎为多系统疾病，导致器官、脏器功能减退，患者对训练耐受性和依从性差；③由于关节畸形，且可合并其他病变，必须充分考虑其他器官系统受累的情况，对康复治疗做合理的安排；④要考虑患者的功能活动和他们的目标，康复治疗要因人而异；⑤患者的病情常有反复，故康复治疗计划亦应随时修改。康复治疗目的是通过采用物理治疗方法与技术、训练、矫形辅助具、适应器具、能量保存与关节保护教育及职业计划等措施，以维持或恢复功能，或预防功能障碍。

根据类风湿关节炎的病情变化，临床将其分为急性期、亚急性期和慢性期三个阶段，因为每个阶段的治疗目的和方法是不同的（表5-3-3）。

表5-3-3　类风湿关节炎照护与康复方案

时间	康复计划
急性期	治疗目的是减轻疾病症状和改善患者的全身健康状况。急性期康复治疗的要素是休息、药物、夹板和受累关节的轻微活动 1. 休息　患者患有畸形多发性关节炎应完全卧床休息。但是卧床休息时间要适度，不可过长，并且采用正确的卧床姿势。使用硬床垫；在仰卧位时避免膝下垫枕，双脚支撑于床端的垫板上，以防止髋、膝、踝关节的挛缩。睡眠时枕头过高易造成颈椎下部和胸椎上部的屈曲变形，因此应使用低枕头以保持脊柱良好的姿势。每天仰卧不少于10分钟，以消除长时间髋处于屈曲位的不良影响。避免长时间使用一种姿势，如坐位下每隔20分钟要求站起1次或变换姿势 2. 夹板治疗　在炎性关节的急性期可使用夹板制动，夹板的作用是保护及固定急性炎性组织，既能维持最适当的功能位，又尽可能地允许进行功能性活动。其最终目的是保存一个既可活动又具有功能的关节。采用医用热塑料，按不同部位和要求加热制作。制动时应将关节置于最佳功能位置。如手指应置于微屈或半握位，拇指掌侧外展位，腕背伸10°~15°，若只需固定腕部时要让拇指有充分活动空间。膝关节应固定在屈曲0°~5°，踝关节保持直角，并略内翻。注意不要长时间持续使用夹板，在白天应定时取下夹板2~3次，按摩关节周围的肌肉，并做柔缓的关节活动度的训练以预防关节僵硬的发生。一旦关节肿胀明显减轻，即应停止使用夹板。夹板通常用于腕、掌指关节和指间，不适用于肩关节和髋关节，对肘关节负重和膝关节不稳定时才可使用 3. 药物　治疗本病的药物可分为两大类。第一类是非特异性的对症治疗药，包括激素类药物和非甾类抗炎药。第二类是缓解病情的药物，服用较长时间后，可影响病变的活动性及其发展，有金制剂及中草药制剂等

时间	康复计划
急性期	4. 轻微的关节活动　在急性期，为维持关节活动度，应每日对每一个受累关节做被动的或非常轻柔的辅助主动运动，并应控制在无痛和无抗阻范围下缓慢地进行，突然的、快速的活动或用力过猛可给炎性关节造成损伤，要注意多轴关节的各个活动轴位，要防止进行可能增加畸形的任何被动活动。为避免疲劳，每次治疗时间不宜过长，可增加频度来保证效果。每天应进行3~4个时间段的治疗，每个时间段治疗不同的关节，每个关节活动2~3次
亚急性期	此期的特点是关节情况似乎已经稳定，但过度的关节活动会引起关节炎症状的突然发作。该期治疗重点是维持全身健康状况，防止疾病加剧及纠正畸形 1. 适度休息　患者仍需卧床休息，但时间可以逐渐减少。白天逐步减少夹板固定的时间，最后夹板仅在晚上使用 2. 维持和改善关节活动度　应做刚超过痛点的被动　ROM活动以防止挛缩，训练最好在晨僵已消退，并用药物或温热疗法缓解疼痛后进行。治疗后疼痛不应持续2h以上，若疼痛持续数小时，则治疗量应该减半，若疼痛持续存在，则关节必须休息 3. 肌力增强训练　当患者可以主动练习时，可按下列程序进行： （1）患者卧床进行肌肉等长收缩练习和主动加助动练习 （2）患者坐位继续锻炼并逐步增加锻炼时间 （3）站立位训练，重点是平衡练习 （4）在扶车或他人支持下进行走路练习，也可以使用轮椅代步 （5）使用拐杖练习行走 肌力训练还可以采用水下运动。开始为浮力辅助训练（坐位，辅助伸展下的起立—坐下；坐位，肩外展；俯卧位；半牵张状态，髋伸），逐渐开展浮力反向平衡训练和抗浮力运动训练 4. 日常生活能力训练　对日常生活自理能力较差的患者，鼓励其尽量完成日常生活活动训练，如进食、取物、倒水、饮水、梳洗、拧毛巾、穿脱上衣和裤子、解扣、开关抽屉、手表上弦、开关水龙头等训练。为了达到生活自理，有时需要改装某些生活用具结构，如增大、增长把柄，加橡胶软套以减少抓握力；门窗把手采用杠杆式，电器开关采用按压式。设计自制一些自助具，比如利用开瓶器而不是用手来拧瓶盖；备有长柄取物器、长鞋拔、松紧鞋、长柄头梳、牙刷、剪刀、纽扣钩等。矫形器、夹板、拐杖、轮椅等的应用能减轻关节畸形发展，缓解疼痛，消肿，防止由于关节不稳定而进一步受损。为了帮助患者早期下床活动，可用拐杖或助步器以减轻下肢负荷，安装把柄以减少对手、腕、肘、肩的负重。肘关节不稳定时，选用前臂支持金属片的拐杖。肘关节不能伸直和腕关节受累，选用平台型拐杖。腕伸肌肌力弱，关节不稳定者采用有腕关节固定带的拐杖 5. 在急性和亚急性期，还可以使用紫外线、超短波、冷疗等物理因子治疗。治疗方法如下： （1）冷疗：急性炎症或肿胀厉害的关节用冷疗是理想的治疗方法。冷疗可以使痛阈上升，因而缓解疼痛。低于20℃的温度短时间作用减少组织液的渗出和外溢，长时间作用则促进组织水肿吸收，还可以增加胶原组织的弹性，软化僵硬的肌纤维组织，改善挛缩关节的活动度。冷疗的方法很多，有冰袋，冰按摩，冷却剂喷雾，冻胶袋等，同一部位15分钟为宜

时间	康复计划
亚急性期	（2）超短波：患区双极对置法，无至微热量，每次 10~15 分钟，每日 1 次，10~20 次为 1 个疗程 （3）短波疗法：采用电容场或电感法作用于患区，用无至微热量，每次 15 分钟，每日 1 次，10~20 次为 1 个疗程 （4）微波疗法：根据病变部位选用不同形状的辐射器，凹槽形辐射器适用于双膝，双踝关节受累；圆形辐射器适用于单个关节受累。辐射距离 3~10cm，无热量至微热量，每次 10 分钟，每日 1 次，10 次为 1 个疗程 （5）紫外线：根据不同的病变部位，采用 I~Ⅲ级红斑量照射病变关节可使局部组胺酶增加，减轻炎性反应，每日或隔日 1 次，病变关节较多时可轮流进行，3~5 次为 1 个疗程。配合抗风湿药物治疗时，有增强药疗疗效的作用 （6）直流感应电疗：两电极置于病变关节两侧（电极不加药），根据关节大小采用不同的电极，阴极置于最痛处，每个部位 15 分钟，10~20 次为 1 个疗程，间隔 5~7 天 （7）直流电药物导入法：电水浴疗法，用 1% 的水杨酸钠或枸橼酸钠阴极导入，电流密度为 0.05~0.1mA/cm^2，每次 20 分钟，每日 1 次，20 次为 1 个疗程 （8）低频调制中频治疗：患区局部并置或对置，选用止痛消炎处方，每次 15~20 分钟，每日 1 次，20 次为 1 个疗程
慢性期	在关节炎急性期，若没有采取预防措施，大多数患者会产生关节和肢体的挛缩。慢性期治疗重点应采用物理因子治疗来缓解肌肉痉挛和疼痛，并以此改善关节及其周围组织的血液与淋巴循环，减轻组织的退行性变，运动疗法尽可能增加关节活动范围和肌力、耐力及身体协调平衡能力 1. 物理因子治疗 （1）温热疗法：其作用可镇痛，消除肌痉挛，增加组织伸展性及增加毛细血管通透性。其种类如下。①全身温热：如湿包裹法、温泉疗法、蒸气浴、砂浴、泥疗等。②局部温热疗法：如热袋、温浴、蜡疗、红外线。高频电疗法如超短波、微波，温热量，每次 15 分钟，10 次为 1 个疗程。③电热手套：对患者进行热疗时手套内温度可达 40℃，每次 30 分钟，每日 2 次，可减轻疼痛，但不改善晨僵程度，亦不能阻止关节破坏 （2）水疗法：常用矿泉浴、盐水浴、硫化氢浴等，温度 38~39℃，每次 15~20 分钟，每日或隔日 1 次，20 次为 1 个疗程。同时温水的温度和浮力提供了无痛训练的环境，规律的水中运动还可改善肌力和促进机体健化 （3）泥疗法：可采用全身泥疗，局部泥疗等 （4）低中频电：如 TENS、间动电疗法、干扰电疗法及中频正弦电疗法均有很好的镇痛作用，立体干扰电疗法镇痛效果亦佳 （5）超声波疗法：大关节受累采用直接接触移动法，作用于患病部位 0.5~1.25W/cm^2，每次 6~8 分钟，10~15 次为 1 个疗程。小关节采用小声头或水下疗法，剂量稍大，声头正对治疗部位，距离 2~4cm （6）磁疗法：用静磁疗法将磁片直接贴在患病部位或穴位。脉冲磁疗是将两个圆形磁头分别置于关节两侧，0.6T，每次治疗 20 分钟，10~20 次 1 个疗程 （7）紫外线：长期卧床及室内久居的患者，可全身照射，用亚红斑量或阈红斑量照射，每日 1 次，3~6 次为 1 个疗程，可防止骨质疏松

续表

时间	康复计划
慢性期	2. 关节活动度练习和肌力训练　增加关节活动度练习应该与控制这种运动的肌肉力量的练习同时进行，以防止关节不稳定以及肌肉力量不能控制导致关节进一步的损伤 （1）进一步增加关节活动度：尽可能做被动运动使关节活动度接近或达到关节全范围运动，即使 ROM 不一定能恢复正常，也要争取恢复到功能性 ROM。每日至少 1 次，但不应引起疼痛加剧，最好在无痛的运动范围内增加一个运用牵拉的运动范围训练计划，以减少关节纤维性强直，防止关节畸形。一般以每隔 1～2 小时进行短时间的练习（5 分钟或更少）为宜，效果比一般常规较长时间练习更好。患者每天对每个患侧关节重复同一活动 2～3 次而不引起超负荷和炎症复发的话，一般是适合的。3～4 天后，可增加到每天 2 次，每次每个关节重复一个活动 6～8 次，两周后可增加每天 2 次，每次每个关节运动 10 次 （2）维持和增加肌力：急性炎症消退后，可以开始等张收缩训练，轻微抗阻使疼痛控制在有限的范围内。有研究表明，对 RA 患者进行等张运动治疗能有效改善心功能和关节活动能力、增强肌力。力量训练对增加有氧能力和功能活动的持续时间有重要作用，而且对疾病没有不良反应，在减轻疼痛的同时进一步增加关节活动度，这是因为在运动中和运动后释放了脑腓肽和脑磷脂。对活动性关节炎患者进行一定强度的运动训练，能一定程度地降低疾病的活动性，这可能是因为肌肉力量的提高对关节炎症具有正性作用 （3）热疗：在患者练习前，可对其先进行热疗，以使肌肉等软组织松弛和增加患部的血液供应。热疗的方法有石蜡浴、漩涡浴及热透法等 （4）控制运动量：患者每天反复多次的少量练习要比每周在治疗师指导下做 1～2 次长时间的练习效果好得多。对关节炎患者来说，控制运动量是非常重要的，如果患者在过度运动时产生疲劳而失去肌肉控制，关节会在活动范围的极限部位发生扭伤。一般运动后若轻度疼痛并且夜间休息后缓解者，表明运动量合适；若疼痛持续 2 天以上，有过度疲劳感，虚弱感加重，关节活动度降低，关节肿胀增加，则说明运动量过度，应做适当调整 3. 维持和改善耐力　治疗师应设计既能达到治疗目的又能使患者保持兴趣的活动项目，这对改善患者的耐力是有益的。散步和游泳是较好的训练项目。由于水的浮力能减少关节应力，增加无痛性运动，游泳通常是最恰当的训练项目。当关节炎症稳定时，通常用最大心率的 60%～85% 为靶心率，并从低水平（60%）开始 4. 关节保护要点 （1）避免同一姿势长时间负重 （2）保持正确体位，以减轻对某个关节的负重 （3）保持关节正常的对位对线，以维持足够关节活动度和肌力 （4）工作或活动的强度不应加重或产生疼痛 （5）在急性疼痛时关节不应负荷或活动 （6）使用合适的辅助支具 （7）改变必要的工作程序，以减轻关节应激反应 5. 能量节约技术

时间	康复计划
慢性期	（1）使用合适的辅助装置，在最佳体位下进行工作或 ADL （2）改造家庭环境，以适应疾病的需要 （3）休息和活动协调 （4）维持足够肌力 （5）保持良好姿势 （6）对于病变关节，可在消除或减轻重力的情况下进行

6. 作业疗法　作业疗法是应用与日常生活、工作有关的各种作业活动工艺过程，指导患者有目的，有选择地进行某项活动，并产生某一特定效果和目标，以恢复患者整体功能和社会适应能力。作业疗法是综合应用能力的训练。根据 RA 女性患者多的特点，作业项目可选择针织、刺绣、缝纫、裁剪等，时间以 10～20 分钟为宜，避免疲劳。文娱活动属心理作业疗法范畴，如歌咏、朗诵、乐器、棋类、球类等活动，与其他作业交互进行，即有利恢复疲劳又可交流感情。就业前职业训练也是作业疗法的内容，培养其就业的愿望和兴趣，通过训练使专业技能更熟练

7. 传统中医康复　中医将类风湿关节炎归于"痹证"，治疗原则为祛风通络，除湿祛痹，散寒止痛。同时配合针灸、推拿等方法以舒筋散寒，活血通络、化淤止痛

8. 心理治疗　类风湿患者可能表现有情绪消沉、意志力弱、负罪感和绝望无助感，称为"类风关人格"，这样的精神心理状况会影响患者对康复治疗的配合。慢性疼痛可使患者产生焦虑、抑郁等情绪反应，导致患者心理上的绝望和行为上的退缩，严重干扰其日常生活活动，有时甚至影响实施正常的治疗程序。医务人员应认真倾听患者对病情及要求的叙述，对产生心身症状的心理因素和性格缺陷的病理机制应向患者做科学的、令人信服的说明和解释，心理和肢体伤残的治疗应同步进行，尽可能尽快地解决患者的病痛，同时要取得家属的协助，使患者对疾病有客观的认识，并树立克服困难的信心。增强自我效能可缓解与关节炎有关的疲劳症状和抑郁，有利于患者应付疼痛，增强自我管理疾病的能力，便于患者坚持治疗、保存功能、减轻残疾，从而提高生活质量。需要强调的是，在进行功能训练时应强调患者的能力和力量，关注患者的能力有助于患者建立自尊和自信

9. 教育　教育程序的目的是教给患者健康的生活方式，自我管理策略，从而增强自我效能和自信，以应付疾病所带来的身体和心理上的挑战。对患者教育包括：有关疾病的科普知识、疾病可能对生活方式、工作和休闲活动的影响、预防功能障碍的措施等。必须强调患者主动参与其治疗的重要性。如教会患者如何保护关节以防止进一步的损伤和疼痛。详尽告知患者关于活动时的最恰当的身体姿势，以减少关节应力，最大限度地保护关节功能。尽量用大关节来完成较大的任务，鼓励患者使用大肌群和关节替代较小的肌肉和关节。应尽量避免用变形的运动模式活动。在进行活动时。可分步骤实施任务，间歇地休息，以避免疲劳和应力。此外，增加坐便器的高度，加高坐椅、床铺以利转移；给患者提供与日常生活有关的生活辅助工具均有助于防止关节的损伤

（费春霞　全可卓）

第四节　恶性骨肿瘤照护与康复

（一）概念

恶性骨肿瘤也有人称为"骨癌"，一般而言，恶性骨肿瘤又可分为原发性骨肿瘤，继发性骨肿瘤与转移性骨肿瘤三种。原发性骨肿瘤指由局部组织长出的恶性瘤，原发恶性骨肿瘤以骨肉瘤、软骨肉瘤、纤维肉瘤为多见；继发性骨肿瘤则由良性骨肿瘤转变而来，转移性骨肿瘤则是由其他系统的恶性肿瘤发生远处转移至骨骼的后果，常见的有肺癌、前列腺癌、乳癌、肝癌、甲状腺癌、子宫颈癌、胃癌、结肠癌、肾癌鼻、咽癌等。转移性骨肿瘤多起源于乳腺癌、肺癌、前列腺癌、肾癌及甲状腺癌等。

（二）损伤机制

恶性骨肿瘤的发病因素很复杂，目前还没有确切的致病因素，一般认为由机体内外因素的综合作用引起。内因有基因学说、内分泌学说等；外因有化学元素物质和内外照射慢性刺激学说、病毒感染学说等。部分多发性骨软骨瘤和纤维样增殖症与家族遗传有关。而且骨的良性肿瘤也可以发生恶变，如多发骨软骨瘤可恶变为软骨肉瘤。

（三）临床表现

1. 疼痛与压痛。
2. 局部肿块和肿胀。
3. 功能障碍和压迫症状。
4. 局部皮温增高、浅静脉怒张。

（四）辅助检查

X线、CT、MRI、ECT；生化测定；病理检查：切开活检、穿刺活检。

（五）诊断

1. **应遵循临床、影像、病理三结合的原则**　①临床；②影像学：如X线、CT、MRI、ECT；③生化测定；④病理检查：切开活检、穿刺活检。

2．外科分期　根据外科分级（grade，G）、外科区域（territory，T）和区域性或远处转移（metastasis，M）进行分期。

（1）G 分为良性（G0）、低度恶性（G）、高度恶性（G2）；

（2）T 分为囊内（T0）、间室内（T1）、间室外（T2）；

（3）M 分为无转移（M0）、转移（M）。

根据 G、T、M 所组成的外科分期系统，可以分出良、恶性骨肿瘤的不同程度，指导治疗。

（六）临床治疗

采用以手术治疗为主的综合治疗方法，结合术前、术后的化疗、放疗、免疫疗法、中药等，恶性骨肿瘤的治疗根据见表 5-4-1。

表 5-4-1　恶性骨肿瘤治疗

分期	分级	部位	转移	治疗要求
ⅠA	G1	T1	M0	广泛手术：广泛局部切除
ⅠB	G1	T2	M0	广泛手术：截肢
ⅡA	G2	T1	M0	根治手术：根治性整块切除加其他治疗
ⅡB	G2	T2	M0	根治手术：根治性截肢加其他治疗
ⅢA	G1-2	T1	M1	肺转移灶切除：根治性切除或姑息手术加其他治疗
ⅢB	G1-2	T2	M1	肺转移灶切除：根治性解脱或姑息手术加其他治疗

1．骨软骨瘤　常见的良性肿瘤，多发于青少年，多见于长骨的干骺端，结构包括骨组织和其上的软骨帽。1% 的单纯骨软骨瘤可恶变，多发性骨软骨瘤及广基地的骨软骨瘤有明显恶变倾向。

（1）临床表现及诊断：可长期无症状，常无意中发现骨性包块。有时可有疼痛，体检所见肿块较 X 线片显示的大。X 线表现：干骺端骨性突起，其皮质和松质骨与正常骨相连。突起可带或不带蒂，软骨帽可呈不规则钙化。

（2）治疗：一般不需治疗，有症状时应手术切除。

2．骨巨细胞瘤　可能起源于骨髓结缔组织的间充质细胞，以基质细胞和多核巨细胞为主要结构，是一种潜在恶性或介于良恶性之间的溶骨性肿瘤。好发年龄 20～40 岁，好发部位为股骨下端和胫骨上端。骨巨细胞瘤按分化程度分为三级：Ⅰ、Ⅱ、Ⅲ级，肿瘤的生物学行为、良恶性并不完全与病理分级一致。

（1）临床表现及诊断：疼痛、肿胀、局部包块、关节活动受限。X线表现：骨端偏心位的溶骨性破坏，无骨膜反应，病灶骨皮质膨胀变薄，呈肥皂泡样改变。

（2）治疗：手术治疗，病灶刮处、灭活、植骨或骨水泥充填，节段截除术、假体植入术。

（3）并发症：感染、损伤血管、神经，肢体功能障碍，假体松动、脱位、肿瘤复发、转移，下肢深静脉血栓形成。

3. 骨肉瘤　最常见的恶性骨肿瘤，好发于青少年，好发部位为股骨远端、胫骨近端和肱骨近端的干骺端。

（1）临床表现及诊断：局部疼痛、全身恶病质、关节活动障碍、表面皮温增高、静脉怒张、病理性骨折。X线表现：成骨性的骨硬化灶或溶骨性的破坏，骨膜反应可见 Codman 三角或"日光射线"现象。ECT：可确定肿瘤大小及发现其他病灶。

（2）治疗：活检明确诊断。

1）术前大剂量化疗（MTX、CDP、ADM）。

2）根据肿瘤浸润范围做根治性瘤段切除、灭活再植或置入假体的保肢手术或截肢术。

3）术后继续大剂量化疗。

4）肺转移者，可行转移灶切除术。

（3）并发症：①感染；②损伤血管、神经；③肢体功能障碍；④假体松动、脱位；⑤肿瘤复发；⑥下肢深静脉血栓形成。

4. 骨盆部肿瘤　骨盆部肿瘤的发生率并不高，在全部肿瘤及肿瘤样病变中，占人体的第三位。但脊索瘤发生于骶骨者，约占55%，软骨肉瘤发生于髂骨者占30%以上，是该两类肿瘤的好发部位。

（1）原发性骶骨肿瘤：比较少见，其中以脊索瘤为最多，巨细胞瘤次之，其他肿瘤更少。

1）临床表现及诊断：原发于骶骨肿瘤的共同特点是发展缓慢。早期症状轻微，且不典型，往往仅有下腰痛和骶臀部酸痛，严重时出现马尾受压症状，如大小便功能障碍等。骶部可扪及肿块，直肠指检可扪及骶前肿块。X线早期常难于发现，晚期可表现为大片骨质破坏。CT、MRI 可早期显示肿瘤的扩张范围。术前活检可明确诊断。

2）治疗：脊索瘤和巨细胞瘤可采用手术切除（后路或前后路联合）与术后放射治疗。

（2）原发性髂骨肿瘤：髂骨肿瘤的发生率较骶骨高。良性肿瘤中以软骨瘤、骨软骨瘤多见，恶性肿瘤中，软骨肉瘤多见。

1）临床表现及诊断：早期症状轻微，且不典型，往往仅有下腰痛和骶臀部酸痛，严重时出现坐骨神经受压症状，如下肢疼痛、麻木等。髂部可扪及肿块。X线可表现为髂部病变或骨质破坏。CT、MRI可早期显示肿瘤的扩张范围及恶性程度。术前活检可明确诊断。

2）治疗：可采用手术切除（髂骨部分切除术，半骨盆切除，可调式人工半骨盆及全髋关节置换术）。

3）手术并发症：①伤口感染；②损伤血管、神经、周围脏器；③肢体功能障碍；④假体松动、髋关节脱位；⑤肿瘤复发。

5. 转移性骨肿瘤　转移性骨肿瘤是指原发骨外器官、组织的恶性肿瘤转移到骨，并在其内生长形成的肿瘤，是恶性骨肿瘤中最常见的一种。好发部位为脊椎，特别是胸椎和腰椎，其次是骨盆、股骨和肱骨近端。常见的原发病是乳腺癌，其次是前列腺癌，肺癌、肾癌、膀胱癌，甲状腺癌等。转移性脊柱肿瘤是常见的脊柱肿瘤。约40%以上死于恶性肿瘤患者发生脊柱转移，仅次于肺和肝脏。

（1）临床表现：脊柱转移性肿瘤中，仅有40%~50%的患者有原发恶性肿瘤的病史。疼痛，是最常见和最突出的症状，夜间痛明显，约有70%的转移性骨肿瘤患者在其病程中会出现疼痛。脊髓压迫症状，活动受限及畸形，病理性骨折，全身症状。

（2）影像学检查

1）X线平片：简便、快速、经济，分辨率低。30%~50%患者出现X线改变以前椎体就有破坏。大致有3种表现：①溶骨型：肺癌、胃癌、结直肠癌；②成骨型：前列腺癌、乳癌、鼻咽癌、骨肉瘤；③混合型：如显示椎弓根破坏，对诊断具有决定性。

2）CT：明确骨皮质及骨小梁的微小破坏，准确显示椎体的溶骨性或成骨性病灶，准确显示肿瘤侵入硬膜外腔或椎旁软组织的程度，为手术方案选择提供依据，有助于对局部放疗效果的评价。

3）MRI：是诊断脊柱转移性肿瘤的重要手段，敏感性可以和核素骨扫描相媲美，反映转移灶的分布、数目、大小以及与毗邻组织的关系。局灶性溶骨性病变在 T1 加权像表现为低信号，T2 加权像表现为高信号或高低混杂信号，局灶性硬化病变在 T1 和 T2 加权像均表现为低信号发现多椎体跳跃性受累、椎间盘嵌入征、椎间隙扩大征及附件受累，是诊断脊柱转移性肿瘤的有力依据。

4）ECT：在检测椎体骨转移灶局部代谢改变时非常敏感，诊断价值较大，可早期发现原发灶。可出现假阳性表现，浆细胞骨髓瘤、恶性黑色素瘤及肾癌脊柱转移可出现假阴性表现。

（3）实验室检查：

1）一般检查：血常规、肝肾功能、血生化、血沉、C 反应蛋白、结核菌素试验。

2）肿瘤标志物。

3）生化标志物：Ⅰ型胶原 C- 末端、骨钙素。

（4）病理活检：可明确诊断。

（5）诊断：应遵循临床、影像、病理三结合的原则。

（6）需与其他疾病鉴别：骨质疏松；椎体结核；椎体良性和恶性疾病。

（7）治疗：外科治疗放射治疗综合治疗

（8）手术适应证

1）预期生存期＞6 个月。

2）脊柱不稳与畸形或椎间盘、骨折压迫脊髓、马尾、神经根，引起进行性神经功能损害。

3）顽固性疼痛经非手术治疗无效。

4）转移灶对放、化疗不敏感，或经放、化疗后复发，引起脊髓压迫。

5）病理活检明确椎体病变性质，同时经皮穿刺活检失败或难以实现。一般情况能耐受手术治疗，无原发肿瘤和化疗导致的严重免疫功能损害。

（9）外科治疗策略：Harrington 等根据椎体骨性结构破坏程度和神经损害，将脊柱骨转移性肿瘤分 5 种类型：

1）无严重的神经损害。

2）累及骨性结构但无椎体塌陷和不稳。

3）重要的神经功能损害（感觉或运动），但无明显的骨性结构破坏。

4）椎体塌陷并由此引起疼痛，但无明显神经功能损害。

5）椎体塌陷和不稳，伴明显的神经功能损害。

Harrington 建议前两型患者予非手术治疗，第三型根据具体情况，可行手术治疗，而第四、五型患者适合手术治疗。Tomita 脊柱转移性肿瘤的评分系统，由 3 种预后因素组成。①原发肿瘤病理分级：生长缓慢 -1 分，中度 -2 分，生长迅速 -4 分。②脏器转移情况：可治疗 -2 分，不可治疗 -4 分。③骨转移情况：单发或孤立 -1 分，多发 -2 分。每例患者累计总分，评分 2~3 分，治疗目标需长期局部控制，行广泛切除或边缘切除；评分 4~5 分，治疗目标需中期局部控制，行边缘切除或病灶内切除；评分 6~7 分，治疗目标仅需短期局部控制，行姑息型手术切除；评分 8~10 分，治疗目标仅需肿瘤姑息治疗，仅行非手术支持治疗。

（10）手术方式

1）姑息减压：椎板切除，椎体次全切除减压。

2）肿瘤切除：椎体次全切除，椎体全切除。

3）椎体成形术：经皮椎体成形术是脊柱微创治疗技术，1987 年由 Galibert 等首次报告经皮穿刺椎体成形术用于椎体血管瘤的治疗。该技术能使患者迅速缓解疼痛、创伤小，尤其是治疗骨质疏松性椎体压缩骨折的一种有效的方法，通过经皮穿刺向椎体内充填增强材料，可以达到稳定骨折、恢复椎体力学强度，防止椎体进一步塌陷和缓解疼痛的目的，避免长期卧床、使患者能够早期恢复正常活动，提高患者的生活质量。

4）而对于①预期生存期＜6 个月；②不能耐受较大手术的患者，可试行经皮椎体成形微创手术，以解决疼痛与脊椎稳定问题；③ Tomita 评分＞6 分，治疗机制（疼痛缓解的机制）：①热学因素：骨水泥聚合时椎体中心的温度可高达 112℃，而椎管内温度达到 57℃，聚合热可使肿瘤组织的神经末梢坏死而达到止痛效果，可杀死肿瘤细胞。②化学因素：甲基丙烯酸甲酯单体具有细胞毒性作用，其化学毒性作用可使肿瘤组织的神经末梢坏死而达到止痛效果，可杀死肿瘤细胞。③机械作用：内固定能使骨折部位稳定并预防其发生微动，从而限制对神经的疼痛刺激。注入骨水泥后，其机械作用可使局部血流中断，甚至在某种意义上具有一定程度的杀死肿瘤细胞的作用。

（11）术后并发症：感染，脑脊液漏，截瘫、大小便障碍，应急性溃疡，下肢深静脉血栓形成，褥疮。

（12）放射治疗：内放疗和局部放疗。

（13）综合治疗

1）激素及内分泌治疗：卵巢去势，应用三苯氧胺、氟他胺等。

2）化学治疗：根据原发肿瘤情况，决定是否采用化学治疗。

3）骨溶解抑制剂：1代氯膦酸二钠，2代帕米膦酸二钠。

4）免疫治疗：LAK细胞+IL-2，干扰素等。

（14）展望：脊柱肿瘤的早期发现率已显著提高：外科治疗、放射治疗、化学治疗及其他综合性治疗水平均明显提高，脊柱肿瘤的治疗一定要强调多学科的协作和综合治疗，进一步降低肿瘤的局部复发率，提高患者的生存期和生活质量。

（七）照护

1. 心理照护　恶性骨肿瘤患者在被确诊为骨肿瘤或发生残疾后，由于骨肿瘤的治愈率低，在治疗过程中往往有器官损害，形体缺损，导致患者发生异常的心理变化。骨肿瘤患者的心理障碍的发生率与严重程度比一般病伤残者更高。下面介绍几种心理照护的方法与措施：

（1）医务人员与患者家属要对肿瘤患者表示充分的理解、同情和关心，对其心理状况进行细致的了解、分析和有针对性的个别启发、教育、疏导，给予心理支持。

（2）有些患者的心理障碍与其实际问题有关，如截肢者的步行障碍、癌痛、家庭关系恶化、经济困难等，这些问题的解决会有助心理障碍的克服。

（3）曾有同样疾病和类似功能障碍而经过治疗后恢复较好的患者自愿来与患者谈经历和体会，进行现身说法，对克服患者的心理障碍也很有帮助。

（4）必要时可使患者学会松弛，或进行药物治疗，使精神紧张状态松弛下来，消除疑虑、恐惧。

2. 人文关怀　安静的环境、柔和的光线、适宜的室温、温和体贴的服务态度可能使患者安静下来、减少镇痛药的用量、延长用药的间歇时间。

（八）康复

1. 功能评定

（1）Karnofsky活动状况量表：1984年，Karnoffsky首先将肿瘤患者的活动功能分为10级，对患者的躯体功能和生活质量进行质量化评定（表5-4-2）。

这个量表经过信度和效度的测定，被认为是可信的，与其他康复评定方法如：Kate的日常生活能力指数有强烈的相关，能专用以评定患者的活动

表 5-4-2　Karnofsky 活动状况量表

一般状况	记分	标准
能进行正常活动	100	正常，无症状，无疾病的表现
不需要特殊照顾	90	能进行正常活动，症状与病症很轻
不需要特殊照顾	80	努力能进行正常活动，有些症状与病症
不能工作，不能在家生活	70	能自我照料，但不能进行正常活动或工作
能自理个人的多数需要	60	偶需要他人协助，但能自立多数的个人需要
需要不同程度的协助	50	需要他人较多的帮助，需要医疗护理
不能自我照料	40	致残，需要特殊照顾与协助
需要治疗	30	严重致残，应住院，无死亡危险
疾病可能迅速发展	20	病重，需要住院，必须积极的支持性治疗
	10	濒临死亡
	0	死亡

能力，但不能肯定患者存活的可能性。这个量表也可用于其他伤病患者的评定。

（2）活动状况 5 级评定标准：1977—1983 年，美国 9 个研究所在对 1 170 例晚期恶性肿瘤患者高温治疗的全国性合作 5 年试验中，对患者的活动状况进行评定时参考了 Karnofsky 的活动状况量表，统一采用 5 级评定标准（表 5-4-3）。

表 5-4-3　活动状况 5 级评定标准

级别	活动状况	相当 Karnofsky 评分
0 级	能充分活动	90 ~ 100
1 级	活动受限，但可进行轻松的工作	70 ~ 80
2 级	离床时间超过清醒时间的一半，能自我照顾，但不能工作	50 ~ 60
3 级	自我照顾有限，清醒时间中有一半以上时间卧床或坐在椅子上	30 ~ 40
4 级	完全卧床不起	10 ~ 20

（3）癌痛 5 级评定标准：在前述的 1977—1983 年美国全国性合作对晚期恶性肿瘤高温治疗的试验中，根据患者应用镇痛药、麻醉药的情况将癌痛分为 5 级（表 5-4-4）。

表 5-4-4　癌痛 5 级评定标准

级别	应用镇痛药情况
0 级	不痛
1 级	需要非麻醉性镇痛药
2 级	需要口服麻醉药
3 级	需要口服与 / 或肌内注射麻醉药
4 级	需要静脉注射麻醉药

2．康复治疗

（1）上肢骨肿瘤行保肢重建术的康复（表 5-4-5）。

（2）下肢恶性骨肿瘤行保肢复建术后的康复（表 5-4-6）。

表 5-4-5　上肢骨肿瘤行保肢重建术的康复方案

时间	康复计划
术后第 1~2 周	1. 手术当日　患者麻醉清醒后即可开始在胸前固定位做指、腕、肘关节主动等长练习，每个动作重复 5~6 次，以后每天增加 2 次左右，达到 20 次 2. 术后第 1 天　开始帮助患者在床上做等长握拳运动，每次 5 分钟，2h/d 3. 术后第 3 天　做腕、肘关节屈伸等被动等张活动，以促进肢体的血液循环。被动活动须在患者能够耐受的范围内，切忌超越术中肩关节活动范围。术后 3 日内，在利多卡因静脉镇痛泵的作用下进行早期康复训练。此外，应使用颈腕吊带固定患肢 4. 术后 1 周后，在同上准备姿势后增加指、腕、肘关节的抗阻练习，在上肢悬吊带内做肩前屈、内收和内旋的摆动练习 5. 10 日后进行仰卧位肩关节被动前屈上举及外旋练习，3~5 个 / 次，3 次 /d
术后第 3~5 周	1. 术后 3 周　准备姿势同上，做肩前后、内外的摆动练习，肩前屈内收、内旋的主动运动，并逐步增加肩外展、后伸和外旋的抗阻运动练习，肩外展、后伸和外旋的主动牵伸、被动牵引练习，并注意加强肩带肌练习，以恢复肩关节的稳定性 2. 恢复期　去除上肢悬吊带，增加肩外展、后伸和外旋的主动运动，动作缓慢、柔和，幅度逐渐扩大，并进行肩前屈、内收、内旋的抗阻练习及肩前屈的主动和助力练习
术后第 6 周以后	1. 对于做自体骨移植、肩关节成形术者，术后 6 周内在上肢吊带保护下进行指、腕、肘关节的主动活动和抗阻训练的同时，还应进行三角肌、冈上肌等肩周肌的等长舒缩活动，待 6~8 周复查 X 线片示移植骨段有明显骨痂生长时才逐渐开始肩关节的主动活动

续表

时间	康复计划
术后 第6周以后	行肩关节融合术者，在上肢可调式外展支架固定下行指、腕、肘关节的主动训练及肩周肌的等长舒缩，待8~12周后X线片显示关节已骨性融合，则去除外展支架，进行上肢的主动锻炼
CPM机辅助下助力运动	肱骨上端骨肿瘤保肢术中较为理想的手术是瘤段切除后肩关节功能重建，但仅靠手术来恢复肩关节是不够的，还必须系统、规范地对相关的肌腱、肌肉进行功能锻炼。因为，肩部功能不仅是肩胛骨与肱骨之间的肩关节的运动，还包括胸锁、肩锁等关节的一系列相互协调运动。任何一个关节的活动受限，都可限制肩关节的肌腱、肌肉进行功能锻炼。肩关节的活动幅度大，可做屈伸、内收、外展与旋转、回旋等运动。由于上肢功能复杂、精细，因此，对肱骨上端瘤段切除、肩关节功能重建术的患者必须早期进行康复训练，包括被动运动和主动运动。为保持肘、腕、前臂及手部各关节的活动度，应进行握力及各肌群肌力的训练，防止远端肢体的失用性改变，在恢复期，则应首要进行肩关节活动范围的训练和肩常肌、上肢肌等肌力的训练。由于三角肌及冈上肌对肩关节的稳定有着重要作用，更应重复训练，就肩关节而言，有效功能范围应达到外展50°，前屈20°，内、外旋各25°

表 5-4-6　下肢恶性骨肿瘤行保肢复建术后的康复方案

时间	康复计划
术后 第1天	穿防旋鞋或两腿间放梯形枕，保持患肢外展30°中立位，不侧卧，指导患者做屈伸踝、趾关节的踝泵运动。对胫、腓骨远端或足部的骨肿瘤患者术后24h即可进行股四头肌等长收缩，每分钟做5~10下，每次5~10分钟，每日2次或3次。对胫、腓骨远端或足部的骨肿瘤患者术后48h即可进行股四头肌静力收缩。股骨中下段者术后72h开始锻炼。胫骨上端骨肿瘤者，因其切口自股骨远端起经胫骨前内侧止于胫骨下1/3，采用转移腓肠肌内侧头肌瓣覆盖灭活后的瘤段骨，并将膑韧带及伸膝装置缝合于转移的肌瓣之上，因为髌腱韧带尚未牢固，加之术中对肌肉及血管神经束的牵拉及损伤，因此过早开展此项运动不利于组织修复且易引起伤口出血，术后须伸膝固定3周，术后3周开始锻炼
术后 第1周	做患肢肌肉按摩，每日3次，每次20分钟，鼓励患者主动屈伸关节，并逐步负重
术后 第1~2个月	属临床骨愈合前期，可以指导患者做膝关节主动伸屈活动，并配合CPM的被动活动，这样可增强肌力，减少关节的僵硬，改善关节的活动度，为下地锻炼做好充分的准备。在骨临床愈合期，CPM的活动度要逐渐加大，以患者能够耐受为度，避免过度的CPM被动活动引起骨固定的破坏，尤其不能过早下床负重训练，否则有可能发生髓内钉、钢板和螺钉的断裂，最终引起骨不连和假关节的形成

续表

时间	康复计划
术后 第3~4个月后 （术后期，临床 骨愈合后期）	鼓励患者加大膝关节的主动伸屈活动，并扶拐下地行走，开始用双拐，逐渐过度到用单拐和弃拐行走。因为，灭活的骨强度要比正常骨低，要完成骨的替代爬行需要花更长的时间，所以，尽管可以正常的生活和工作，但是，还要注意加强患肢的保护和避免受伤

（3）继发性骨恶性肿瘤患者的功能康复：骨的继发性骨恶性肿瘤为其他部位恶性肿瘤（如：乳腺癌、肺癌、肝癌、肾癌、甲状腺癌、前列腺癌、胃癌等）转移所致，多发生于椎骨，其次为股骨和肱骨近端。临床上常见原发灶很小，没有症状，却先出现骨转移癌的症状，疼痛及病理性骨折。患者的心理障碍及全身状况多较严重，采用姑息性治疗。放射疗法是控制肿瘤、减轻疼痛的有效疗法。制动可减轻疼痛，并防止病理性骨折的发生。有时需手术治疗和中医中药治疗。

（吴治才　单盼盼）

第五节　肱骨外上髁炎照护与康复

（一）概念

网球肘也称肱骨外上髁炎，是一种由于前臂伸及反复牵拉伤引起的肱骨外上髁伸肌总腱处的慢性损伤性肌筋膜炎。

（二）损伤机制

由于前臂伸肌反复牵拉伤引起的肱骨外上髁伸肌总腱处的慢性损伤性肌筋膜炎。网球肘病因包括以下几方面。

1. 击网球时技术不正确，网球拍大小不合适或网拍线张力不合适、高尔夫握杆或挥杆技术不正确等。

2. 手臂某些活动过多，如网球、羽毛球抽球棒球投球。

3. 其他工作如刷油漆、划船、使锤子或螺丝刀等。

病理检查时，显微镜下常发现局部瘢痕组织形成及包裹在瘢痕组织中微小撕脱性骨折。

（三）临床表现

患者均有患肢过度活动及提搬重物史。肘关节外侧活动痛与上肢活动有明显的相关性。桡侧腕短伸肌起点即肘关节外上方有压痛点，关节活动度正常。Mills 试验阳性，即让患者的前臂内旋，腕关节掌屈，再伸直肘关节，可出现外上髁疼痛。伸腕抗阻时可诱发肱骨外上髁处疼痛。

（四）辅助检查

1．X 线片检查　一般无异常。重者可出现肱骨外上髁增生。

2．MRI 检查　可见侧腕短伸肌充血水肿，甚至部分断裂。部分患者可见肱骨外上髁部异常信号。

（五）诊断

1．运动损伤史或者以上肢运动为主的运动员。

2．症状　肘关节外侧疼痛，运动后疼痛加重，休息可缓解。

3．体征　肘关节外上方、肱骨外上髁部压痛。抗阻力伸腕可诱发症状。

（六）临床治疗

1．手术治疗　网球肘一般的非手术治疗是有效的，但有一部分患者经非手术治疗后疼痛症状依然存在，并严重影响训练及日常生活的，可采取手术治疗。可以选用伸肌总腱附着点松解、延长术；关节镜下嵌入滑膜切除术。

2．低温等离子刀肌腱打孔手术方法　在行病变部位局部浸润性麻醉前，标记出病变的压痛范围。将患者置于合适体位，用 0.5% 利多卡因实行病变标记范围内的局部浸润性麻醉。

（1）在标记出的病变部位做一适当切口，切开皮下组织显露病变的肌腱。

（2）将生理盐水管路连接到刀头的接头上，并使生理盐水从刀头滴出。

（3）将主功能量挡设为第 4 挡。

（4）将生理盐水滴速调节为每秒 2 ~ 3 滴。

（5）将刀头垂直放置于肌腱组织上，在 5 ~ 8g 压力下工作 0.5 秒，以 5mm 间距按网络分布在病变部位及周围进行治疗。

（6）每到第 4 个治疗点时将筋膜或肌腱打穿到深度 5mm。

（7）术后 23 天限制肘关节活动。

3．非手术治疗

（1）早期可调整上肢训练强度，或者暂时停止上肢运动。部分患者经休息症状可自行缓解。

（2）痛点局部封闭注射治疗，目的是消除水肿症，抑制纤维组织增生及黏连。

（3）手法推拿治疗，对缓解疼痛症状有一定的疗效。

（七）照护

1．心理照护

（1）教育和沟通：提供详细的关于肱骨外上髁炎的教育，解释发病原因、可能的康复时间和治疗计划。透过清晰的信息传递，帮助患者理解疾病的性质，减轻对未知的焦虑感。

（2）情感支持：肱骨外上髁炎可能对日常生活和工作产生负面影响，提供情感支持是至关重要的。医疗团队应当倾听患者的担忧，回应其情感需求，建立起患者与医生之间的信任关系。

（3）康复期望管理：与患者合作确立合理的康复期望，鼓励其在治疗过程中保持积极的态度。明确治疗的进展和可能的挑战，帮助患者做好心理准备。

2．疼痛管理

（1）药物治疗：使用非甾体抗炎药如布洛芬，或其他疼痛缓解药物来减轻炎症和疼痛。医生会根据患者的具体情况制定合适的用药计划。

（2）局部治疗：应用冷敷和热敷，或使用局部止痛膏，有助于缓解局部疼痛和减轻炎症。

（3）定期评估：持续监测患者的疼痛状况，根据需要进行调整治疗方案，确保最佳的疼痛管理效果。

3．活动管理

（1）康复锻炼：设计特定于肱骨外上髁炎的康复锻炼，强调肌肉力量和稳定性的提升，促进受影响区域的康复。

（2）姿势和动作教育：教授患者正确的姿势和动作，避免过度使用或频繁重复的运动，减轻关节的负担。

（3）渐进性活动恢复：随着康复的进行，逐渐引入适度的活动，以避免肌肉的过度疲劳，同时确保不会引起炎症的加重。

此照护方法旨在提供多层次的支持，以便患者能够更好地应对肱骨外上髁炎带来的生理和心理挑战。个性化的治疗计划需要根据患者的特定状况进行调整，而医疗团队与患者之间的有效沟通和合作是成功康复的关键。

（八）康复

网球肘的康复分为 3 个阶段。

第 1 阶段：减轻疼痛和缓解炎症反应，促进损伤组织的愈合，预防肌肉功能退化。适用 PRICE 原则。

保护（protect）：可以使用肘关节加压带或者腕关节支具。

休息（rest）：网球肘时劳损性疾病，休息能够很好地使损伤组织愈合，并且缓解疼痛。

冷敷（ice）：有炎症反应时（如关节处红肿热痛）推荐使用冷敷。

加压（compress）和抬高（elevate）：有助于静脉回流和减少炎症物质渗出。

第 2 阶段：增加肘关节周围肌肉的力量和耐力，可使用一些抗阻训练和耐力训练。

第 3 阶段：增加肘关节的灵活性、稳定性和身体核心力量，根据个性化要求，制订方案。

运动疗法

（1）手法牵伸：进行腕关节牵伸时，不单是屈曲牵伸，还要包括伸展牵伸和旋转牵伸，每次牵伸必须维持 20~30 秒，5 次一组，每天训练 3~5 组，牵拉力度根据患者耐受程度决定。并且评估患者在牵伸训练后是否有好转。

（2）离心训练：将手支撑于膝关节或者桌面保持稳定，握住哑铃，使用健侧手将患侧腕关节置于背伸位，不诱发伸肌群的主动运动。然后，患侧手缓慢活动到屈曲位。每组 20 次，每天训练 3~5 组。

（3）手指伸直训练：使用弹力圈，环绕住手指，要求做抗阻伸指训练，每组 25 次，重复 3~5 次，要求每天的训练量达到 15 组。

（4）握力训练：使用握力球或者握力器进行训练，每组 25 次，重复

3～5 次，要求每天的训练量达到 15 组。

（5）腕关节屈伸训练：使用哑铃或弹力带进行腕关节屈伸抗阻训练，每组 25 次，重复 3～5 次，要求每天训练量达到 15 组。

（6）旋转训练：以榔头或者木棒作为训练器材进行腕关节旋转训练，一开始以低强度为主，要求动作缓慢，加强运动控制。每组 10 次，重复 3～5 次，要求每天训练量达到 15 组。这是 Illinois 骨科中心推荐的训练方案，经过 10 周训练，70% 以上的患者得到了治愈。可增加局部微波治疗，有助于促进炎症吸收。

（李秀凤　吴治才　於海炜）

参考文献

［1］缪荣明. 老年长期照护与康复指导手册［M］. 北京：人民卫生出版社，2019.

［2］王予彬，王惠芳. 运动损伤康复治疗学［M］. 2版. 北京：科学出版社，2019.

［3］陈启明，戴尅戎. 骨关节医学与康复［M］. 北京：人民卫生出版社，2015.

［4］郝定军. 简明临床骨科学［M］. 北京：人民卫生出版社，2014.

［5］李雪萍，何成奇. 骨骼肌肉康复学评定方法［M］. 北京：人民卫生出版社，2015.

［6］王彤，张俊. 创伤康复指南［M］. 北京：人民卫生出版社，2022.

［7］朱毅，米立新. 康复治疗师临床工作指南－肌骨疾患康复治疗技术［M］. 北京：人民卫生出版社，2020.

［8］单守勤，于善良. 疗养康复指南［M］. 北京：人民卫生出版社，2020.

［9］沈滢，张志强. 康复治疗师临床工作指南－物理因子治疗技术［M］. 北京：人民卫生出版社，2020.

［10］朱毅，米立新. 肌骨疾患康复治疗技术［M］. 北京：人民卫生出版社，2021.

［11］胥少汀，葛宝丰，徐印坎. 实用骨科学［M］. 4版. 北京：人民军医出版社，2019.

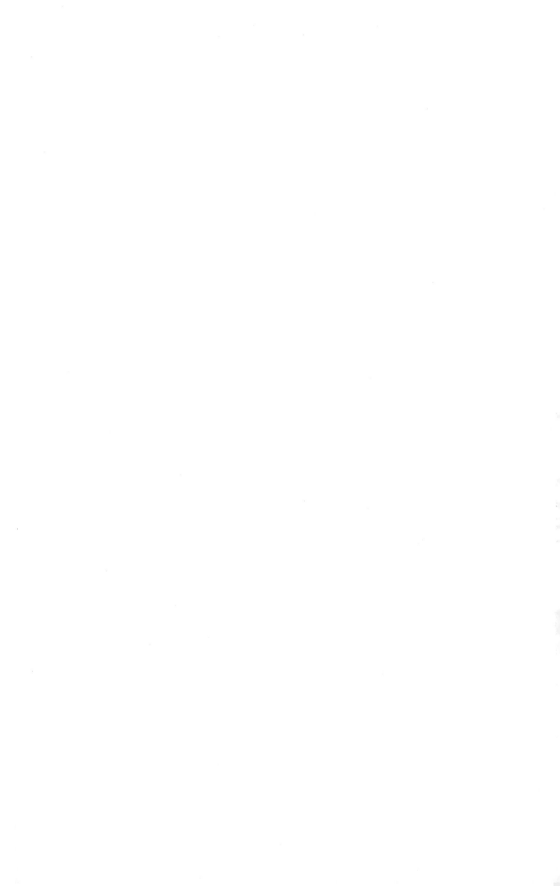